中药材炮制生产技术教程

主　编：党明安　　刘红玉　　史修强
副主编：刘朝江　　杜　聪　李　鸣
　　　　刘　俊　席江帆
编　委：陈玉海　景廷杰　陈　擘

河南大学出版社
HENAN UNIVERSITY PRESS
·郑州·

图书在版编目（CIP）数据

中药材炮制生产技术教程 / 党明安，刘红玉，史修强主编 . -- 郑州 : 河南大学出版社 , 2024. 8. -- ISBN 978-7-5649-6011-7

Ⅰ. R283

中国国家版本馆 CIP 数据核字第 2024PD4237 号

责任编辑 刘利晓

责任校对 聂会佳

封面设计 马 龙

出 行	河南大学出版社			

地址：郑州市郑东新区商务外环中华大厦2401号　　邮编：450046

电话：0371-86059752　　　　　　　　网址：hupress.henu.edu.cn

　　　　0371-86059701（营销部）

排 版　河南大学出版社设计排版中心

印 刷　广东虎彩云印刷有限公司

版 次　2024年8月第1版　　　　　　印 次　2024年8月第1次印刷

开 本　710 mm × 1010 mm　1/16　　印 张　21.25

字 数　405千字　　　　　　　　　定 价　68.00元

前　言

中药炮制是按照中医药理论，根据辨证施治用药的需求和药物自身性质以及调剂、制剂的不同需求，所采取的一项独特的制药技术，是临床调剂和制剂生产的首要环节和必要过程。中药通过炮制增效减毒是有科学内涵的，是我国独有的科学技术。中药炮制品的质量是影响药品临床疗效的决定性因素。

炮制方法是历代逐渐发展和充实起来的，许多药材必须经过特定的炮制处理才能符合治疗需求，充分发挥药效。早在春秋战国时期的《五十二病方》中就有中药炮制的记述；南北朝雷敩的《雷公炮炙论》是我国的第一部炮制专著，书言"芫花本利水，非醋不能通……地榆医血药，连梢不住红"，开辟了后世药物修制的道路；直至宋代《太平惠民和剂局方》形成我国第一部官方炮制规范，强调"凡有修合，依法炮制"；明代陈嘉谟更是在《本草蒙筌》提出了中药炮制适度原则"凡药制造，贵在适中，不及则功效难求，太过则气味反失"；清代张仲岩《修事指南》也指出"炮制不明，药性不确，则汤方无准而病症无验也"。

新中国成立后，《中华人民共和国药典》自 1963 年版就开始收载中药炮制品，是国家级炮制标准；1988 年出版的《全国中药炮制规范》是中药炮制的部颁标准；各省炮制规范是具有地方特色的地方炮制标准。

中药配方颗粒是传统中药饮片新的呈现形式，是传统中药与现代科技相结合，"传承精华、守正创新"，形成新质生产力的重要表现。中药配方颗粒对中药炮制生产技术要求较高，需要企业具备完整的炮制生产能力，并要在传统中药炮制经验基础上，结合配方颗粒的生产特点进行炮制工艺的调整和提高。

教程正文内容按照传统中药入药部位的分类原则，分为根及根茎、果实种子、全草、花、叶、皮、藤木茎枝、菌藻、动物、矿物、树脂及加工十一类。

本教程结合了一线员工的生产实践，是中药材炮制加工技术和经验的总结，是中成药及配方颗粒等中药材炮制的指导依据和员工培训教材，也是同行借鉴炮制工艺、从事炮制加工的参考工具。

本教程在编写过程中得到行业主管部门、公司各级领导、相关技术人员的大力支持、帮助和专业指导，并提出了很多宝贵意见，在此表示感谢！

由于编写人员专业知识和经验的不足，教程中疏漏和不当之处在所难免，恳请读者多批评指正，以便改进。

编者

二〇二四年一月

中药材炮制生产技术教程

目 录

001 **中药材炮制通则**

007 **根及根茎类**

008 巴戟天

008 巴戟肉

009 盐巴戟天

009 制巴戟天

010 百部

011 蜜百部

011 制白附子

012 百合

012 蜜百合

013 白蔹

013 白茅根

014 白前

014 蜜白前

015 白芍

015 白芍炭

016 炒白芍

017 醋白芍

018 酒白芍

018 白头翁

019 白薇

019 白药子

020 白术

020 麸炒白术

021 白芷

022 板蓝根

022 法半夏

023 姜半夏

024 清半夏

024 北柴胡

025 醋北柴胡

025 北沙参

026 制草乌

026 苍术

027 麸炒苍术

027 赤芍

028 川牛膝

029 酒川牛膝

029 穿破石

030 穿山龙

030 制川乌

031 川芎

031 酒川芎

032 刺五加

032 大黄

033 大黄炭

034 酒大黄

034 熟大黄

035 丹参

036 酒丹参

036 当归

037 酒当归

037 党参

038 地黄

039 生怀地黄炭

039 熟地黄

040 熟怀地黄炭

040 地榆

041 地榆炭

042 独活

042 莪术

043 醋莪术

043 防风

044 防己

044 粉葛

045 粉草薢

045 附片

046 炮附片

046　甘草

047　炙甘草

048　甘松

048　藁本

049　高良姜

049　葛根

050　狗脊

050　烫狗脊

051　骨碎补

051　烫骨碎补

052　黄精

052　酒黄精

053　黄连

054　酒黄连

054　黄芪

055　炙黄芪

056　黄芩

056　酒黄芩

057　黄芩炭

057　制何首乌

058　红景天

059　胡黄连

059　虎杖

060　生姜

060　干姜

060　炮姜

061　姜炭

061　姜黄

062　桔梗

063　金荞麦

063　九节菖蒲

064　苦参

064　两面针

065　漏芦

065　龙胆

066　芦根

066　麦冬

067　毛冬青

067　猫爪草

068　猕猴桃根

068　绵马贯众

069　绵马贯众炭

069　墓头回

070　木香

070　牛膝

071　南沙参

071　藕节

072　藕节炭

072　前胡

073　蜜前胡

073　茜草

074　茜草炭

074　羌活

075　秦艽

076　拳参

076　人参

077　红参

077　三棱

078　醋三棱

079　山豆根

079　山奈

080　山药

080　麸炒山药

081　射干

081　升麻

082　升麻炭

082　蜜升麻

083　石菖蒲

083　太子参

084　天冬

084　天花粉

085　天麻

085　制天南星

086　天葵子

086　土贝母

087　土大黄

中药材炮制生产技术教程

087　土茯苓
088　威灵仙
088　乌药
088　细辛
089　西洋参
090　仙茅
090　香附
091　醋香附
091　薤白
092　续断
092　酒续断
093　盐续断
093　玄参
094　徐长卿
094　延胡索
095　醋延胡索
095　银柴胡
096　郁金
097　醋郁金
097　玉竹
098　远志
098　蜜远志
099　制远志
100　泽泻
100　麸炒泽泻
101　盐泽泻
102　浙贝母
102　知母
103　盐知母
104　苎麻根
104　紫草
105　紫菀
105　蜜紫菀

107　果实种子类

108　八角茴香
108　白扁豆
109　炒白扁豆
109　白果

109　柏子仁
110　炒柏子仁
110　荜茇
111　荜澄茄
111　槟榔
112　炒槟榔
113　焦槟榔
113　补骨脂
114　盐补骨脂
114　炒苍耳子
115　草果
115　车前子
116　盐车前子
116　陈皮
117　赤小豆
117　茺蔚子
118　楮实子
118　川楝子
119　炒川楝子
119　刺梨
120　葱子
120　大腹毛
120　大腹皮
121　大枣
121　刀豆
122　稻芽
122　炒稻芽
123　地肤子
123　冬瓜皮
124　冬瓜子
124　炒冬瓜子
125　豆蔻
125　榧子
126　分心木
126　覆盆子
127　浮小麦
127　枸杞子
127　瓜蒌
128　瓜蒌皮

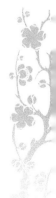

128	瓜蒌子	147	麦芽
129	炒瓜蒌子	147	炒麦芽
129	诃子	148	焦麦芽
130	黑芝麻	148	蔓荆子
130	红豆蔻	149	炒蔓荆子
131	胡卢巴	149	母丁香
131	花椒	150	木瓜
131	化橘红	150	木蝴蝶
132	槐角	151	南鹤虱
132	蒸槐角	151	牛蒡子
133	黄瓜子	152	炒牛蒡子
133	火麻仁	152	女贞子
134	蒺藜	153	酒女贞子
134	炒蒺藜	153	胖大海
135	炒芥子	154	牵牛子
135	锦灯笼	154	炒牵牛子
136	金樱子	155	芡实
136	韭菜子	155	麸炒芡实
137	橘红	156	青皮
137	橘络	156	醋青皮
137	橘核	157	青葙子
138	盐橘核	157	炒青葙子
138	决明子	158	肉豆蔻
139	炒决明子	158	蕤仁
139	苦杏仁	159	桑椹
140	燀苦杏仁	159	砂仁
141	炒苦杏仁	160	沙苑子
141	蜜苦杏仁	160	山楂
142	莱菔子	160	炒山楂
143	炒莱菔子	161	焦山楂
143	荔枝核	161	山楂炭
144	盐荔枝核	162	山茱萸
144	连翘	162	酒萸肉
144	莲房	163	蛇床子
145	莲子	163	柿蒂
145	莲子心	164	使君子
146	龙眼肉	164	石莲子
146	绿豆衣	165	石榴皮

165　丝瓜络
166　酸枣仁
166　炒酸枣仁
167　娑罗子
167　桃奴
167　桃仁
168　炒桃仁
169　甜瓜子
169　葶苈子
170　炒葶苈子
170　菟丝子
171　盐菟丝子
171　王不留行
172　炒王不留行
172　望江南
172　无花果
173　乌梅
173　醋乌梅
174　梧桐子
174　五味子
175　醋五味子
175　吴茱萸
176　制吴茱萸
176　西青果
177　喜树果
177　香橼
178　小茴香
178　盐小茴香
178　小麦
179　薏苡仁
179　麸炒薏苡仁
180　益智仁
180　盐益智仁
181　郁李仁
181　玉米须
182　预知子
182　枳椇子
183　枳壳

183　麸炒枳壳
184　枳实
184　麸炒枳实
185　栀子
185　炒栀子
186　焦栀子
186　紫苏子
187　炒紫苏子

189　**全草类**

190　矮地茶
190　白花蛇舌草
191　败酱草
191　百蕊草
192　半边莲
193　半枝莲
193　北刘寄奴
194　萹蓄
194　薄荷
195　车前草
195　穿心莲
196　垂盆草
197　大蓟
197　大蓟炭
198　倒扣草
198　灯芯草
199　地耳草
199　地锦草
200　冬凌草
200　鹅不食草
201　翻白草
201　凤尾草
202　凤仙透骨草
202　浮萍
203　杠板归
204　广藿香
204　鬼针草
205　虎耳草
205　鸡骨草

目
录

5

206 鸡矢藤
206 积雪草
207 绞股蓝
208 金钱草
208 荆芥
209 荆芥炭
209 卷柏
210 老鹳草
211 六月雪
211 零陵香
212 龙葵
212 鹿衔草
213 葎草
214 马齿苋
214 墨旱莲
215 木贼
215 佩兰
216 蒲公英
217 千里光
217 青蒿
218 瞿麦
218 蛇莓
219 伸筋草
219 石见穿
220 石上柏
221 通天草
221 瓦松
222 仙鹤草
222 香薷
223 小蓟
223 寻骨风
224 鸭跖草
224 叶下珠
225 益母草
226 茵陈
226 鱼腥草
227 泽兰
227 泽漆

228 猪殃殃
228 紫花地丁

231 **花类**
232 代代花
232 丁香
232 佛手花
233 葛花
233 谷精草
234 合欢花
234 红花
235 槐花
235 炒槐花
235 蜜槐花
236 槐花炭
236 鸡冠花
237 金莲花
237 金银花
238 荆芥穗
238 菊花
238 款冬花
239 蜜款冬花
239 蜡梅花
240 莲须
240 凌霄花
240 玫瑰花
241 玫瑰茄
241 梅花
242 密蒙花
242 茉莉花
243 木槿花
243 蒲黄
243 千日红
244 三七花
244 夏枯草
245 辛夷
245 旋覆花
245 野菊花
246 芫花

中药材炮制生产技术教程

247 **叶类**

248 艾叶
248 醋艾炭
248 侧柏叶
249 侧柏炭
249 臭梧桐叶
250 大青叶
250 淡竹叶
251 功劳叶
251 荷梗
252 荷叶
252 橘叶
253 罗布麻叶
253 枇杷叶
254 蜜枇杷叶
254 桑叶
255 蜜桑叶
255 石楠叶
256 石韦
256 甜叶菊叶
256 淫羊藿
257 银杏叶
257 紫苏叶
258 紫珠叶

259 **皮类**

260 白鲜皮
260 椿皮
261 麸炒椿皮
261 地枫皮
262 地骨皮
262 杜仲
263 盐杜仲
263 关黄柏
264 关黄柏炭
264 盐关黄柏
265 合欢皮
266 厚朴

266 姜厚朴
267 黄柏
267 黄柏炭
268 盐黄柏
269 姜皮
269 苦楝皮
270 牡丹皮
270 牡丹皮炭
271 木槿皮
271 秦皮
272 肉桂
272 桑白皮
273 蜜桑白皮
274 五加皮
274 香加皮
275 紫荆皮

277 **藤木茎枝类**

278 川木通
278 大血藤
279 钩藤
279 桂枝
280 海风藤
280 槲寄生
281 鸡血藤
281 降香
282 络石藤
282 麻黄
283 蜜麻黄
284 木通
284 忍冬藤
285 肉苁蓉
285 酒苁蓉
286 桑寄生
286 桑枝
287 石斛
287 首乌藤
288 苏木
288 锁阳

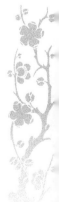

289　通草
289　小通草
290　皂角刺
290　竹茹
290　紫苏梗

293　菌藻类

294　茯苓
294　茯神
295　海藻
295　昆布
296　灵芝
296　马勃
297　猪苓

299　动物类

300　鳖甲
300　醋鳖甲
301　蚕沙
301　蝉蜕
302　地龙
302　酒地龙
303　蜂房
303　浮海石
304　蛤蚧
304　龟甲
305　醋龟甲
306　海螵蛸
306　炒鸡内金
307　僵蚕
307　炒僵蚕
308　牡蛎
308　煅牡蛎
309　全蝎
309　桑螵蛸
310　石决明
310　煅石决明
311　烫水蛭
311　土鳖虫

312　瓦楞子
312　煅瓦楞子
313　五灵脂
313　醋五灵脂
314　珍珠母

315　矿物类

316　煅磁石
316　煅浮石
317　滑石
317　煅龙骨
318　芒硝
318　青礞石
318　石膏
319　阳起石
319　赭石
320　煅赭石

321　树脂及加工类

322　没药
322　炒没药
323　醋没药
323　乳香
324　炒乳香
324　淡豆豉
324　胆南星
325　阿胶
325　龟甲胶
325　六神曲
326　炒神曲
326　焦神曲
327　鹿角胶
327　青黛
327　海金沙
328　五倍子

中药材炮制生产技术教程

中药材炮制通则

中药炮制是按照中医药理论，根据药材自身性质，以及调剂、制剂和临床应用的需要，所采取的一项独特的制药技术。

中药材必须净制后方可进行切制或炮制等处理，并加工成一定规格的"饮片"，以符合公司制剂生产的工艺要求，保证用药的安全、有效。

除另有规定外，中药材的炮制和质量标准应符合下列要求。

一、炮制通则

炮制用水应为饮用水。水选、软化时，一次用水不得同时处理两种及以上药材。

中药材炮制规定的干燥方法如下：①"干燥"，指烘干、晒干、阴干均可，"烘干"干燥温度一般在 80 ± 3℃。② 不宜用较高温度烘干的，则用"晒干"或"低温干燥"（一般不超过60℃）；③ 烘干、晒干均不适宜的，用"阴干"或"晾干"；④ 少数药材需要短时间干燥，则用"暴晒"或"及时干燥"。

"十八反""十九畏""28 种毒性中药材"等中药材炮制时应避免共线生产，炮制结束应进行大清场。

（一）净制（净选加工）

中药材在切制、炮制、制剂前，均应选取规定的药用部分，除去非药用部位、杂质及霉变品、虫蛀品、灰屑等，使其达到药用净度标准（净药材）。

1.挑选　通过拣选除去非药用部位、杂质、变质品，分离不同的药用部位，或进行大小、粗细分档。

2.筛选　根据药材和杂质的体积大小不同，选用不同的网孔性工具（如筛、箩等），除去杂质、泥沙、灰屑或进行大小分档。

3.风选　根据药材和杂质重量的不同，借助风力，采用一定的工具、设备（簸箕、风车等），使药材和杂质进行分离。

4.水选　将药材通过水洗或浸漂除去杂质。

（1）淘洗　用大量的清水洗涤附着在药材表面的泥沙或其他杂质。

（2）抢水洗　将质地疏松、水分易渗入、有效成分易溶于水或遇水易分解、具有芳香气味的药材投入清水中，快速洗净后，及时取出，稍润后进行切制。

（3）浸漂　将药材用大量的清水浸泡一定时间，定时换水，反复多次处理或长流水浸泡至所需程度后取出，沥干水分后切制。

（4）其他方法　可根据具体情况，分别使用剪、切、刮、削、剔除、酶法、剥离、挤压、燀、刷、擦、火燎、烫、撞、碾串等方法，以达到净度要求。

（二）切制

将净选、软化处理后的药材切制成一定规格的片、丝、块、段等饮片，除鲜切、干切外，均须进行软化处理。切制后应及时干燥，以保证质量。

1. 药材软化　软化处理应按药材的大小、粗细、质地等分别处理。分别规定温度、水量、时间等条件，应"少泡多润"，做到"药透水尽"，注意防止返热烂叶和有效成分流失。

（1）喷淋　将药材整齐或成捆疏松竖立堆放，用清水自上而下均匀喷淋，喷淋次数视药材质地而定，一般2~3次，稍润后及时切制干燥。适用于气味芳香、质地疏松的全草类、叶类、果皮类和有效成分易随水流失的药材。

（2）抢水洗　同"净制"项下。

（3）浸泡　将药材用清水淹没药面浸泡一定时间，使其组织吸收水分而软化。适用于质地坚硬，水分较难渗入的药材。操作时药材应大小分档，并视药材质地、大小、水温、季节情况掌握浸泡时间。

（4）润　将药材用适当容器盛装，多次喷淋清水，使其保持湿润状态，使水分缓慢渗透到药材组织内部，达到软化的目的。润药时应根据药材质地、季节、水温掌握软化时间，防止药材发生霉变。

（5）其他方法　亦可用漂、蒸、煮等方法或使用回转式减压浸润罐、气相置换式润药箱等设备进行药材软化。

（6）药材软化检查法

弯曲法：适用于长条状药材，如白芍、山药、木通、木香等；药材软化后握于手中，两手大拇指向外推、四指向内缩，以药材略弯曲，不易折断为合格。

指掐法：适用于团块状药物，如白术、白芷、天花粉、泽泻等；以手指甲能掐入软化后药材的表面为宜。

穿刺法：适用于粗大块状药物，如大黄、虎杖等；以铁钎能刺穿药材而无硬心感为宜。

手捏法：适用于两端粗细不规则的根和根茎类药物和颗粒状的块根、果实、菌类药物，如当归、独活、枳实、雷丸；以软化后手捏较柔软，无响声及坚硬感为宜。

2.药材切制

按照一定的技术要求，采用手工或适宜的机械将软化后的药材切成一定的形状和规格。切制品有片、段、块、丝等，其规格厚度通常为：

（1）片。极薄片：0.5 mm以下，薄片：1 mm~2 mm，厚片：2 mm~4 mm；

（2）段。短段：5 mm~10 mm，长段：10 mm~15 mm；

（3）块。8 mm~12 mm的方块；

（4）丝。细丝：2 mm~3 mm，宽丝：5 mm~10 mm。

其他不宜切制者，一般应捣碎或碾碎使用。

（三）炮制

除另有规定外，常用的炮制方法和要求如下。

1.炒 炒制分单炒（清炒）和加辅料炒。需炒制者应为干燥品，且大小分档。炒时火力应均匀，不断翻动。应掌握加热温度、炒制时间及程度要求。

（1）单炒（清炒） 取待炮制品，置炒制容器内，用文火加热至规定程度（表面微黄或发泡鼓起或种皮爆裂，并透出固有的气味）时，取出，放凉。需炒焦者，一般用中火炒至表面焦褐色，断面焦黄色为度，取出，放凉；炒焦时易燃者，可喷淋清水少许，再炒干。

（2）麸炒 先将炒制容器加热，至撒入麸皮即刻烟起，随即投入待炮制品，迅速翻动，炒至表面呈黄色或深黄色时，取出，筛去麸皮，放凉。

麸炒时，用麦麸。除另有规定外，每100 kg待炮制品，用麸皮10 kg~15 kg。

（3）砂炒 取洁净河砂置炒制容器内，用武火加热至滑利状态时，投入待炮制品，不断翻动，炒至表面鼓起、酥脆或至规定的程度时，取出，筛去河砂，放凉。

除另有规定外，河砂以掩埋待炮制品为度。

如需醋淬时，筛去辅料后，趁热投入醋液中淬酥。

（4）蛤粉炒 取碾细过筛后的净蛤粉，置锅内，用中火加热至翻动较滑利时，投入待炮制品，翻炒至鼓起或成珠、内部疏松、外表呈黄色时，迅速取出，筛去蛤粉，放凉。

除另有规定外，每100 kg待炮制品，用蛤粉30 kg~50 kg。

（5）滑石粉炒 取滑石粉置炒制容器内，用中火加热至灵活状态时，投入待炮制品，翻炒至鼓起、酥脆、表面黄色或至规定程度时，迅速取出，筛去滑石粉，放凉。

除另有规定外，每100 kg待炮制品，用滑石粉40 kg~50 kg。

（6）土炒 将碾碎筛过的灶心土粉，置于锅内，用中火加热，炒至土呈灵活状态时投入药物，翻炒至药物表面均匀挂上一层土粉并透出香气时，取出，筛去土粉，放凉。

每100 kg 药物，用灶心土粉25 kg～30 kg。

2.炙法 炙法是待炮制品与液体辅料共同拌润，并炒至一定程度的方法。

（1）酒炙 取待炮制品，加黄酒拌匀，闷透，置炒制容器内，用文火炒至规定的程度时，取出，放凉。

酒炙时，除另有规定外，一般用黄酒。除另有规定外，每100 kg 待炮制品用黄酒10 kg～20 kg。

（2）醋炙 取待炮制品，加醋拌匀，闷透，置炒制容器内，炒至规定的程度时，取出，放凉。

醋炙时，用米醋。除另有规定外，每100 kg 待炮制品，用米醋20 kg。

（3）盐炙 取待炮制品，加盐水拌匀，闷透，置炒制容器内，以文火加热，炒至规定的程度时，取出，放凉。

盐炙时，用食盐，应先加适量水溶解后，滤过，备用。除另有规定外，每100 kg 待炮制品用食盐2 kg。

（4）姜炙 姜炙时，应先将生姜洗净，捣烂，加水适量，压榨取汁，姜渣再加水适量重复压榨一次，合并汁液，即为"姜汁"。姜汁与生姜的比例为1:1。

取待炮制品，加姜汁拌匀，置锅内，用文火炒至姜汁被吸尽，或至规定的程度时，取出，晾干。

除另有规定外，每100 kg 待炮制品用生姜10 kg。

（5）蜜炙 蜜炙时，应先将炼蜜加适量沸水稀释后，加入待炮制品中拌匀，闷透，置炒制容器内，用文火炒至规定程度时，取出，放凉。

蜜炙时，用炼蜜。除另有规定外，每100 kg 待炮制品用炼蜜25 kg。

炼蜜：取净蜂蜜置锅内，加热至沸腾后用文火，保持微沸，捞去浮沫，过4号筛除去蜡质、杂质，继续熬炼至黄棕色（116～118℃），锅内起均匀的大泡，捻之较黏稠、松开无长白丝时即可。

（6）油炙 羊脂油炙时，先将羊脂油置锅内加热溶化后去渣，加入待炮制品拌匀，用文火炒至油被吸尽，表面光亮时，摊开，放凉。

3.制炭 制炭时应"存性"，并防止灰化，更要避免复燃。

（1）炒炭 取待炮制品，置热锅内，用武火炒至表面焦黑色、内部焦褐色或至规定程度时，喷淋清水少许，熄灭火星，取出，晾干。

（2）煅炭 取待炮制品，置煅锅内，密封，加热至所需程度，放凉，取出。

4.煅 煅制时应注意煅透，使待炮制品酥脆易碎。

（1）明煅　取待炮制品，砸成小块，置适宜的容器内，煅至酥脆或红透时，取出，放凉，碾碎。

含有结晶水的盐类药材，不要求煅红，但需使结晶水蒸发至尽，或全部形成蜂窝状的块状固体。

（2）煅淬　将待炮制品煅至红透时，立即投入规定的液体辅料中，淬酥（若不酥，可反复煅淬至酥），取出，干燥，打碎或研粉。

5.蒸　取待炮制品，大小分档，按各品种炮制项下的规定，加清水或液体辅料拌匀、润透，置适宜的蒸制容器内，用蒸汽加热至规定程度，取出，稍晾，拌回蒸液，再晾至六成干，切片或段，干燥。

6.煮　取待炮制品大小分档，按各品种炮制项下的规定，加清水或规定的辅料共煮透，至切开内无白心时，取出，晾至六成干，切片，干燥。

7.炖　取待炮制品按各品种炮制项下的规定，加入液体辅料，置适宜的容器内，密闭，隔水或用蒸汽加热炖透，或炖至辅料完全被吸尽时，放凉，取出，晾至六成干，切片，干燥。

蒸、煮、炖时，除另有规定外，一般每 100 kg 待炮制品用水或规定的辅料20 kg～30 kg。

8.煨　取待炮制品用面皮或湿纸包裹，或用吸油纸均匀地隔层分放，进行加热处理；或将其与麸皮同置炒制容器内，用文火炒至规定程度取出，放凉。

除另有规定外，每 100 kg 待炮制品用麸皮 50 kg。

（四）打粉（配方颗粒打粉类品种）

除另有规定外，中药材应在符合 D 级洁净级别要求的洁净区内，按照设备操作规程，先进行粗碎后再粉碎成细粉（指能全部通过五号筛，并含能通过六号筛不少于 95% 的粉末）。

（五）其他

1.燀　取待炮制品投入沸水中，翻动片刻，捞出。有的种子类药材，燀至种皮由皱缩至舒展、易搓去时，捞出，放入冷水中，除去种皮，晒干。

2.制霜（去油成霜）　除另有规定外，取待炮制品碾碎如泥，经微热，压榨除去大部分油脂，含油量符合要求后，取残渣研制成符合规定的松散粉末。

3.水飞　取待炮制品，置容器内，加适量水共研成糊状，再加水，搅拌，倾出混悬液。残渣再按上法反复操作数次，合并混悬液，静置，分取沉淀，干燥，研散。

二、质量通则

1.药材和饮片不得有虫蛀、发霉及其他物质污染等异常现象。

2. 药材炮制项下仅规定除去杂质的炮制品，除另有规定外，应按药材标准检验。

3. 各药材的品名、来源、性状、药用部位，应符合现行版《中华人民共和国药典》和炮制规范的相关规定。掺杂使假、染色增重、霉烂变质的中药材不得用于生产。

4. 除另有规定外，饮片水分通常不得过 13%，药屑杂质通常不得过 3%，药材及饮片（矿物类除外）的二氧化硫残留量不得过 150 mg/kg。

5. 直接口服饮片（含配方颗粒打粉类品种），应按照现行版《中华人民共和国药典》要求进行微生物限度检查。

三、附录：中药配伍禁忌

1. 十八反。

歌诀：本草明言十八反，半蒌贝蔹及攻乌；藻戟遂芫俱战草，诸参辛芍叛藜芦。

注释：乌头（川乌、附子、草乌）反半夏、瓜蒌（全瓜蒌、瓜蒌皮、瓜蒌仁、天花粉）、贝母（川贝、浙贝、平贝、伊贝、湖北贝母）、白蔹、白及，甘草反甘遂、京大戟、海藻、芫花，藜芦反人参、党参、明党参、丹参、南沙参、北沙参、玄参、苦参、细辛、赤芍、白芍。

2. 十九畏。

歌诀：硫黄原是火之精，朴硝一见便相争，水银莫与砒相见，狼毒最怕密陀僧，巴豆性烈最为上，偏与牵牛不顺情，丁香莫与郁金见，牙硝难合京三棱，川乌草乌不顺犀，人参最怕五灵脂，官桂善能调冷气，若逢石脂便相欺，大凡修合看顺逆，炮熩炙煿莫相依。

注释：硫黄畏朴硝、芒硝、玄明粉，水银畏砒霜；狼毒畏密陀僧，巴豆畏牵牛子，丁香畏郁金，川乌、草乌、附子畏犀角，牙硝畏荆三棱，桂枝、肉桂畏赤石脂，人参畏五灵脂。

3. 28 种毒性中药材。

砒石（红砒、白砒）、砒霜、水银、生马钱子、生川乌、生草乌、生白附子、生附子、生半夏、生南星、生巴豆、斑蝥、红娘虫、青娘虫、生甘遂、生狼毒、生藤黄、生千金子、闹阳花、生天仙子、雪上一枝蒿、红升丹、白降丹、蟾酥、洋金花、红粉、轻粉、雄黄。

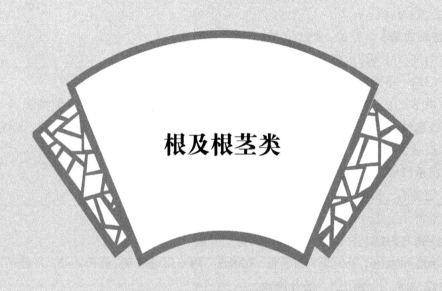

根及根茎类

巴戟天

【来源】本品为茜草科植物巴戟天的干燥根。全年均可采挖，洗净，除去须根，晒至六七成干，轻轻捶扁，晒干。

【设备】XY 型中药材淘药机、QJY-300 型直切式切药机、CT-G 型热风循环烘箱、CY 型炒药机。

【炮制方法】1. 净选：除去杂质。

2. 淘洗：过淘药机将药材淘洗干净。

3. 切制：将淘洗过后的药材用直切式切药机切成 4 mm～6 mm 厚片。

4. 烘干：用 CT-G 型热风循环烘箱 60±5℃温度干燥，烘干过程及时倒炕。

【成品性状】本品呈扁圆柱形短段或不规则块。表面灰黄色或暗灰色，具纵纹和横裂纹。切面皮部厚，紫色或淡紫色，中空。气微，味甘而微涩。

【质量标准】炮制品：1. 净选后，杂质率不得超过 2%。

2. 切制后，长度应在 10 mm～15 mm，超出此范围的不得超过 20%。

3. 烘干后，应干湿均匀，水分不得超过 14%。

【性味与归经】甘、辛，微温。归肾、肝经。

【功能与主治】补肾阳，强筋骨，祛风湿。用于阳痿遗精、宫冷不孕、月经不调、少腹冷痛、风湿痹痛、筋骨痿软。

【贮藏】置通风干燥处，防霉，防蛀。

巴戟肉

【来源】本品为巴戟天的炮制加工品。

【设备】XY 型中药材淘药机、QJY-300 型直切式切药机、CT-G 型热风循环烘箱、多功能提取罐。

【炮制方法】1. 净选：除去杂质。

2. 淘洗：过淘药机将药材淘洗干净。

3. 蒸制：取净巴戟天，照蒸法蒸透，趁热除去木心。

4. 切制：用直切式切药机切成 4 mm～6 mm 段。

5. 烘干：用 CT-G 型热风循环烘箱 60±5℃温度干燥，烘干过程及时倒炕。

【成品性状】本品呈扁圆柱形短段或不规则块。表面灰黄色或暗灰色，具纵纹和横裂纹。切面皮部厚，紫色或淡紫色，中空。气微，味甘而微涩。

【质量标准】炮制品：1. 净选后，杂质率不得超过 2%。

2. 切制后，长度应在 10 mm～15 mm，超出此范围的不得超过 20%。

3. 烘干后，应干湿均匀，水分不得超过 14%。

【**性味与归经**】甘、辛，微温。归肾、肝经。

【**功能与主治**】补肾阳，强筋骨，祛风湿。用于阳痿遗精、宫冷不孕、月经不调、少腹冷痛、风湿痹痛、筋骨痿软。

【**贮藏**】置通风干燥处，防霉，防蛀。

盐巴戟天

【**来源**】本品为巴戟天的炮制加工品。

【**设备**】XY 型中药材淘药机、QJY-300 型直切式切药机、CT-G 型热风循环烘箱、多功能提取罐。

【**炮制方法**】1. 净选：除去杂质。

2. 淘洗：过淘药机将药材淘洗干净。

3. 蒸制：取净巴戟天，照盐蒸法蒸透。

每 100 kg 巴戟天，用盐 20 kg。

4. 切制：用直切式切药机切成 4 mm~6 mm 段。

5. 烘干：用 CT-G 型热风循环烘箱 60±5℃温度干燥，烘干过程及时倒炕。

【**成品性状**】本品呈扁圆柱形短段或不规则块。表面灰黄色或暗灰色，具纵纹和横裂纹。切面皮部厚，紫色或淡紫色，中空。气微，味甘、咸而微涩。

【**质量标准**】炮制品：1. 净选后，杂质率不得超过 2%。

2. 切制后，长度应在 10 mm~15 mm，超出此范围的不得超过 20%。

3. 烘干后，应干湿均匀，水分不得超过 14%。

【**性味与归经**】甘、辛，微温。归肾、肝经。

【**功能与主治**】补肾阳，强筋骨，祛风湿。用于阳痿遗精、宫冷不孕、月经不调、少腹冷痛、风湿痹痛、筋骨痿软。

【**贮藏**】置通风干燥处，防霉，防蛀。

制巴戟天

【**来源**】本品为茜草科植物巴戟天的干燥根。全年均可采挖，洗净，除去须根，晒至六七成干，轻轻捶扁，晒干。

【**设备**】XY 型中药材淘药机、多功能提取罐、CT-G 型热风循环烘箱。

【**炮制方法**】1. 净选：除去杂质。

2. 淘洗：过淘药机将药材淘洗干净。

3. 蒸煮：取甘草，切厚片，加水煎汤，去渣，加入净巴戟天拌匀，同置锅内，不时搅拌，照煮法煮透。

每 100 kg 巴戟天，用甘草 6 kg。

甘草煎液制法：按 100 kg 药材计算，取甘草片 6 kg，加水适量（约为甘草量的 12 倍）。煎煮 2 次，每次均为 1 小时，合并煎液，滤过，取滤液（约 45L）。

4. 烘干：用 CT-G 型热风循环烘箱 80±5℃温度干燥，烘干过程及时倒炕。

【成品性状】本品呈扁圆柱形短段或不规则块。表面灰黄色或暗灰色，具纵纹和横裂纹。切面皮部厚，紫色或淡紫色，中空。气微，味甘而微涩。

【质量标准】炮制品：1. 净选后，杂质率不得超过 2%。

2. 蒸煮后，应煮透，内无干心。

3. 烘干后，应干湿均匀，水分不得超过 15%。

【性味与归经】甘、辛，微温。归肾、肝经。

【功能与主治】补肾阳，强筋骨，祛风湿。用于阳痿遗精、宫冷不孕、月经不调、少腹冷痛、风湿痹痛、筋骨痿软。

【贮藏】置通风干燥处，防霉，防蛀。

百部

【来源】本品为百部科植物对叶百部的干燥块根。

【设备】XY 型中药材淘药机、QJY-300 型直切式切药机、CT-G 型热风循环烘箱。

【炮制方法】1. 净选：除去杂质。

2. 淘洗：过淘药机将药材淘洗干净。

3. 切制：将淘洗过后的药材用直切式切药机切成 5 mm~10 mm 厚片。

4. 烘干：用 CT-G 型热风循环烘箱 80±5℃温度干燥，烘干过程及时倒炕。

【成品性状】本品呈不规则厚片或不规则条形斜片；表面灰白色、棕黄色，有深纵皱纹；切面灰白色、淡黄棕色或黄白色，角质样；皮部较厚，中柱扁缩。质韧软。气微、味甘、苦。

【质量标准】炮制品：1. 净选后，杂质率不得超过 2%。

2. 切制后，厚度应在 5 mm~10 mm，超出此范围的不得超过 20%。

3. 烘干后，应干湿均匀，水分不得超过 14%。

【性味与归经】甘、苦，微温。归肺经。

【功能与主治】润肺，下气止咳，杀虫灭虱。用于新久咳嗽、肺痨咳嗽、顿咳。外用于头虱、体虱、蛲虫病、阴痒。

【贮藏】置通风干燥处，防潮。

蜜百部

【来源】本品为百部的炮制加工品。

【设备】XY 型中药材淘药机、QJY-300 型直切式切药机、CT-G 型热风循环烘箱、CY 型炒药机。

【炮制方法】1. 净选：除去杂质。

2. 淘洗：过淘药机将药材淘洗干净。

3. 切制：将淘洗过后的药材用直切式切药机切成 5 mm ~ 10 mm 厚片。

4. 烘干：用 CT-G 型热风循环烘箱 80±2℃温度干燥，烘干过程及时倒炕。

5. 炒制：将百部饮片 25 kg 左右，用规定量炼蜜拌匀，闷润，将炒药机设置四挡，照蜜炙法炒 15 ~ 25 分钟，以手握不粘手为度。

每 100 kg 百部，用炼蜜 12.5 kg。

【成品性状】本品形同百部片，表面棕黄色或褐棕色，略带焦斑，稍有黏性。味甜。

【质量标准】炮制品：1. 净选后，杂质率不得超过 2%。

2. 切制后，长度应在 5 mm ~ 10 mm，超出此范围的不得超过 20%。

3. 烘干后，应干湿均匀，水分不得超过 14%。

4. 蜜炙后，表面棕黄色或褐棕色，略带焦斑，稍有黏性。味甜。

【性味与归经】甘、苦，微温。归肺经。

【功能与主治】润肺，下气止咳，杀虫灭虱。用于新久咳嗽、肺痨咳嗽、顿咳；外用于头虱、体虱、蛲虫病、阴痒。

【贮藏】置通风干燥处，防潮。

制白附子

【来源】本品为白附子的炮制加工品。

【设备】XY 型中药材淘药机、QJY-300 型直切式切药机、CT-G 型热风循环烘箱、CY 型炒药机。

【炮制方法】1. 净选：除去杂质。

2. 浸泡：取净白附子，分开大小个，浸泡，每日换水 2 ~ 3 次，数日后如起黏沫，换水后加白矾（每 100 kg 白附子，用白矾 2 kg），泡 1 日后再进行换水，至口尝微有麻舌感为度，取出。将生姜片、白矾粉置锅内加适量水，煮沸后，倒入白附子共煮至无白心，捞出，除去生姜片，晾至六七成干。

3. 切制：将晾后的药材用直切式切药机切成 5 mm ~ 10 mm 厚片。

4. 烘干：用 CT-G 型热风循环烘箱 80±2℃温度干燥，烘干过程及时倒炕。

【成品性状】本品为类圆形或椭圆形厚片，外表皮淡棕色，切面黄色，角质。味淡，微有麻舌感。

【质量标准】炮制品：1. 净选后，杂质率不得超过 2%。

2. 切制后，厚度应在 5 mm~10 mm，超出此范围的不得超过 20%。

3. 烘干后，应干湿均匀，水分不得超过 15%。

【性味与归经】辛，温；有毒。归胃、肝经。

【功能与主治】祛风痰、定惊搐，解毒散结，止痛。用于中风痰壅、口眼㖞斜、语言謇涩、惊风癫痫、破伤风、痰厥头痛、偏正头痛、瘰疬痰核、毒蛇咬伤。

【注意】孕妇慎用；生品内服宜慎。

【贮藏】置通风干燥处，防蛀。

百合

【来源】本品为百合科植物卷丹的干燥肉质鳞叶。秋季采挖，洗净，剥取鳞叶，置沸水中略烫，干燥。

【炮制方法】净选：除去杂质。

【成品性状】本品呈长椭圆形，长 2 cm~5 cm，宽 1 cm~2 cm，中部厚 1.3 mm~4 mm。表面黄白色至淡棕黄色，有的微带紫色，有数条纵直平行的白色维管束。顶端稍尖，基部较宽，边缘薄，微波状，略向内弯曲。质硬而脆，断面较平坦，角质样。气微，味微苦。

【质量标准】炮制品：1. 原料控制为当年新货，王百合苷 B ≥ 0.2%。

2. 净选后，杂质率不得超过 2%，黑片不得超过 5%。

【性味与归经】甘，寒。归心、肺经。

【功能与主治】养阴润肺，清心安神。用于阴虚燥咳、劳嗽咳血、虚烦惊悸、失眠多梦、精神恍惚。

【贮藏】置通风干燥处。

蜜百合

【来源】本品为百合的炮制加工品。

【设备】CY 型炒药机。

【炮制方法】1. 净选：除去杂质。

蜜炙：将百合饮片 40 kg 左右，用规定量炼蜜拌匀，闷润，将炒药机控制 4 挡，照蜜炙法炒 15~25 分钟，以手握不粘手为度。

每 100 kg 百合，用炼蜜 5 kg。

【成品性状】本品形如百合，表面黄色，偶见焦黄斑，略带黏性，味甜。

【质量标准】炮制品：1. 净选后，杂质率不得超过 2%。

2. 蜜炙后，表面黄色，偶见焦黄斑，应无煳化残片。略带黏性，味甜。

【性味与归经】甘，寒。归心、肺经。

【功能与主治】养阴润肺，清心安神。用于阴虚燥咳、劳嗽咳血、虚烦惊悸、失眠多梦、精神恍惚。

【贮藏】置通风干燥处。

白蔹

【来源】本品为葡萄科植物白蔹的干燥块根。春、秋二季采挖，除去泥沙和细根，切成从瓣或斜片，晒干。

【炮制方法】净选：除去杂质。

【成品性状】本品切面类白色或浅红棕色，可见放射状纹理，周边较厚，微翘起或略弯曲。体轻，质硬脆，易折断。折断时，有粉尘飞出。气微，味甘。

【质量标准】炮制品：净选后，杂质率不得超过 2%。

【性味与归经】苦，微寒。归心、胃经。

【功能与主治】清热解毒，消痈散结，敛疮生肌。用于痈疽发背、疔疮、瘰疬、烧烫伤。

【注意】不宜与川乌、制川乌、草乌、制草乌、附子同用。

【贮藏】置通风干燥处，防蛀。

白茅根

【来源】本品为禾本科植物白茅的干燥根茎。春、秋二季采挖，洗净，晒干，除去须根和膜质叶鞘。

【设备】XY 型中药材淘药机、QJY-300 型直切式切药机、CT-G 型热风循环烘箱。

【炮制方法】1. 净选：除去杂质。

2. 淘洗：过淘药机将药材淘洗干净。

3. 切制：将淘洗过后的药材用直切式切药机切成 4 mm～6 mm 短段。

4. 烘干：用 CT-G 型热风循环烘箱 80±5℃温度干燥，烘干过程及时倒炕。

【成品性状】本品呈圆柱形的段。外表皮黄白色或淡黄色，微有光泽，具纵皱纹，有的可见稍隆起的节。切面皮部白色，多有裂隙，放射状排列，中柱淡黄色或中空，易与皮部剥离。气微，味微甜。

【质量标准】炮制品：1. 净选后，杂质率不得超过 2%。

2. 切制后，长度应在 4 mm～6 mm，超出此范围的不得超过 20%。

3. 烘干后，应干湿均匀，水分不得超过 12%。

【性味与归经】甘，寒。归肺、胃、膀胱经。

【功能与主治】凉血止血，清热利尿。用于血热吐血、衄血、尿血、热病烦渴、湿热黄疸、水肿尿少、热淋涩痛。

【贮藏】置干燥处。

白前

【来源】本品为萝藦科植物柳叶白前的干燥根茎和根。秋季采挖，洗净，晒干。

【设备】XY 型中药材淘药机、QJY-300 型直切式切药机、CT-G 型热风循环烘箱。

【炮制方法】1. 净选：除去杂质。

2. 淘洗：过淘药机将药材淘洗干净。

3. 切制：将淘洗过后的药材用直切式切药机切成 4 mm～6 mm 短段。

4. 烘干：用 CT-G 型热风循环烘箱 60±5℃温度干燥，烘干过程及时倒炕。

【成品性状】本品呈圆柱形段状，表面黄白色或黄棕色，节明显，顶端有残茎。质脆，断面中空。气微，味微甜。

【质量标准】炮制品：1. 净选后，杂质率不得超过 2%。

2. 切制后，长度应在 4 mm～6 mm，超出此范围的不得超过 20%。

3. 烘干后，应干湿均匀，水分不得超过 13%。

【性味与归经】辛、苦，微温。归肺经。

【功能与主治】降气，消痰，止咳。用于肺气壅实、咳嗽痰多、胸满喘急。

【贮藏】置通风干燥处。

蜜白前

【来源】本品为白前的炮制加工品。

【设备】XY 型中药材淘药机、QJY-300 型直切式切药机、CT-G 型热风循环烘箱、CY 型炒药机。

【炮制方法】1. 净选：除去杂质。

2. 淘洗：过淘药机将药材淘洗干净。

3. 切制：将淘洗过后的药材用直切式切药机切成 4 mm～6 mm 短段。

4. 烘干：用 CT-G 型热风循环烘箱 60±5℃温度干燥，烘干过程及时倒炕。

5. 蜜炙：将白前饮片 30 kg 左右用规定量炼蜜拌匀，闷润，设置 CY 型炒药机温度270℃、频率20Hz，照蜜炙法炒15~25分钟，至手握不黏手。

【成品性状】本品形如白前段，表面金黄色，略带黏性，味甘。

【质量标准】炮制品：1.净选后，杂质率不得超过2%。

2.切制后，长度应在4 mm~6 mm，超出此范围的不得超过20%。

3.烘干后，应干湿均匀，水分不得超过13%。

4.蜜炙后，颜色加深，略带黏性，应无焦煳残片。

【性味与归经】辛、苦，微温。归肺经。

【功能与主治】降气，消痰，止咳。用于肺气壅实、咳嗽痰多、胸满喘急。

【贮藏】置通风干燥处。

白芍

【来源】本品为毛茛科植物芍药的干燥根。夏、秋二季采挖，洗净，除去头尾和细根，置沸水中煮后除去外皮或去皮后再煮，晒干。

【设备】XY型中药材淘药机、CS-型粗碎机、CT-G型热风循环烘箱。

【炮制方法】1.净选：除去杂质。

2.淘洗：过淘药机将药材淘洗干净。

3.切粒：将淘洗过后的药材用CS-型粗碎机切取粗颗粒。

4.烘干：用CT-G型热风循环烘箱80±2℃干燥，烘干过程及时倒炕。

【成品性状】本品为不规则的粗颗粒，表面淡棕红色或类白色，切面类白色或微带棕红色，有的可见形成层环及稍隆起的筋脉纹呈放射状排列。气微，味微苦、酸。

【质量标准】1.净选后，杂质率不得超过2%；根头及中空发黑部分，不得超过5%。

2.切粒后，颗粒大小均一，粗颗粒的形成率不得低于80%。

3.烘干后，应干湿均匀，水分不得超过14%。

【性味与归经】苦、酸，微寒。归肝、脾经。

【功能与主治】养血调经，敛阴止汗，柔肝止痛，平抑肝阳。用于血虚萎黄、月经不调、自汗、盗汗、胁痛、腹痛、四肢挛痛、头痛眩晕。

【贮藏】置干燥处，防蛀。

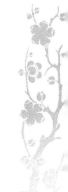

白芍炭

【来源】本品为白芍的炮制加工品。

【设备】XY型中药材淘药机、QJY-300型直切式切药机、不锈钢润药机、

CT-G 型热风循环烘箱、CY 型炒药机。

【炮制方法】1.净选：除去杂质。

2.淘洗：过淘药机将药材淘洗干净。

3.润制：将药材润制。

4.切制：将淘洗过后的药材用直切式切药机切成 4 mm～6 mm 厚片。

5.烘干：用 CT-G 型热风循环烘箱 80±5℃温度干燥，烘干过程及时倒炕。

6.炒制：设置 CY 型炒药机温度 270℃、转速 10Hz，锅体加热后，每次放入白芍饮片 30 kg，用武火炒至表面焦黑色、内部黑褐色时，喷淋清水少许，熄灭火星，取出，晾干。

【成品性状】本品为类圆形的薄片。表面焦黑色，内部黑褐色。具焦香气，味苦。

【质量标准】炮制品：1.净选后，杂质率不得超过 2%。

2.切制后，厚度应在 4 mm～6 mm，超出此范围的不得超过 20%。

3.炒制后，未成炭的不得超过 20%。

【性味与归经】苦、酸，微寒。归肝、脾经。

【功能与主治】养血调经，敛阴止汗，柔肝止痛，平抑肝阳。用于血虚萎黄、月经不调、自汗、盗汗、胁痛、腹痛、四肢挛痛、头痛眩晕。白芍炭止血。

【注意】不宜与藜芦同用。

【贮藏】置干燥处，防蛀。

炒白芍

【来源】本品为白芍的炮制加工品。

【设备】XY 型中药材淘药机、直切机、CT-G 型热风循环烘箱、CY 型炒药机。

【炮制方法】1.净选：除去杂质。

2.淘洗：过淘药机将药材淘洗干净，闷润。

3.切制：将润透后的药材用直切机切成 5 mm～10 mm 厚片。

4.烘干：用 CT-G 型热风循环烘箱 80±5℃干燥，烘干过程及时倒炕。

5.炒制：取烘干后的净白芍饮片，设置 CY 型炒药机温度 270℃、频率 20Hz，照清炒法炒 10～20 分钟，至表面微黄色或微带焦斑。

【成品性状】本品形如白芍片，表面微黄色或淡棕黄色，有的可见焦斑，应无焦煳残片。气微香。

【质量标准】1.控制原料芍药苷含量 ≥ 3.5%，二氧化硫残留量不得过 100 mg/kg（《中国药典》为 400 mg/kg）。

2.净选后，杂质率不得超过 2%。

3. 切制后，厚度应在 5 mm～10 mm，超过此范围的不得超过 20%。

4. 烘干后，应干湿均匀，控制水分范围 7%～14%。

5. 清炒后，炒焦的不得超过 3%，应无焦煳残片。

【性味与归经】苦、酸，微寒。归肝、脾经。

【功能与主治】养血调经，敛阴止汗，柔肝止痛，平抑肝阳。用于血虚萎黄、月经不调、自汗、盗汗、胁痛、腹痛、四肢挛痛、头痛眩晕。

【注意】不宜与藜芦同用。

【贮藏】置干燥处，防蛀。

醋白芍

【来源】本品为白芍的炮制加工品。

【设备】XY 型中药材淘药机、QJY-300 型直切式切药机、CT-G 型热风循环烘箱、CY 型炒药机。

【炮制方法】1. 净选：除去杂质。

2. 淘洗：过淘药机将药材淘洗干净。

3. 润制：将药材润制。

4. 切制：将淘洗过后的药材用直切式切药机切成 5 mm～10 mm 厚片。

5. 炒制：取净白芍片，加醋拌匀，闷润，置炒制容器内用文火炒至黄色，取出，放凉。

每 100 kg 白芍片，用醋 18 kg。

6. 烘干：用 CT-G 型热风循环烘箱 60±5℃温度干燥，烘干过程及时倒炕。

【成品性状】形如麸炒白芍，表面微黄色至棕黄色。微有醋气，味微苦、酸。

【质量标准】炮制品：1. 净选后，杂质率不得超过 2%。

2. 切制后，长度应在 5 mm～10 mm，超出此范围的不得超过 20%。

3. 烘干后，应干湿均匀，水分不得超过 14%。

【性味与归经】苦、酸，微寒。归肝、脾经。

【功能与主治】养血调经、敛阴止汗，柔肝止痛，平抑肝阳。用于血虚萎黄、月经不调、自汗、盗汗、胁痛、腹痛、四肢挛痛、头痛眩晕。醋白芍增强其柔肝作用。

【注意】不宜与藜芦同用。

【贮藏】置干燥处，防蛀。

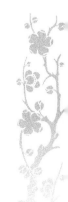

酒白芍

【来源】本品为白芍的炮制加工品。

【设备】XY型中药材淘药机、QJY-300型直切式切药机、CT-G型热风循环烘箱、CY型炒药机。

【炮制方法】1.净选：除去杂质。

2.淘洗：过淘药机将药材淘洗干净。

3.润制：将药材润制至能够弯曲而不断。

4.切制：将润制的药材用直切式切药机切成5 mm~10 mm厚片。

5.炒制：取净白芍片，加黄酒拌匀，闷润至黄酒被吸尽，置炒制容器内用文火炒至微黄色，取出，放凉，筛去碎屑。

每100 kg白芍片，用黄酒10 kg。

6.烘干：用CT-G型热风循环烘箱80±5℃温度干燥，烘干过程及时倒炕。

【成品性状】本品呈类圆形的片，表面微黄色至淡棕黄色，有的可见焦斑。微有酒香气。

【质量标准】炮制品：1.净选后，杂质率不得超过2%。

2.切制后，长度应在5 mm~10 mm，超出此范围的不得超过20%。

3.烘干后，应干湿均匀，水分不得超过14%。

【性味与归经】苦、酸，微寒。归肝、脾经。

【功能与主治】养血调经，敛阴止汗，柔肝止痛，平抑肝阳。用于血虚萎黄、月经不调、自汗、盗汗、胁痛、腹痛、四肢挛痛、头痛眩晕。酒炒兼有通畅气血作用。

【注意】不宜与藜芦同用。

【贮藏】置干燥处，防蛀。

白头翁

【来源】本品为毛茛科植物白头翁的干燥根。春、秋二季采挖，除去泥沙，干燥。

【设备】XY型中药材淘药机、QJY-300型直切式切药机、CT-G型热风循环烘箱。

【炮制方法】1.净选：除去杂质。

2.淘洗：过淘药机将药材淘洗干净。

3.切制：将淘洗过后的药材用直切式切药机切成4 mm~6 mm厚片。

4.烘干：用CT-G型热风循环烘箱80±5℃温度干燥，烘干过程及时倒炕。

【成品性状】本品呈段状，表面棕黄色。质脆，易折断，断面皮部黄白色，木部黄色。气微，味微苦。

【质量标准】炮制品：1.净选后，杂质率不得超过2%。

2.切制后，厚度应在4 mm~6 mm，超出此范围的不得超过20%。

3.烘干后，应干湿均匀，水分不得超过13%。

【性味与归经】苦，寒。归胃、大肠经。

【功能与主治】清热解毒，凉血止痢。用于热毒血痢、阴痒带下。

【贮藏】置通风干燥处。

白薇

【来源】本品为萝藦科植物白薇或蔓生白薇的干燥根和根茎。春、秋二季采挖，洗净，干燥。

【设备】XY型中药材淘药机、QJY-300型直切式切药机、CT-G型热风循环烘箱。

【炮制方法】1.净选：除去杂质。

2.淘洗：过淘药机将药材淘洗干净。

3.切制：将淘洗过后的药材用直切式切药机切10 mm~15 mm段。

4.烘干：用CT-G型热风循环烘箱80±5℃温度干燥，烘干过程及时倒炕。

【成品性状】本品呈段状，表面棕黄色。质脆，易折断，断面皮部黄白色，木部黄色。气微，味微苦。

【质量标准】炮制品：1.净选后，杂质率不得超过2%。

2.切制后，长度应在10 mm~15 mm，超出此范围的不得超过20%。

3.烘干后，应干湿均匀，水分不得超过11%。

【性味与归经】苦、咸，寒。归胃、肝、肾经。

【功能与主治】清热凉血，利尿通淋，解毒疗疮。用于温邪伤营发热、阴虚发热、骨蒸劳热、产后血虚发热、热淋、血淋、痈疽肿毒。

【贮藏】置通风干燥处。

白药子

【来源】本品为防己科植物头花千金藤的干燥块根。

【炮制方法】净选：除去杂质。

【成品性状】本品为不规则的厚片或块。切面白色或灰白色，粉性，有众多凹凸不平的圆点，形成环纹状。周边黄褐色，粗糙，有皱纹。质硬而脆。气微，味苦。

【质量标准】炮制品：净选后，杂质率不得超过2%。

【性味与归经】苦、辛，凉。归脾、肺、肾经。

【功能与主治】清热消肿，凉血解毒，止痛。用于咽痛喉痹、咳嗽、吐血、衄血、金疮出血、热毒痈肿、瘰疬。

【处方应付】写白药子、白药脂均付白药子。

【贮藏】置通风干燥处，防蛀。

白术

【来源】本品为菊科植物白术的干燥根茎。冬季下部叶枯黄、上部叶变脆时采挖，除去泥沙，烘干或晒干，再除去须根。

【设备】XY 型中药材淘药机、CS- 型切粒机、CT-G 型热风循环烘箱。

【炮制方法】1. 净选：除去杂质。

2. 淘洗：过淘药机将药材淘洗干净。

3. 切粒：将淘洗过后的药材用 CS- 型切粒机，过 16 mm 筛切取粗颗粒。

4. 烘干：用 CT-G 型热风循环烘箱 60±5℃温度干燥，烘干过程及时倒炕。

【成品性状】本品呈不规则的粗颗粒。外表皮灰黄色或灰棕色。切面黄白色至淡棕色，散生棕黄色的点状油室，木部具放射状纹理；烘干者切面角质样，色较深或有裂隙。气清香，味甘、微辛，嚼之略带黏性。

【质量标准】炮制品：1. 控制原料为两年生新货，绿原酸总量≥0.03%，果糖＋蔗糖≥4%。

2. 净选后，杂质率不得超过 2%。

3. 切粒后，颗粒大小均一，粗颗粒的形成率不得低于 80%。

4. 烘干后，应干湿均匀，水分不得超过 15%。

【性味与归经】苦、甘，温。归脾、胃经。

【功能与主治】健脾益气，燥湿利水，止汗，安胎。用于脾虚食少、腹胀泄泻、痰饮眩悸、水肿、自汗、胎动不安。

【贮藏】置阴凉干燥处，防蛀。

麸炒白术

【来源】本品为白术炮制加工品。

【设备】XY 型中药材淘药机、CS- 型切粒机、CT-G 型热风循环烘箱、CY 型炒药机。

【炮制方法】1. 净选：除去杂质。

2. 淘洗：过淘药机将药材淘洗干净。

3. 切粒：将淘洗过后的药材用 CS- 型切粒机，过 24 mm 筛切取粗颗粒。

4. 烘干：用 CT-G 型热风循环烘箱 60±5℃温度干燥，烘干过程及时倒炕。

5. 炒制：将蜜炙麸皮撒入热锅（130℃）内，待冒烟时加入白术颗粒，照麸炒法炒 5 分钟左右至表面黄棕色、逸出焦香气，取出，筛去蜜炙麸皮。

6. 破碎：将炒制后的白术颗粒用 CS- 型切粒机，过 4 mm 筛进行破碎。

每 100 kg 白术，用蜜炙麸皮（炼蜜与麸皮的比例为 0.3:1）10 kg。

【成品性状】本品为不规则的粗颗粒，表面黄棕色，偶见焦斑。略有焦香气。

【质量标准】炮制品：1. 控制原料为两年生新货，绿原酸总量≥ 0.03%，果糖＋蔗糖≥ 4%。

2. 净选后，杂质率不得超过 2%。

3. 切粒后，颗粒大小均一，粗颗粒的形成率不得低于 80%。

4. 烘干后，应干湿均匀，水分不得超过 15%。

5. 炒制后，表面黄棕色，无焦煳残片，微有麸香气。

【性味与归经】苦、甘，温。归脾、胃经。

【功能与主治】健脾益气，燥湿利水，止汗，安胎。用于脾虚食少、腹胀泄泻、痰饮眩悸、水肿、自汗、胎动不安。

【贮藏】置阴凉干燥处，防蛀。

白芷

【来源】本品为伞形科植物白芷的干燥根。夏、秋间叶黄时采挖，除去须根和泥沙，晒干或低温干燥。

【设备】XY 型中药材淘药机、CS- 型切粒机、CT-G 型热风循环烘箱。

【炮制方法】1. 净选：除去杂质。

2. 淘洗：过淘药机将药材淘洗干净。

3. 切粒：将淘洗过后的药材用切粒机过 4 mm 筛切成粗颗粒。

4. 烘干：用 CT-G 型热风循环烘箱 60±5℃温度干燥，烘干过程及时倒炕。

【成品性状】本品为不规则的粗颗粒，外表皮灰棕色或黄棕色。切面白色或灰白色，具粉性，形成层环棕色，近方形或近圆形，皮部散有多数棕色油点。气芳香，味辛、微苦。

【质量标准】炮制品：1. 净选后，杂质率不得超过 2%。

2. 切粒后，颗粒大小均一，粗颗粒的形成率不得低于 80%。

3. 烘干后，应干湿均匀，水分不得超过 14%。

【性味与归经】辛，温。归胃、大肠、肺经。

【功能与主治】解表散寒，祛风止痛，宣通鼻窍，燥湿止带，消肿排脓。用于感冒头痛、眉棱骨痛、鼻塞流涕、鼻鼽、鼻渊、牙痛、带下、疮疡肿痛。

【贮藏】置阴凉干燥处，防蛀。

板蓝根

【来源】本品为十字花科植物菘蓝的干燥根。秋季采挖，除去泥沙，晒干。

【设备】XY 型中药材淘药机、CS- 型切粒机、CT-G 型热风循环烘箱。

【炮制方法】1. 净选：除去杂质。

2. 淘洗：过 XY 型中药材淘药机将药材淘洗干净。

3. 切粒：将淘洗过后的药材用 CS- 型粗碎机切粗颗粒。

4. 烘干：用 CT-G 型热风循环烘箱 80±2℃干燥，烘干过程及时倒炕。

【成品性状】本品为不规则的粗颗粒，外表皮淡灰黄色至淡棕黄色，有纵皱纹。切面皮部黄白色，木部黄色。气微，味微甜后苦涩。

【质量标准】1. 净选后，杂质率不得超过 2%。

2. 切粒后，颗粒大小均一，粗颗粒的形成率不得低于 80%。

3. 烘干后，应干湿均匀，水分不得超过 13%。

【性味与归经】苦，寒。归心、胃经。

【功能与主治】清热解毒，凉血利咽。用于温疫时毒、发热咽痛、温毒发斑、痄腮、烂喉丹痧、大头瘟疫、丹毒、痈肿。

【贮藏】置干燥处，防霉，防蛀。

法半夏

【来源】本品为半夏的炮制加工品。

【设备】半夏专用浸泡池、半夏专用烘箱、YB 型压扁机。

【炮制方法】1. 净选：除去杂质，大小分档。

2. 清水浸泡：用清水浸泡 48 小时左右（夏季）至内无干心，保持每天换水 2 次，搅拌 2 次。

3. 甘草石灰水浸泡：每日搅拌 1~2 次，并保持浸液 pH 值 12 以上浸泡 2~3 天至剖面黄色均匀。

4. 干燥：将浸泡过后的药材用专用烘箱 80±2℃温度干燥，烘干过程及时倒炕。

5. 压扁：将烘干后的法半夏用压扁机破碎成粗颗粒。

【成品性状】本品呈不规则颗粒。表面淡黄白色、黄色或棕黄色。质较松脆或硬脆，断面黄色或淡黄色，颗粒者质稍硬脆。气微，味淡略甘、微有麻舌感。

【质量标准】炮制品：1.净选后，杂质率不得超过 2%。

2.清水浸泡后，应内无干心，未达到此规定的不得超过 2%。

3.甘草石灰溶液浸泡后，剖面应黄色均匀，未达到此规定者不得超过 2%。

4.烘干后，应干湿均匀，水分不得超过 13%。

【性味与归经】辛，温。归脾、胃、肺经。

【功能与主治】燥湿化痰。用于痰多咳喘、痰饮眩悸、风痰眩晕、痰厥头痛。

【注意】不宜与川乌、制川乌、草乌、制草乌、附子同用。

【贮藏】置通风干燥处，防蛀。

姜半夏

【来源】本品为半夏的炮制加工品。

【设备】半夏专用浸泡池、半夏专用烘箱、YB 型压扁机。

【炮制方法】1.净选：除去杂质，大小分档。

2.浸泡：将大小分档的半夏分别用清水浸泡 48～72 小时（大档约 72 小时，小档约 48 小时），每天换水 1～2 次，搅拌 2～4 次，泡至内无干心，口尝微有麻舌感时，取出。

3.蒸煮：另取生姜切片煎汤，加白矾与半夏共煮透，取出。

每 100 kg 净半夏，用生姜 25 kg、白矾 12.5 kg。

4.干燥：将煮后的姜半夏用专用烘箱 80±2℃温度干燥，烘干过程及时倒炕。

5.压扁：将烘干后的姜半夏用压扁机破碎成粗颗粒。

【成品性状】本品呈不规则的粗颗粒。表面棕色至棕褐色。质硬脆，断面淡黄棕色，常具角质样光泽。气微香，味淡、微有麻舌感，嚼之略粘牙。

【质量标准】炮制品：1.净选后，杂质率不得超过 2%。

2.浸泡后，应内无干心，未达到此规定的不得超过 3%。

3.蒸煮后，未煮透者不得超过 3%。

4.烘干后，应干湿均匀，水分不得超过 13%。

5.切制后，应大小均匀，未破碎者不得超过 20%。

【性味与归经】辛，温。归脾、胃、肺经。

【功能与主治】温中化痰，降逆止呕。用于痰饮呕吐、胃脘痞满。

【注意】不宜与川乌、制川乌、草乌、制草乌、附子同用。

【贮藏】置通风干燥处，防蛀。

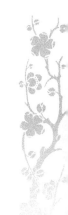

清半夏

【来源】本品为半夏的炮制加工品。

【设备】半夏专用浸泡池、半夏专用烘箱、YB 型压扁机。

【炮制方法】1. 净选：除去杂质，大小分档。

2. 浸泡：用 8% 白矾溶液浸泡 48 小时左右（夏季）至内无干心。

3. 干燥：将浸泡过后的药材用专用烘箱 80±2℃温度干燥，烘干过程及时倒炕。

4. 压扁：将烘干后的清半夏用压扁机破碎成粗颗粒。

【成品性状】本品呈不规则的粗颗粒。质脆，较疏松。气微，味微涩、微有麻舌感。

【质量标准】炮制品：1. 净选后，杂质率不得超过 2%。

2. 浸泡后，应内无干心，未达到此规定的不得超过 2%。

3. 烘干后，应干湿均匀，水分不得超过 13%。

【性味与归经】辛，温。归脾、胃、肺经。

【功能与主治】燥湿化痰。用于湿痰咳嗽、胃脘痞满、痰涎凝聚、咯吐不出。

【注意】不宜与川乌、制川乌、草乌、制草乌、附子同用。

【贮藏】置通风干燥处，防蛀。

北柴胡

【来源】本品为伞形科植物柴胡的干燥根，习称"北柴胡"。春、秋二季采挖，除去茎叶和泥沙，干燥。

【设备】XY 型中药材淘药机、QJY-300 型直切式切药机、CT-G 型热风循环烘箱。

【炮制方法】1. 净选：除去杂质。

2. 淘洗：过淘药机将药材淘洗干净。

3. 切制：将淘洗过后的药材用直切式切药机切成 4 mm～6 mm 厚片。

4. 烘干：用 CT-G 型热风循环烘箱 60±5℃温度干燥，烘干过程及时倒炕。

【成品性状】本品呈不规则厚片。外表皮黑褐色或浅棕色，具纵皱纹和支根痕。切面淡黄白色，纤维性。质硬。气微香，味微苦。

【质量标准】炮制品：1. 净选后，杂质率不得超过 2%。

2. 切制后，厚度应在 4 mm～6 mm，超出此范围的不得超过 20%。

3. 烘干后，应干湿均匀，水分不得超过 10%。

【性味与归经】辛，苦，微寒。归肝、胆、肺经。

【功能与主治】疏散退热，疏肝解郁，升举阳气。用于感冒发热、寒热往来、胸胁胀痛、月经不调、子宫脱垂、脱肛。

中药材炮制生产技术教程

【贮藏】置通风干燥处，防蛀。

醋北柴胡

【来源】本品为柴胡的炮制加工品。

【设备】XY 型中药材淘药机、QJY-300 型直切式切药机、CT-G 型热风循环烘箱、CY 型炒药机。

【炮制方法】1、净选：除去杂质。

2. 淘洗：过淘药机将药材淘洗干净。

3. 切制：将淘洗过后的药材用直切式切药机切成 4 mm~6 mm 厚片。

4. 烘干：用 CT-G 型热风循环烘箱 60±5℃温度干燥，烘干过程及时倒炕。

5. 炒制：将柴胡片 45 kg 左右与规定量醋拌匀，闷润，置 CY 型炒药机内照醋炙法，控制温度 270℃、频率 20Hz，炒 15~25 分钟至表面淡棕黄色，微有醋香气，味微苦。

每 100 kg 药材，用米醋 20 kg。

【成品性状】本品形如柴胡片，表面淡棕黄色，微有醋香气，味微苦。

【质量标准】炮制品：1. 净选后，杂质率不得超过 2%。

2. 切制后，厚度应在 4 mm~6 mm，超出此范围的不得超过 20%。

【性味与归经】辛、苦，微寒。归肝、胆、肺经。

【功能与主治】疏散退热，疏肝解郁，升举阳气。用于感冒发热、寒热往来、胸胁胀痛、月经不调、子宫脱垂、脱肛。

【贮藏】置通风干燥处，防蛀。

北沙参

【来源】本品为伞形科植物珊瑚菜的干燥根。夏、秋二季采挖，除去须根，洗净，稍晾，置沸水中烫后，除去外皮，干燥。或洗净直接干燥。

【炮制方法】净选：除去杂质。

【成品性状】本品呈圆柱形段，质脆，易折断，断面皮部浅黄白色，木部黄色。气特异，味微甘。

【质量标准】炮制品：1. 控制原料为洗净直接干燥的当年新货。

2. 净选后，杂质率不得超过 2%。

【性味与归经】甘、微苦，微寒。归肺、胃经。

【功能与主治】养阴清肺，益胃生津。用于肺热燥咳、劳嗽痰血、胃阴不足、热病津伤、咽干口渴。

【贮藏】置通风干燥处，防蛀。

制草乌

【来源】本品为草乌的炮制加工品。

【设备】XY型中药材淘药机、不锈钢敞口锅、QJY-300型直切式切药机、CT-G型热风循环烘箱。

【炮制方法】1.净选：除去杂质。

2.淘洗：过淘药机将药材淘洗干净。

3.浸泡：取淘洗净的草乌，大小个分开，用水浸泡至内无干心，取出。

4.煮制：加水煮至取大个切开内无白心、口尝微有麻舌感时，取出，晾至六成干。

5.切制：将淘洗过后的药材用直切式切药机切成1 mm~2 mm薄片。

6.烘干：用CT-G型热风循环烘箱80±5℃温度干燥，烘干过程及时倒炕。

【成品性状】本品为不规则圆形或近三角形的片。表面黑褐色，有灰白色多角形形成层环和点状维管束，并有空隙，周边皱缩或弯曲，质脆。气微，味微辛辣，稍有麻舌感。

【质量标准】炮制品：1.净选后，杂质率不得超过2%。

2.切制后，长度应在1 mm~2 mm，超出此范围的不得超过20%。

3.烘干后，应干湿均匀，水分不得超过12%。

【性味与归经】辛、苦，热；有毒。归心、肝、肾、脾经。

【功能与主治】祛风除湿，温经止痛。用于风寒湿痹、关节疼痛、心腹冷痛、寒疝作痛及麻醉止痛。

【注意】生品内服宜慎，孕妇禁用，不宜与半夏、瓜蒌、瓜蒌子、瓜蒌皮、天花粉、川贝母、浙贝母、平贝母、伊贝母、湖北贝母、白蔹、白及同用。

【贮藏】置通风干燥处，防蛀。

苍术

【来源】本品为菊科植物北苍术的干燥根茎。春、秋二季采挖，除去泥沙，晒干，撞去须根。

【设备】XY型中药材淘药机、QJY-300型直切式切药机、CT-G型热风循环烘箱。

【炮制方法】1.净选：除去杂质。

2.淘洗：过淘药机将药材淘洗干净。

3.切制：将淘洗过后的药材用直切式切药机切成4 mm~6 mm厚片。

4.烘干：用CT-G型热风循环烘箱60±5℃温度干燥，烘干过程及时倒炕。

【成品性状】本品呈不规则类圆形或条形厚片。外表皮灰棕色至黄棕色，有皱纹，有时可见根痕。切面黄白色或灰白色，散有多数橙黄色或棕红色油室，有的可析出白色细针状结晶。气香特异，味微甘、辛、苦。

【质量标准】炮制品：1. 净选后，杂质率不得超过 2%。

2. 切制后，厚度应在 4 mm~6 mm，超出此范围的不得超过 20%。

3. 烘干后，应干湿均匀，水分不得超过 11%。

【性味与归经】辛、苦，温。归脾、胃、肝经。

【功能与主治】燥湿健脾，祛风散寒，明目。用于湿阻中焦、脘腹胀满、泄泻、水肿、脚气痿躄、风湿痹痛、风寒感冒、夜盲、眼目昏涩。

【贮藏】置阴凉干燥处。

麸炒苍术

【来源】本品为苍术的炮制加工品。

【设备】XY 型中药材淘药机、QJY-300 型直切式切药机、CT-G 型热风循环烘箱、CY 型炒药机。

【炮制方法】1. 净选：除去杂质。

2. 淘洗：过淘药机将药材淘洗干净。

3. 切制：将淘洗过后的药材用直切式切药机切成 4 mm~6 mm 厚片。

4. 烘干：用 CT-G 型热风循环烘箱 60±5℃温度干燥，烘干过程及时倒炕。

5. 炒制：将规定量麸皮炒至冒烟时立即投入苍术饮片 50 kg 左右，照麸炒法控制温度 270℃、转速 20Hz，炒 10~20 分钟至苍术呈黄褐色时取出，筛去麸皮。

【成品性状】本品形如苍术片，表面深黄色，散有多数棕褐色油室。有焦香气。

【质量标准】炮制品：1. 净选后，杂质率不得超过 2%。

2. 炒制：形如苍术片，表面深黄色或焦黄色，有香气。

【性味与归经】辛、苦，温。归脾、胃、肝经。

【功能与主治】燥湿健脾，祛风散寒，明目。用于湿阻中焦、脘腹胀满、泄泻、水肿、脚气痿躄、风湿痹痛、风寒感冒、夜盲、眼目昏涩。

【贮藏】置阴凉干燥处。

赤芍

【来源】本品为毛茛科植物芍药的干燥根。春、秋二季采挖，除去根茎、须根及泥沙，晒干。

【设备】淘药机、QJY-300 型直切式切药机、CT-G 型热风循环烘箱。

【炮制方法】1.净选：除去杂质。

2.淘洗：过淘药机将药材淘洗干净。

3.切制：将淘洗过后的药材用直切式切药机切成4 mm~6 mm厚片。

4.烘干：用CT-G型热风循环烘箱80±2℃温度干燥，烘干过程及时倒炕。

【成品性状】本品为类圆形切片，外表皮棕褐色。切面粉白色或粉红色，皮部窄，木部放射状纹理明显，有的有裂隙。

【质量标准】炮制品：1.净选后，杂质率不得超过2%。

2.切制后，厚度应在4 mm~6 mm，超出此范围的不得超过20%。

3.烘干后，应干湿均匀。

【性味与归经】苦，微寒。归肝经。

【功能与主治】清热凉血，散瘀止痛。用于热入营血、温毒发斑、吐血衄血、目赤肿痛、肝郁胁痛、经闭痛经、癥瘕腹痛、跌扑损伤、痈肿疮疡。

【注意】不宜与藜芦同用。

【贮藏】置通风干燥处。

川牛膝

【来源】本品为苋科植物川牛膝的干燥根。秋、冬二季采挖，除去芦头、须根及泥沙，烘或晒至半干，堆放回润，再烘干或晒干。

【设备】XY型中药材淘药机、QJY-300型直切式切药机、CT-G型热风循环烘箱。

【炮制方法】1.净选：除去杂质。

2.淘洗：过淘药机将药材淘洗干净。

3.切制：将淘洗过后的药材用直切式切药机切成4 mm~6 mm厚片。

4.烘干：用CT-G型热风循环烘箱80±2℃温度干燥，烘干过程及时倒炕。

【成品性状】本品呈圆形或椭圆形厚片。外表皮黄棕色或灰褐色。切面浅黄色至棕黄色。可见多数排列成数轮同心环的黄色点状维管束。气微，味甜。

【质量标准】炮制品：1.净选后，杂质率不得超过2%。

2.切制后，厚度应在4 mm~6 mm，超出此范围的不得超过20%。

3.烘干后，应干湿均匀，水分不得超过12%。

【性味与归经】甘、微苦，平。归肝、肾经。

【功能与主治】逐瘀通经，通利关节，利尿通淋。用于经闭癥瘕、胞衣不下、跌扑损伤、风湿痹痛、足痿筋挛、尿血血淋。

【注意】孕妇慎用。

【贮藏】置阴凉干燥处，防潮。

酒川牛膝

【来源】本品为苋科植物川牛膝的干燥根。秋、冬二季采挖，除去芦头、须根及泥沙，烘或晒至半干，堆放回润，再烘干或晒干。

【设备】XY 型中药材淘药机、QJY-300 型直切式切药机、CT-G 型热风循环烘箱、CY 型炒药机。

【炮制方法】1. 净选：除去杂质。

2. 淘洗：过淘药机将药材淘洗干净。

3. 切制：将淘洗过后的药材用直切式切药机切成 4 mm～6 mm 厚片。

4. 酒炙：取川牛膝片与规定量黄酒拌匀，闷润，置 CY 型炒药机内照酒炙法炒干取出。

每 100 kg 川牛膝，用黄酒 10 kg。

【成品性状】本品形如川牛膝片，表面棕黑色。微有酒香气，味甜。

【质量标准】炮制品：1. 净选后，杂质率不得超过 2%。

2. 切制后，厚度应在 4 mm～6 mm，超出此范围的不得超过 20%。

3. 炒制后，色泽加深，偶见焦斑，不得有焦糊残片。

【性味与归经】甘、微苦，平。归肝、肾经。

【功能与主治】逐瘀通经，通利关节，利尿通淋。用于经闭癥瘕、胞衣不下、跌扑损伤、风湿痹痛、足痿筋挛、尿血血淋。

【注意】孕妇慎用。

【贮藏】置阴凉干燥处，防潮。

穿破石

【来源】本品为桑科植物构棘的干燥根和根茎。全年可采，挖出根后，削去枝根，洗净，截段晒干。

【设备】XY 型中药材淘药机、QJY-300 型直切式切药机、CT-G 型热风循环烘箱。

【炮制方法】1. 净选：除去杂质。

2. 淘洗：将药材过淘药机淘洗干净。

3. 切制：将淘洗过后的药材用直切式切药机切成 4 mm～6 mm 厚片。

4. 烘干：用烘箱 80±2℃ 温度干燥，烘干过程及时倒炕。

【成品性状】本品为不规则的厚片。外表皮橙黄色或橙红色，有的弥补细小类白色点状凸起及横长皮孔；栓皮膜状，薄，易脱落。切面淡黄色或淡黄棕色，易与木部分离，纤维性强，脱落处表面灰黄色，并有棕黄色或橙黄色斑块，木

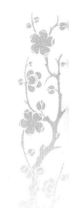

029

部坚硬。管孔肉眼可见，有的中心部位可见小髓部。气微，味淡。

【质量标准】 1.净选后，杂质率不得超过 2%。

2.切制后，厚度应在 4 mm～6 mm，超出此范围的不得超过 20%。

3.烘干后，应干湿均匀，水分不得超过 13%。

【性味与归经】 微苦，凉。归心、肝经。

【功能与主治】 止咳，退黄，活血，通络。用于肺结核、湿热黄疸、胁肋疼痛、跌扑瘀痛、风湿痹痛。

【贮藏】 置干燥处，防蛀。

穿山龙

【来源】 本品为薯蓣科植物穿龙薯蓣的干燥根茎。春、秋二季采挖，洗净，除去须根和外皮，晒干。

【设备】 XY 型中药材淘药机、QJY-300 型直切式切药机、CT-G 型热风循环烘箱。

【炮制方法】 1.净选：除去杂质。

2.淘洗：将药材过淘药机淘洗干净。

3.切制：将淘洗过后的药材用直切式切药机切成 4 mm～6 mm 厚片。

4.烘干：用烘箱 80±2℃温度干燥，烘干过程及时倒炕。

【成品性状】 本品呈圆形或椭圆形的厚片。外表皮黄白色或棕黄色，有时可见刺状残根。切面白色或黄白色，有淡棕色的点状维管束。气微。味苦涩。

【质量标准】 1.净选后，杂质率不得超过 2%。

2.切制后，厚度应在 4 mm～6 mm，超出此范围的不得超过 20%。

3.烘干后，应干湿均匀，水分不得超过 12%。

【性味与归经】 甘、苦，温。归肝、肾、肺经。

【功能与主治】 祛风除湿，舒筋通络，活血止痛，止咳平喘。用于风湿痹病、关节肿胀、疼痛麻木、跌扑损伤、闪腰岔气、咳嗽气喘。

【注意】 粉碎加工时注意防护，以免发生过敏反应。

【贮藏】 置干燥处，防蛀。

制川乌

【来源】 本品为川乌的炮制加工品。

【炮制方法】 净选：除去杂质。

【成品性状】 本品为不规则或长三角形的片。表面黑褐色或黄褐色，有灰棕色形成层环纹。体轻，质脆，断面有光泽。气微，微有麻舌感。

【质量标准】炮制品：净选后，杂质率不得超过 2%。

【性味与归经】辛、苦，热；有毒。归心、肝、肾、脾经。

【功能与主治】祛风除湿，温经止痛。用于风寒湿痹、关节疼痛、心腹冷痛、寒疝作痛及麻醉止痛。

【注意】孕妇慎用，不宜与半夏、瓜蒌、瓜蒌子、瓜蒌皮、天花粉、川贝母、浙贝母、平贝母、伊贝母、湖北贝母、白蔹、白及同用。

【贮藏】置通风干燥处，防蛀。

川芎

【来源】本品为川芎的炮制加工品。

【设备】不锈钢润药机、XY 型中药材淘药机、ZQY 型转盘式切药机、CT-G 型热风循环烘箱。

【炮制方法】1.净选：除去杂质。

2.润制：将药材置不锈钢润药机内通直汽润 30 分钟，关闭直汽焖 30 分钟，取出。

3.淘洗：将药材过淘药机淘洗干净。

4.切制：将淘洗过后的药材用转盘式切药机切成 5 mm～10 mm 厚片。

5.烘干：用 CT-G 型热风循环烘箱 60±5℃温度干燥，烘干过程及时倒炕。

【成品性状】本品为不规则厚片，外表皮灰褐色或褐色，有皱缩纹。切面黄白色或灰黄色，具有明显波状环纹或多角形纹理，散生黄棕色油点。质坚实。气浓香，味苦、辛，微甜。

【质量标准】炮制品：1.净选后，杂质率不得超过 2%。

2.切制后，厚度应在 5 mm～10 mm，超出此范围的不得超过 20%。

3.烘干后，应干湿均匀，水分不得超过 12%。

【性味与归经】辛，温。归肝、胆、心包经。

【功能与主治】活血行气，祛风止痛。用于胸痹心痛、胸胁刺痛、跌扑肿痛、月经不调、经闭痛经、癥瘕腹痛、头痛、风湿痹痛。

【贮藏】置阴凉干燥处，防蛀。

酒川芎

【来源】本品为川芎的炮制加工品。

【设备】不锈钢润药机、XY 型中药材淘药机、ZQY 型转盘式切药机、CT-G 型热风循环烘箱、CY 型炒药机。

【炮制方法】1.净选：除去杂质。

2. 润制：将药材置不锈钢润药机内通直汽润30分钟，关闭直汽焖30分钟，取出。

3. 淘洗：将药材过淘药机淘洗干净。

4. 切制：将淘洗过后的药材用转盘式切药机切成5 mm～10 mm厚片。

5. 烘干：用CT-G型热风循环烘箱60±5℃温度干燥，烘干过程及时倒炕。

6. 酒炙：取川芎片50 kg左右与规定量黄酒拌匀，闷润，置CY型炒药机内照酒炙法炒20分钟左右至表面呈黄色时取出。

每100 kg川芎片，用黄酒12 kg。

【成品性状】本品形如川芎片，色泽加深，偶见焦斑，略具酒香气。

【质量标准】炮制品：1. 净选后，杂质率不得超过2%。

2. 切制后，厚度应在5 mm～10 mm，超出此范围的不得超过20%。

3. 烘干后，应干湿均匀，水分不得超过12%。

4. 炒制后，色泽加深，偶见焦斑，不得有焦煳残片。

【性味与归经】辛，温。归肝、胆、心包经。

【功能与主治】活血行气，祛风止痛。用于胸痹心痛、胸胁刺痛、跌扑肿痛、月经不调、经闭痛经、癥瘕腹痛、头痛、风湿痹痛。

【贮藏】置阴凉干燥处，防蛀。

刺五加

【来源】本品为五加科植物刺五加的干燥根和根茎或茎。春、秋二季采收，洗净，干燥。

【炮制方法】净选：除去杂质。

【成品性状】本品呈类圆形或不规则形的厚片。根和根茎外表皮灰褐色或黑褐色，粗糙，有细纵沟和皱纹，皮较薄，有的剥落，剥落处呈灰黄色；茎外表皮浅灰色或灰褐色，无刺，幼枝黄褐色，密生细刺。切面黄白色，纤维性。根和根茎有特异香气，味微辛、稍苦、涩；茎气微，味微辛。

【质量标准】炮制品：净选后，杂质率不得超过2%。

【性味与归经】辛、微苦，温。归脾、肾、心经。

【功能与主治】益气健脾，补肾安神。用于脾肺气虚、体虚乏力、食欲不振、肺肾两虚、久咳虚喘、肾虚腰膝酸痛、心脾不足、失眠多梦。

【贮藏】置通风干燥处，防潮。

大黄

【来源】本品为蓼科植物掌叶大黄、唐古特大黄或药用大黄的干燥根和根茎。

秋末茎叶枯萎或次春发芽前采挖，除去细根，刮去外皮，切瓣或段，绳穿成串干燥或直接干燥。

【设备】XY 型中药材淘药机、JD 型切粒机、CT-G 型热风循环烘箱。

【炮制方法】1. 净选：除去杂质。

2. 淘洗：将药材过淘药机淘洗干净。

3. 切制：将药材过切粒机进行破碎。

4. 烘干：用 CT-G 型热风循环烘箱 80±2℃温度干燥，烘干过程及时倒炕。

【成品性状】本品呈不规则的粗颗粒，大小不等。外表皮黄棕色或棕褐色，有纵皱纹及疙瘩状隆起。切面黄棕色至淡红棕色，较平坦，有明显散在或排列成环的星点，有空隙。

【质量标准】炮制品：1. 净选后，杂质率不得超过 2%。

2. 切制后，厚度应在 5 mm~10 mm，超出此范围的不得超过 20%。

3. 烘干后，应干湿均匀。

【性味与归经】苦，寒。归脾、胃、大肠、肝、心包经。

【功能与主治】泻下攻积，清热泻火，凉血解毒，逐瘀通经，利湿退黄。用于实热积滞便秘、血热吐衄、目赤咽肿、痈肿疔疮、肠痈腹痛、瘀血经闭、产后瘀阻、跌打损伤、湿热痢疾、黄疸尿赤、淋证、水肿。外治烧烫伤。

【贮藏】置通风干燥处，防蛀。

大黄炭

【来源】本品为大黄的炮制加工品。

【设备】不锈钢润药机、QJY-300 型直切式切药机、CT-G 型热风循环烘箱、CY 型炒药机。

【炮制方法】1. 净选：除去杂质。

2. 润制：将药材用不锈钢润药机蒸 0.5 小时，闷润 0.5 小时。

3. 切制：将药材用直切式切药机切成 5 mm~10 mm 厚片。

4. 烘干：用 CT-G 型热风循环烘箱 80±2℃温度干燥，烘干过程及时倒炕。

5. 炒制：将大黄片 35 kg 左右置加热的 CY 型炒药机内，控制温度 270℃、频率 10Hz，照炒炭法炒 20~30 分钟至表面焦黑色、内部焦褐色，喷淋清水，灭尽火星，取出，摊开放凉。

【成品性状】本品形如大黄片，表面焦黑色，内部深棕色或焦褐色，体轻，质脆，具焦香气。

【质量标准】炮制品：1. 净选后，杂质率不得超过 2%。

2.切制后，厚度应在 5 mm～10 mm，超出此范围的不得超过 20%。

3.烘干后，应干湿均匀。

4.炒制后，面焦黑色，内部深棕色或焦褐色，体轻，质脆，不得灰化，具焦香气。

【性味与归经】苦，寒。归脾、胃、大肠、肝、心包经。

【功能与主治】大黄炭凉血化瘀止血、用于血热有瘀出血症。

【贮藏】置通风干燥处，防蛀。

酒大黄

【来源】本品为大黄的炮制加工品。

【设备】不锈钢润药机、QJY-300 型直切式切药机、CT-G 型热风循环烘箱、CY 型炒药机。

【炮制方法】1.净选：除去杂质。

2.淘洗：将药材过淘药机淘洗干净。

3.润制：将药材用不锈钢润药机蒸 0.5 小时，焖润 0.5 小时。

4.切制：将淘洗过后的药材用直切式切药机切成 5 mm～10 mm 厚片。

5.烘干：用 CT-G 型热风循环烘箱 80±2℃温度干燥，烘干过程及时倒炕。

6.炒制：取大黄片 30 kg 左右用黄酒拌匀，闷润，用 CY 型炒药机照酒炙法炒 13～20 分钟，至表面深棕黄色，微有酒香气。

每 100 kg 大黄用黄酒 10 kg。

【成品性状】本品形如大黄片，表面深棕黄色，有的可见焦斑。微有酒香气。

【质量标准】炮制品：1.净选后，杂质率不得超过 2%。

2.切制后，厚度应在 5 mm～10 mm，超出此范围的不得超过 20%。

3.烘干后，应干湿均匀。

4.炒制后，应表面深棕黄色，有的可见焦斑。微有酒香气。

【性味与归经】苦，寒。归脾、胃、大肠、肝、心包经。

【功能与主治】酒大黄善清上焦血分热毒、用于目赤咽肿、齿龈肿痛。

【贮藏】置通风干燥处，防蛀。

熟大黄

【来源】本品为大黄的炮制加工品。

【设备】不锈钢润药机、QJY-300 型直切式切药机、多功能提取罐、CT-G 型热风循环烘箱。

【炮制方法】1.净选：除去杂质。

2. 润制：将药材用不锈钢润药机蒸 0.5 小时，闷润 0.5 小时。

3. 切制：将淘洗过后的药材用直切式切药机切成 5 mm～10 mm 厚片。

4. 蒸制：多功能提取罐蒸 8 小时焖润 4 小时至内外均呈黑色。

5. 烘干：用 CT-G 型热风循环烘箱 80±2℃温度干燥，烘干过程及时倒炕。

【成品性状】本品呈不规则的块片，表面黑色，断面中间隐约可见放射状纹理，质坚硬，气微香。

【质量标准】炮制品：1. 净选后，杂质率不得超过 2%。

2. 切制后，厚度应在 5 mm～10 mm，超出此范围的不得超过 20%。

3. 蒸制后，内外均成黑色，未蒸透者不得超过 3%。

4. 烘干后，应干湿均匀。

【性味与归经】苦，寒。归脾、胃、大肠、肝、心包经。

【功能与主治】熟大黄泻下力缓、泻火解毒，用于火毒疮疡。

【贮藏】置通风干燥处，防蛀。

根及根茎类

丹参

【来源】本品为唇形科植物丹参的干燥根和根茎。春、秋二季采挖，除去泥沙，干燥。

【设备】XY 型中药材淘药机、QJY-300 型直切式切药机、CT-G 型热风循环烘箱。

【炮制方法】1. 净选：除去杂质。

2. 淘洗：将药材过淘药机淘洗干净。

3. 切制：将淘洗过后的药材用直切式切药机切成 4 mm～6 mm 厚片。

4. 烘干：用烘箱 80±2℃温度干燥，烘干过程及时倒炕。

【成品性状】本品呈类圆形或椭圆形的厚片。外表皮棕红色或暗棕红色，粗糙，具纵皱纹。切面有裂隙或略平整而致密，有的呈角质样，皮部棕红色，木部灰黄色或紫褐色，有黄白色放射状纹理。气微，味微苦涩。

【质量标准】1. 净选后，杂质率不得超过 2%。

2. 切制后，厚度应在 4 mm～6 mm，超出此范围的不得超过 20%。

3. 烘干后，应干湿均匀，水分不得超过 13%。

【性味与归经】苦，微寒。归心、肝经。

【功能与主治】活血祛瘀、通经止痛，清心除烦，凉血消痈。用于胸痹心痛、脘腹胁痛、癥瘕积聚、热痹疼痛、心烦不眠、月经不调、痛经经闭、疮疡肿痛。

【贮藏】置干燥处。

酒丹参

【来源】本品为丹参的炮制加工品。

【设备】XY 型中药材淘药机、QJY-300 型直切式切药机、CY 型炒药机。

【炮制方法】1. 净选：除去杂质。

2. 淘洗：将药材过淘药机淘洗干净。

3. 切制：将淘洗过后的药材用直切式切药机切成 4 mm～6 mm 厚片。

4. 烘干：用烘箱 80±2℃温度干燥，烘干过程及时倒炕。

【成品性状】本品形如丹参片，表面红褐色，略具酒香气。

【质量标准】1. 净选后，杂质率不得超过 2%。

2. 切制后，厚度应在 4 mm～6 mm，超出此范围的不得超过 20%。

3. 炒制后，色加深，呈深棕黄色，微显焦斑，无焦煳片。

【性味与归经】苦，微寒。归心、肝经。

【功能与主治】活血祛瘀，通经止痛，清心除烦，凉血消痈。用于胸痹心痛、脘腹胁痛、癥瘕积聚、热痹疼痛、心烦不眠、月经不调、痛经经闭、疮疡肿痛。

【注意】不宜与藜芦同用。

【贮藏】置干燥处。

当归

【来源】本品为伞形科植物当归的干燥根。秋末采挖，除去须根和泥沙，待水分稍蒸发后，捆成小把，上棚，用烟火慢慢熏干。

【设备】XY 型中药材淘药机、QJY-300 型直切式切药机、CT-G 型热风循环烘箱。

【炮制方法】1. 净选：除去杂质。

2. 淘洗：过淘药机将药材淘洗干净。

3. 切制：将淘洗过后的药材用直切式切药机切成 4 mm～6 mm 厚片。

4. 烘干：用 CT-G 型热风循环烘箱 60±5℃温度干燥，烘干过程及时倒炕。

【成品性状】本品呈类圆形、椭圆形或不规则厚片。外表皮浅棕色至棕褐色。切面浅棕黄色或黄白色，平坦，有裂隙，中间有浅棕色的形成层环，并有多数棕色的油点，香气浓郁，味甘、辛、微苦。

【质量标准】炮制品：1. 净选后，杂质率不得超过 2%。

2. 切制后，厚度应在 4 mm～6 mm，超出此范围的不得超过 20%。

3. 烘干后，应干湿均匀，水分不得超过 15%。

【性味与归经】甘、辛，温。归肝、心、脾经。

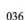

【功能与主治】补血活血，调经止痛，润肠通便。用于血虚萎黄、眩晕心悸、月经不调、经闭痛经、虚寒腹痛、风湿痹痛、跌扑损伤、痈疽疮疡、肠燥便秘。

【贮藏】置阴凉干燥处，防潮，防蛀。

酒当归

【来源】本品为当归的炮制加工品。

【设备】XY 型中药材淘药机、QJY-300 型直切式切药机、CT-G 型热风循环烘箱、CY 型炒药机。

【炮制方法】1. 净选：除去杂质。

2. 淘洗：过淘药机将药材淘洗干净。

3. 切制：将淘洗过后的药材用直切式切药机切成 4 mm~6 mm 厚片。

4. 烘干：用 CT-G 型热风循环烘箱 60±5℃ 温度干燥，烘干过程及时倒炕。

5. 炒制：取烘干后的当归饮片 50 kg 左右，用 CY 型炒药机控制频率 20Hz，照炙法炒 10~20 分钟，至切面深黄色或浅棕黄色，略有焦斑。香气浓郁，并略有酒香气。

每 100 kg 当归，用黄酒 10 kg。

【成品性状】本品形如当归片。切面深黄色或浅棕黄色，略有焦斑。香气浓郁，并略有酒香气。

【质量标准】炮制品：1. 净选后，杂质率不得超过 2%。

2. 切制后，厚度应在 4 mm~6 mm，超出此范围的不得超过 20%。

3. 烘干后，应干湿均匀，水分不得超过 10%。

4. 炒制后，色加深，呈深棕黄色，微显焦斑，无焦煳片。

【性味与归经】甘、辛，温。归肝、心、脾经。

【功能与主治】补血活血，调经止痛，润肠通便。用于血虚萎黄、眩晕心悸、月经不调、经闭痛经、虚寒腹痛、风湿痹痛、跌扑损伤、痈疽疮疡、肠燥便秘。酒当归活血通经。用于经闭痛经、风湿痹痛、跌扑损伤。

【贮藏】置阴凉干燥处，防潮，防蛀。

党参

【来源】本品为桔梗科植物党参的干燥根。秋季采挖，洗净，晒干。

【设备】XY 型中药材淘药机、QJY-300 型直切式切药机、CT-G 型热风循环烘箱。

【炮制方法】1. 净选：除去杂质。

2. 淘洗：过淘药机将药材淘洗干净。

3. 切制：将淘洗过后的药材用直切式切药机切成 4 mm~6 mm 厚片。

4. 烘干：用 CT-G 型热风循环烘箱 80±2℃温度干燥，烘干过程及时倒炕。

【成品性状】本品呈类圆形的厚片。外表皮灰黄色、黄棕色至灰棕色，有时可见根头部有多数疣状突起的茎痕和芽。切面皮部淡棕黄色至黄棕色，木部淡黄色至黄色，有裂隙或放射状纹理。有特殊香气，味微甜。

【质量标准】炮制品：1. 净选后，杂质率不得超过 2%。

2. 切制后，厚度应在 4 mm~6 mm，超出此范围的不得超过 20%。

3. 烘干后，应干湿均匀，水分不得超过 16%。

【性味与归经】甘，平。归脾、肺经。

【功能与主治】健脾益肺，养血生津。用于脾肺气虚、食少倦怠、咳嗽虚喘、气血不足、面色萎黄、心悸气短、津伤口渴、内热消渴。

【注意】不宜与藜芦同用。

【贮藏】置通风干燥处，防蛀

地黄

【来源】本品为玄参科植物地黄的新鲜或干燥块根。秋季采挖，除去芦头、须根及泥沙，鲜用；或将地黄缓缓烘焙至约八成干。前者习称"鲜地黄"，后者习称"生地黄"。

【设备】XY 型中药材淘药机、QJY-300 型直切式切药机、CT-G 型热风循环烘箱。

【炮制方法】1. 净选：除去杂质。

2. 闷润：解开麻袋口，每小时冲一次水，闷润 4 小时。

3. 淘洗：过淘药机将药材淘洗干净。

4. 切制：将淘洗过后的药材用直切式切药机切成 5 mm~10 mm 厚片。

5. 烘干：用 CT-G 型热风循环烘箱 80±5℃温度干燥，烘干过程及时倒炕。

【成品性状】本品呈类圆形或不规则的厚片。外表皮棕黑色或棕灰色，极皱缩，具不规则的横曲纹。切面棕黑色或乌黑色，有光泽，具黏性。气微，味微甜。

【质量标准】炮制品：1. 净选后，杂质率不得超过 2%。

2. 切制后，厚度应在 5 mm~10 mm，超出此范围的不得超过 20%。

3. 烘干后，应干湿均匀，水分不得超过 15%。

【性味与归经】甘，寒。归心、肝、肾经。

【功能与主治】清热凉血，养阴生津。用于热入营血、温毒发斑、吐血衄血、热病伤阴、舌绛烦渴、津伤便秘、阴虚发热、骨蒸劳热、内热消渴。

【贮藏】生地黄置通风干燥处，防霉，防蛀。

生怀地黄炭

【来源】本品为怀地黄的炮制加工品。

【设备】XY 型中药材淘药机、QJY-300 型直切式切药机、CT-G 型热风循环烘箱、CY 型炒药机。

【炮制方法】1.净选：除去杂质。

2.淘洗：过淘药机将药材淘洗干净。

3.切制：将淘洗过后的药材用直切式切药机切成 4 mm~6 mm 厚片。

4.烘干：用 CT-G 型热风循环烘箱 80±5℃温度干燥，烘干过程及时倒炕。

5.炒制：照炒炭法炒至表面黑褐色或焦黑色，内部黄褐色或棕褐色。

【成品性状】形如生地黄，表面焦黑色，质轻松膨胀，外皮焦脆，中心部呈棕黑色并有蜂窝状裂隙，有焦苦味。

【质量标准】炮制品：1.净选后，杂质率不得超过 2%。

2.切制后，厚度应在 4 mm~6 mm，超出此范围的不得超过 20%。

3.烘干后，应干湿均匀，水分不得超过 14%。

【性味与归经】味甘、苦，性寒，归心、肝、肾经。

【功能与主治】滋阴清热，凉血补血。主热病烦渴、内热消渴、骨蒸劳热、温病发斑、血热所致的吐血、崩漏、尿血、便血、血虚萎黄、眩晕心悸、血少经闭。

【贮藏】置干燥处。

熟地黄

【来源】本品为生地黄的炮制加工品。

【设备】XY 型中药材淘药机、QJY-300 型直切式切药机、多功能提取罐、CT-G 型热风循环烘箱。

【炮制方法】1.净选：除去杂质。

2.闷润：解开麻袋口，每小时冲 1 次水，闷润 4 小时。

3.淘洗：过淘药机将药材淘洗干净。

4.切制：将淘洗过后的药材用直切式切药机切成 5 mm~10 mm 厚片。

5.蒸制：将切制后的地黄装入多功能提取罐中清蒸 12 小时至黑润。

6.烘干：用 CT-G 型热风循环烘箱 80±5℃温度干燥，烘干过程及时倒炕。

【成品性状】本品为不规则的块片、碎块，大小、厚薄不一。表面乌黑色，有光泽，黏性大。质柔软而带韧性，不易折断，断面乌黑色，有光泽。气微，味甜。

【质量标准】炮制品：1.净选后，杂质率不得超过 2%。

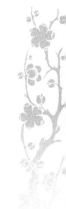

2. 切制后，厚度应在 5 mm～10 mm，超出此范围的不得超过 20%。

3. 蒸制后，应蒸透，表面、断面乌黑色，有光泽，未蒸透者不得超过 2%。

4. 烘干后，应干湿均匀，水分不得超过 15%。

【性味与归经】甘，微温。归肝、肾经。

【功能与主治】补血滋阴，益精填髓。用于血虚萎黄、心悸怔忡、月经不调、崩漏下血、肝肾阴虚、腰膝酸软、骨蒸潮热、盗汗遗精、内热消渴、眩晕、耳鸣、须发早白。

【贮藏】置通风干燥处。

熟怀地黄炭

【来源】本品为熟怀地黄的炮制加工品。

【设备】XY 型中药材淘药机、QJY-300 型直切式切药机、CT-G 型热风循环烘箱、多功能提取罐、CY 型炒药机。

【炮制方法】1. 净选：除去杂质。

2. 淘洗：过淘药机将药材淘洗干净。

3. 蒸制：照蒸法蒸至黑润，取出。

4. 切制：将淘洗过后的药材用直切式切药机切成 5 mm～10 mm 厚片。

5. 烘干：用 CT-G 型热风循环烘箱 80±5℃温度干燥，烘干过程及时倒炕。

6. 炒制：照炒炭法炒至表面黑褐色或焦黑色。

【成品性状】

【质量标准】炮制品：1. 净选后，杂质率不得超过 2%。

2. 切制后，厚度应在 5 mm～10 mm，超出此范围的不得超过 20%。

3. 烘干后，应干湿均匀，水分不得超过 14%。

【性味与归经】甘，温。归肝、肾经。

【功能与主治】补血滋润，益精填髓。用于血虚萎黄、眩晕心悸、月经不调、血崩不止、肝肾阴亏、潮热盗汗、遗精阳痿、不育不孕、月经不调、崩漏下血、腰膝酸软、耳鸣耳聋、头目昏花、须发早白、消渴、便秘、肾虚喘促。

【贮藏】置干燥处。

地榆

【来源】本品为蔷薇科植物地榆的干燥根。后者习称"绵地榆"。春季将发芽时或秋季植株枯萎后采挖，除去须根，洗净，干燥，或趁鲜切片，干燥。

【设备】XY 型中药材淘药机、QJY-300 型直切式切药机、CT-G 型热风循环烘箱。

【炮制方法】1. 净选：除去杂质。

2. 淘洗：过淘药机将药材淘洗干净。

3. 切制：将淘洗过后的药材用直切式切药机切成 4 mm～6 mm 厚片。

4. 烘干：用 CT-G 型热风循环烘箱 80±2℃温度干燥，烘干过程及时倒炕。

【成品性状】本品呈不规则的类圆形片或斜切片。外表皮灰褐色至深褐色。切面较平坦，粉红色、淡黄色或黄棕色，木部略呈放射状排列；或皮部有多数黄棕色绵状纤维。气微，味微苦涩。

【质量标准】炮制品：1. 净选后，杂质率不得超过 2%。

2. 切制后，厚度应在 4 mm～6 mm，超出此范围的不得超过 20%。

3. 烘干后，应干湿均匀，水分不得超过 12%。

【性味与归经】苦、酸、涩，微寒。归肝、大肠经。

【功能与主治】凉血止血，解毒敛疮。用于便血、痔血、血痢、崩漏、水火烫伤、痈肿疮毒。

【贮藏】置通风干燥处，防蛀。

地榆炭

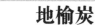

【来源】本品为地榆的炮制加工品。

【设备】XY 型中药材淘药机、QJY-300 型直切式切药机、CT-G 型热风循环烘箱、CY 型炒药机。

【炮制方法】1. 净选：除去杂质。

2. 淘洗：过淘药机将药材淘洗干净。

3. 切制：将淘洗过后的药材用直切式切药机切成 4 mm～6 mm 厚片。

4. 烘干：用 CT-G 型热风循环烘箱 80±2℃温度干燥，烘干过程及时倒炕。

5. 炒制：将地榆饮片约 30 kg，置于 CY 型炒药机控制温度 270℃、频率 10Hz，照炒炭法炒 15～25 分钟至表面焦黑色、内部棕褐色时取出。

【成品性状】本品形如地榆片，表面焦黑色，内部棕褐色。具焦香气，味微苦涩。

【质量标准】炮制品：1. 净选后，杂质率不得超过 2%。

2. 切制后，厚度应在 4 mm～6 mm，超出此范围的不得超过 20%。

3. 烘干后，应干湿均匀，水分不得超过 12%。

4. 炒炭后，表面焦黑色，内部棕褐色。具焦香气。

【性味与归经】苦、酸、涩，微寒。归肝、大肠经。

【功能与主治】凉血止血，解毒敛疮。用于便血、痔血、血痢、崩漏、水火烫伤、痈肿疮毒。

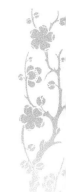

【贮藏】置通风干燥处，防蛀。

独活

【来源】本品为伞形科植物重齿毛当归的干燥根。春初苗刚发芽或秋末茎叶枯萎时采挖，除去须根和泥沙，烘至半干，堆置 2~3 天，发软后再烘至全干。

【设备】XY 型中药材淘药机、QJY-300 型直切式切药机、CT-G 型热风循环烘箱。

【炮制方法】1. 净选：除去杂质。

2. 淘洗：过淘药机将药材淘洗干净。

3. 切制：将淘洗过后的药材用直切式切药机切成 4 mm~6 mm 厚片。

4. 烘干：用 CT-G 型热风循环烘箱 60±5℃温度干燥，烘干过程及时倒炕。

【成品性状】本品呈类圆形厚片。外表皮灰褐色或棕褐色，具皱纹。切面皮部灰白色至灰褐色，有多数散在棕色油点。有特异香气。味苦、辛、微麻舌。

【质量标准】炮制品：1. 净选后，杂质率不得超过 2%。

2. 切制后，厚度应在 4 mm~6 mm，超出此范围的不得超过 20%。

3. 烘干后，应干湿均匀，水分不得超过 10%。

【性味与归经】辛、苦，微温。归肾、膀胱经。

【功能与主治】祛风除湿，通痹止痛。用于风寒湿痹、腰膝疼痛、少阴伏风头痛、风寒挟湿头痛。

【贮藏】置干燥处，防霉，防蛀。

莪术

【来源】本品为姜科植物蓬莪术的干燥根茎，习称"温莪术"。冬季茎叶枯萎后采挖，洗净，蒸或煮至透心，晒干或低温干燥后除去须根和杂质。

【设备】JD 型切粒机。

【炮制方法】1. 净选：除去杂质。

2. 破碎：用切粒机进行破碎。

【成品性状】本品呈不规则粗颗粒状。外表皮灰黄色或灰棕色，有时可见环节或须根痕。切面黄绿色、黄棕色或棕褐色，内皮层环纹明显，散在"筋脉"小点。气微香，味微苦而辛。

【质量标准】炮制品：净选后，杂质率不得超过 2%。

【性味与归经】辛、苦，温。归肝、脾经。

【功能与主治】行气破血，消积止痛。用于癥瘕痞块、瘀血经闭、胸痹心痛、食积胀痛。

【贮藏】置干燥处，防蛀。

醋莪术

【来源】本品为莪术的炮制加工品。

【设备】多功能提取罐、XY 型中药材淘药机、ZQY 转盘式切药机、CT-G 型热风循环烘箱。

【炮制方法】1. 净选：除去杂质。

2. 淘洗：过淘药机将药材淘洗干净。

3. 醋炙：将淘洗过后的药材置于多功能提取罐中，加规定量米醋照醋煮法煮 4 小时至透心。

每 100 kg 药材用醋 20 kg。

4. 切制：将淘洗过后的药材用旋料式切片机切成 4 mm~6 mm 厚片。

5. 烘干：用 CT-G 型热风循环烘箱 60 ± 5℃温度干燥，烘干过程及时倒炕。

【成品性状】本品形如莪术片，色泽加深，角质样，微有醋香气。

【质量标准】炮制品：1. 净选后，杂质率不得超过 2%。

2. 切制后，厚度应在 4 mm~6 mm，超出此范围的不得超过 20%。

3. 烘干后，应干湿均匀，水分不得超过 14%。

【性味与归经】辛、苦，温。归肝、脾经。

【功能与主治】行气破血，消积止痛。用于癥瘕痞块、瘀血经闭、胸痹心痛、食积胀痛。

【贮藏】置干燥处，防蛀。

防风

【来源】本品为伞形科植物防风的干燥根。春、秋二季采挖未抽花茎植株的根，除去须根和泥沙，晒干。

【设备】XY 型中药材淘药机、QJY-300 型直切式切药机、CT-G 型热风循环烘箱。

【炮制方法】1. 净选：除去杂质。

2. 淘洗：过淘药机将药材淘洗干净。

3. 切制：将淘洗过后的药材用直切式切药机切成 4 mm~6 mm 厚片。

4. 烘干：用 CT-G 型热风循环烘箱 60 ± 5℃温度干燥，烘干过程及时倒炕。

【成品性状】本品为圆形或椭圆形的厚片。外表皮灰棕色或棕褐色，有纵皱纹、有的可见横长皮孔样突起、密集的环纹或残存的毛状叶基。切面皮部棕黄色至棕色，有裂隙，木部黄色，具放射状纹理。气特异，味微甘。

【质量标准】炮制品：1.净选后，杂质率不得超过 2%。

2.切制后，长度应在 4 mm～6 mm，超出此范围的不得超过 20%。

3.烘干后，应干湿均匀，水分不得超过 10%。

【性味与归经】辛、甘，微温。归膀胱、肝、脾经。

【功能与主治】祛风解表，胜湿止痛，止痉。用于感冒头痛、风湿痹痛、风疹瘙痒、破伤风。

【贮藏】置阴凉干燥处，防蛀。

防己

【来源】本品为防己科植物粉防己的干燥根。秋季采挖，洗净，除去粗皮，晒至半干，切段，个大者再纵切，干燥。

【设备】XY 型中药材淘药机、CS- 型切粒机、CT-G 型热风循环烘箱。

【炮制方法】1.净选：除去杂质。

2.淘洗：过 XY 型中药材淘药机将药材淘洗干净。

3.切粒：将淘洗过后的药材用 CS- 型切粒机切粗颗粒。

4.烘干：用 CT-G 型热风循环烘箱 80±2℃干燥，烘干过程及时倒炕。

【成品性状】本品呈不规则的粗颗粒，外表皮淡灰黄色。切面灰白色，粉性，有稀疏的放射状纹理。气微，味苦。

【质量标准】1.净选后，杂质率不得超过 2%。

2.切粒后，颗粒大小均一，粗颗粒的形成率不得低于 80%。

3.烘干后，应干湿均匀，水分不得超过 12%。

【性味与归经】苦，寒。归膀胱、肺经。

【功能与主治】祛风止痛，利水消肿。用于风湿痹痛、水肿脚气、小便不利、湿疹疮毒。

【贮藏】置干燥处，防霉，防蛀。

粉葛

【来源】本品为豆科植物甘葛藤的干燥根。秋、冬二季采挖，除去外皮，稍干，截段或再纵切两半或斜切成厚片，干燥。

【设备】XY 型中药材淘药机、CS- 型切粒机、CT-G 型热风循环烘箱。

【炮制方法】1.净选：除去杂质。

2.淘洗：过 XY 型中药材淘药机将药材淘洗干净。

3.切粒：将淘洗过后的药材用 CS- 型切粒机切粗颗粒。

中药材炮制生产技术教程

4. 烘干：用 CT-G 型热风循环烘箱 80±5℃干燥，烘干过程及时倒炕。

【成品性状】本品呈不规则颗粒，外表面黄白色或淡棕色。切面黄白色，横切面有时可见由纤维形成的浅棕色同心性环纹，纵切面可见由纤维形成的数条纵纹。体重，质硬，富粉性。气微，味微甜。

【质量标准】1.净选后，杂质率不得超过2%。

2.切粒后，颗粒大小均一，粗颗粒的形成率不得低于80%。

3.烘干后，应干湿均匀，水分不得超过12%。

【性味与归经】甘、辛，凉。归脾、胃经。

【功能与主治】解肌退热，生津止渴，透疹，升阳止泻，通经活络，解酒毒。用于外感发热头痛、项背强痛、口渴、消渴、麻疹不透、热痢、泄泻、眩晕头痛、中风偏瘫、胸痹心痛、酒毒伤中。

【贮藏】置通风干燥处，防蛀。

粉萆薢

【来源】本品为薯蓣科植物粉背薯蓣的干燥根茎。秋、冬二季采挖，除去须根，洗净，切片，晒干。

【炮制方法】净选：除去杂质。

【成品性状】本品为不规则的薄片或块。外皮棕黑色或灰棕色，不整齐；或外皮已脱落。切面黄白或淡灰棕色，平坦细腻，具粉性，散有不规则黄色筋脉小点（维管束）。质松，略有弹性。气微，味辛、微苦。

【质量标准】炮制品：净选后，杂质率不得超过2%。

【性味与归经】苦，平。归肾、胃经。

【功能与主治】利湿去浊，祛风除痹。用于膏淋、白浊、白带过多、风湿痹痛、关节不利、腰膝疼痛。

【贮藏】置通风干燥处。

附片

【来源】本品为毛茛科植物乌头的子根加工品。6月下旬至8月上旬采挖，除去母根、须根及泥沙，习称"泥附子"，加工成下列规格。取泥附子，按大小分别洗净，浸入胆巴的水溶液中数日，连同浸液煮至透心，捞出，水漂，纵切成厚约0.5 cm的片，再用水浸漂，用调色液使附片染成浓茶色，取出，蒸至出现油面、光泽后，烘至半干，再晒干或继续烘干，习称"黑顺片"。

【炮制方法】净选：除去杂质。

【成品性状】本品为纵切片,上宽下窄,长 1.7 cm~5 cm,宽 0.9 cm~3 cm,厚 0.2 cm~0.5 cm。外皮黑褐色,切面暗黄色,油润具光泽,半透明状,并有纵向导管束。质硬而脆,断面角质样。气微,味淡。

【质量标准】炮制品:净选后,杂质率不得超过 2%。

【性味与归经】辛、甘,大热;有毒。归心、肾、脾经。

【功能与主治】回阳救逆,补火助阳,散寒止痛。用于亡阳虚脱、肢冷脉微、心阳不足、胸痹心痛、虚寒吐泻、脘腹冷痛、肾阳虚衰、阳痿宫冷、阴寒水肿、阳虚外感、寒湿痹痛。

【注意】孕妇慎用,不宜与半夏、瓜蒌、瓜蒌子、瓜蒌皮、天花粉、川贝母、浙贝母、平贝母、伊贝母、湖北贝母、白蔹、白及同用。

【贮藏】置干燥处,防潮。

炮附片

【来源】本品为附子的炮制加工品。

【设备】CY 型炒药机。

【炮制方法】1. 净选:除去杂质。

2. 砂烫:取附片 45 kg 左右,照烫法用砂烫 20 分钟至鼓起并微变色,取出,筛去河砂,放凉。

【成品性状】本品形如附片,表面鼓起黄棕色,质松脆。气微,味淡。

【质量标准】炮制品:1. 净选后,杂质率不得超过 2%。

2. 砂烫后,表面鼓起,黄棕色,质酥脆。

【性味与归经】回阳救逆,补火助阳,散寒止痛。用于亡阳虚脱,肢冷脉微,心阳不足,胸痹心痛,虚寒吐泻,脘腹冷痛,肾阳虚衰,阳痿宫冷,阴寒水肿,阳虚外感,寒湿痹痛。

【注意】孕妇慎用,不宜与半夏、瓜蒌、瓜蒌子、瓜蒌皮、天花粉、川贝母、浙贝母、平贝母、伊贝母、湖北贝母、白蔹、白及同用。

【贮藏】置干燥处,防潮。

甘草

【来源】本品为豆科植物甘草的干燥根和根茎。春、秋二季采挖,除去须根,晒干。

【设备】QJY-300 型直切式切药机、CT-G 型热风循环烘箱。

【炮制方法】1. 净选:除去杂质。

2. 冲洗:将药材冲洗干净。

3. 切制：将冲洗过后的药材用直切式切药机切成 4 mm～6 mm 厚片。

4. 烘干：用 CT-G 型热风循环烘箱 80±2℃温度干燥，烘干过程及时倒炕。

【成品性状】本品呈类圆形或椭圆形的厚片。外表皮红棕色或灰棕色，具纵皱纹。切面略显纤维性，中心黄白色，有明显放射状纹理及形成层环。质坚实，具粉性。气微，味甜而特殊。

【质量标准】炮制品：1. 净选后，杂质率不得超过 2%。

2. 切制后，厚度应在 4 mm～6 mm，超出此范围的不得超过 20%。

3. 烘干后，应干湿均匀，水分不得超过 12%。

【性味与归经】甘，平。归心、肺、脾、胃经。

【功能与主治】补脾益气，清热解毒，祛痰止咳，缓急止痛，调和诸药。用于脾胃虚弱、倦怠乏力、心悸气短、咳嗽痰多、脘腹、四肢挛急疼痛、痈肿疮毒、缓解药物毒性、烈性。

【贮藏】置通风干燥处，防蛀。

炙甘草

【来源】本品为甘草的炮制加工品。

【设备】QJY-300 型直切式切药机、CT-G 型热风循环烘箱、CY 型炒药机。

【炮制方法】1. 净选：除去杂质。

2. 冲洗：将药材冲洗干净。

3. 切制：将冲洗过后的药材用直切式切药机切成 4 mm～6 mm 厚片。

4. 烘干：用 CT-G 型热风循环烘箱 80±2℃温度干燥，烘干过程及时倒炕。

5. 炒制：取烘干后的净甘草饮片 47 kg 左右，控制 CY 型炒药机温度 270℃、频率 20Hz，炒 13～15 分钟，至不粘手。

【成品性状】本品呈类圆形或椭圆形切片。外表皮红棕色或灰棕色，微有光泽。切面黄色至深黄色，形成层环明显，射线放射状。略有黏性。具焦香气，味甜。

【质量标准】炮制品：1. 净选后，杂质率不得超过 2%。

2. 切制后，厚度应在 4 mm～6 mm，超出此范围的不得超过 20%。

3. 烘干后，应干湿均匀，水分不得超过 10%。

4. 蜜炙后，色棕黄，微显光泽，应无焦煳片。

【性味与归经】甘，平。归心、肺、脾、胃经。

【功能与主治】补脾益气，清热解毒，祛痰止咳，缓急止痛，调和诸药。用于脾胃虚弱、倦怠乏力、心悸气短、咳嗽痰多、脘腹、四肢挛急疼痛、痈肿疮毒、缓解药物毒性、烈性。

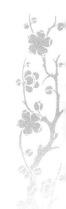

【贮藏】置通风干燥处，防蛀。

甘松

【来源】本品为败酱科植物甘松的干燥根及根茎。春、秋二季采挖，除去泥沙和杂质，晒干或阴干。

【设备】XY型中药材淘药机、QJY-300型直切式切药机、CT-G型热风循环烘箱。

【炮制方法】1.净选：除去杂质。

2.淘洗：过淘药机将药材淘洗干净。

3.切制：将淘洗过后的药材用直切式切药机切10 mm~15 mm段。

4.烘干：用CT-G型热风循环烘箱60±5℃温度干燥，烘干过程及时倒炕。

【成品性状】本品呈不规则的长段。根呈圆柱形，表面棕褐色。质松脆。切面皮部深棕色，常呈裂片状，木部黄白色。气特异，味苦而辛。

【质量标准】炮制品：1.净选后，杂质率不得超过2%。

2.切制后，长度应在10 mm~15 mm，超出此范围的不得超过20%。

3.烘干后，应干湿均匀，水分不得超过10%。

【性味与归经】辛、甘，温。归脾、胃经。

【功能与主治】理气止痛，开郁醒脾，外用祛湿消肿。用于脘腹胀满、食欲缺乏、呕吐，外用治牙痛、脚气肿毒。

【贮藏】置阴凉干燥处，防潮，防蛀。

藁本

【来源】本品为伞形科植物藁本或辽藁本的干燥根茎和根。秋季茎叶枯萎或春季出苗时采挖，除去泥沙，晒干或烘干。

【设备】XY型中药材淘药机、QJY-300型直切式切药机、CT-G型热风循环烘箱。

【炮制方法】1.净选：除去杂质。

2.淘洗：过淘药机将药材淘洗干净。

3.切制：将淘洗过后的药材用直切式切药机切成4 mm~6 mm厚片。

4.烘干：用CT-G型热风循环烘箱60±5℃温度干燥，烘干过程及时倒炕。

【成品性状】本品呈不规则的厚片。外表皮棕褐色至黑褐色，粗糙。切面黄白色至浅黄褐色，具裂隙或孔洞，纤维性。气浓香，味辛、苦、微麻。

【质量标准】炮制品：1.净选后，杂质率不得超过2%。

2.切制后，厚度应在4 mm~6 mm，超出此范围的不得超过20%。

3.烘干后，应干湿均匀，水分不得超过10%。

中药材炮制生产技术教程

【性味与归经】辛，温。归膀胱经。

【功能与主治】祛风、散寒，除湿，止痛。用于风寒感冒、巅顶疼痛、风湿痹痛。

【贮藏】置阴凉干燥处，防潮，防蛀。

高良姜

【来源】本品为姜科植物高良姜的干燥根茎。夏末秋初采挖，除去须根和残留的鳞片，洗净，切段，晒干。

【设备】XY 型中药材淘药机、QJY-300 型直切式切药机、CT-G 型热风循环烘箱。

【炮制方法】1. 净选：除去杂质。

2. 淘洗：过淘药机将药材淘洗干净。

3. 切制：将淘洗过后的药材用直切式切药机切成 5 mm～10 mm 厚片。

4. 烘干：用 CT-G 型热风循环烘箱 60±5℃温度干燥，烘干过程及时倒炕。

【成品性状】本品呈类圆形或不规则形的厚片。外表皮棕红色至暗棕色，有的可见环节和须根痕。切面灰棕色至红棕色，外周色较淡，具多数散在的筋脉小点，中心圆形，约占 1/3。气香，味辛辣。

【质量标准】炮制品：1. 净选后，杂质率不得超过 2%。

2. 切制后，长度应在 5 mm～10 mm，超出此范围的不得超过 20%。

3. 烘干后，应干湿均匀，水分不得超过 13%。

【性味与归经】辛，热。归脾、胃经。

【功能与主治】温胃止呕，散寒止痛。用于脘腹冷痛、胃寒呕吐、嗳气吞酸。

【贮藏】置阴凉干燥处。

葛根

【来源】本品为豆科植物野葛的干燥根，习称野葛。秋、冬二季采挖，趁鲜切成厚片或小块；干燥。

【设备】不锈钢润药机、QJY-300 型直切式切药机、CT-G 型热风循环烘箱。

【炮制方法】1. 净选：除去杂质。

2. 润制：将药材放在不锈钢润药机内冲洗干净后，控制真空度 0.06MPa 保持10 分钟后加水浸泡半小时，浸泡结束后放水。

3. 切制：将润后的药材用直切式切药机切成 4 mm～6 mm 厚片。

4. 烘干：用 CT-G 型热风循环烘箱 80±2℃温度干燥，烘干过程及时倒炕。

【成品性状】本品呈不规则的厚片。切面浅黄棕色至棕黄色。质韧，纤维性强。气微，味微甜。

【质量标准】炮制品：1.净选后，杂质率不得超过2%。

2.润制后，药材应内无干心。

3.切制后，应为4 mm~6 mm厚片，超出此范围的不得超过20%。

4.烘干后，应干湿均匀，水分不得超过13%。

【性味与归经】甘、辛，凉。归脾、胃、肺经。

【功能与主治】解肌退热，生津止渴，透疹，升阳止泻，通经活络，解酒毒。用于外感发热头痛、项背强痛、口渴、消渴、麻疹不透、热痢、泄泻、眩晕头痛、中风偏瘫、胸痹心痛、酒毒伤中。

【贮藏】置通风干燥处，防蛀。

狗脊

【来源】本品为蚌壳蕨科植物金毛狗脊的干燥根茎。秋、冬二季采挖，除去泥沙，干燥；或去硬根、叶柄及金黄色绒毛，切厚片，干燥，为"生狗脊片"；蒸后晒至六七成干，切厚片，干燥，为"熟狗脊片"。

【炮制方法】净选：除去杂质。

【成品性状】本品呈不规则的长块状，长10 cm~30 cm，直径2 cm~10 cm。表面深棕色，残留金黄色绒毛；质坚硬，不易折断。无臭，味淡、微涩。

【质量标准】炮制品：净选后，杂质率不得超过2%。

【性味与归经】苦、甘，温。归肝、肾经。

【功能与主治】祛风湿，补肝肾，强腰膝。用于风湿痹痛、腰膝酸软、下肢无力。

【贮藏】置通风干燥处，防潮。

烫狗脊

【来源】本品为狗脊的炮制加工品。

【设备】CY型炒药机。

【炮制方法】1.净选：除去杂质。

2.砂烫：取适量河砂置CY型炒药机内，设置温度270℃、频率10Hz加热至滑利状态，加入狗脊片约25 kg，照烫法用砂烫20~25分钟至鼓起，取出，筛去河砂，放凉后用刷子除去残存绒毛。

【成品性状】本品形如狗脊片，表面略鼓起。棕褐色。气微，味淡、微涩。

【质量标准】炮制品：1.净选后，杂质率不得超过2%。

2.炮制后，应鼓起，表面棕褐色。

【性味与归经】苦、甘，温。归肝、肾经。

【功能与主治】祛风湿，补肝肾，强腰膝。用于风湿痹痛、腰膝酸软、下肢无力。

【贮藏】置通风干燥处，防潮。

骨碎补

【来源】本品为水龙骨科植物槲蕨的干燥根茎。全年均可采挖，除去泥沙，干燥或再燎去茸毛（鳞片）。

【设备】XY 型中药材淘药机、JD 型切粒机、CT-G 型热风循环烘箱。

【炮制方法】1.净选：除去杂质。

2.淘洗：过淘药机将药材淘洗干净。

3.切粒：将淘洗过后的药材用切粒机破碎成粗颗粒。

4.烘干：用 CT-G 型热风循环烘箱 80±5℃干燥，烘干过程及时倒炕。

【成品性状】本品呈不规则的粗颗粒。表面深棕色至棕褐色，常残留细小棕色的鳞片，有的可见圆形的叶痕。切面红棕色，黄色的维管束点状排列成环。气微，味淡、微涩。

【质量标准】1.净选后，杂质率不得超过 2%。

2.切粒后，颗粒大小均一，粗颗粒的形成率不得低于 80%。

3.烘干后，应干湿均匀，水分不得超过 14%。

【性味与归经】苦，温。归肝、肾经。

【功能与主治】疗伤止痛，补肾强骨，外用消风祛斑。用于跌扑闪挫、筋骨折伤、肾虚腰痛、筋骨痿软、耳鸣耳聋、牙齿松动。外治斑秃、白癜风。

【贮藏】置干燥处。

烫骨碎补

【来源】本品为骨碎补的炮制加工品。

【设备】CY 型炒药机、不锈钢滚筒撞药机、CS- 型切粒机。

【炮制方法】1.净选：除去杂质。

2.砂烫：取适量河砂置 CY 型炒药机内，设置温度 270℃、频率 10Hz 加热至滑利状态，加入骨碎补约 25 kg，照烫法用砂烫 20~25 分钟至鼓起，取出，筛去河砂，放入不锈钢滚筒中撞去毛，放凉。

3.切粒：将烫后放凉的药材用 CS- 型切粒机切粗颗粒。

【成品性状】本品呈不规则的粗颗粒。表面黄棕色至深棕色。体膨大鼓起，质轻、酥松。

【质量标准】1.净选后，杂质率不得超过 2%。

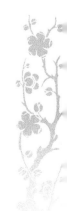

2.炮制后，应鼓起，黄棕色至深棕色，酥松。

3.切粒后，颗粒大小均一，粗颗粒的形成率不得低于80%。

【性味与归经】苦，温。归肝、肾经。

【功能与主治】疗伤止痛、补肾强骨；外用消风祛斑。用于跌扑闪挫、筋骨折伤、肾虚腰痛、筋骨痿软、耳鸣耳聋、牙齿松动；外治斑秃、白癜风。

【贮藏】置干燥处。

黄精

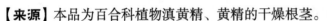

【来源】本品为百合科植物滇黄精、黄精的干燥根茎。

【设备】XY型中药材淘药机、JD型切粒机、CT-G型热风循环烘箱。

【炮制方法】1.净选：除去杂质。

2.淘洗：过淘药机将药材淘洗干净。

3.切制：将淘洗过后的药材用切粒机进行破碎。

4.烘干：用CT-G型热风循环烘箱80±2℃温度干燥，烘干过程及时倒炕。

【成品性状】本品呈不规则的厚片，外表皮淡黄色至黄棕色。切面略呈角质样，淡黄色至黄棕色，可见多数淡黄色筋脉小点。质稍硬而韧。气微，味甜，嚼之有黏性。

【质量标准】炮制品：1.净选后，杂质率不得超过2%。

2.切制后，应大小均匀。

3.烘干后，应干湿均匀，水分不得超过15%。

【性味与归经】甘，平。归脾、肺、肾经。

【功能与主治】补气养阴、健脾，润肺，益肾。用于脾胃气虚、体倦乏力、胃阴不足、口干食少、肺虚燥咳、劳嗽咳血、精血不足、腰膝酸软、须发早白、内热消渴。

【贮藏】置通风干燥处，防霉，防蛀。

酒黄精

【来源】本品为黄精的炮制加工品。

【设备】XY型中药材淘药机、QJY-300型直切式切药机、多功能提取罐、CT-G型热风循环烘箱。

【炮制方法】1.净选：除去杂质。

2.淘洗：过淘药机将药材淘洗干净。

3.闷润：取净黄精加20%黄酒，闷润4小时至药透水尽。每100 kg药材用黄酒 20 kg。

4. 蒸制：将闷润后的黄精装入多功能提取罐中清蒸 6 小时后焖 4 小时出锅。

5. 切制：将淘洗过后的药材用直切式切药机切成 5 mm～10 mm 厚片。

6. 烘干：用 CT-G 型热风循环烘箱 70±5℃温度干燥，烘干过程及时倒炕。

【成品性状】本品呈不规则的厚片。表面棕褐色至黑色，有光泽，中心棕色至浅褐色，可见筋脉小点。质较柔软。味甜，微有酒香气。

【质量标准】炮制品：1. 净选后，杂质率不得超过 2%。

2. 切制后，厚度应在 5 mm～10 mm，超出此范围的不得超过 20%。

3. 蒸制后，应蒸透，表面棕褐色、断面浅褐色，有光泽，未蒸透者不得超过 2%。

4. 烘干后，应干湿均匀，水分不得超过 15%。

【性味与归经】甘，平。归脾、肺、肾经。

【功能与主治】补气养阴、健脾，润肺，益肾。用于脾胃气虚、体倦乏力、胃阴不足、口干食少、肺虚燥咳、劳嗽咳血、精血不足、腰膝酸软、须发早白、内热消渴。

【贮藏】置通风干燥处，防霉，防蛀。

黄连

【来源】本品为毛茛科植物黄连、三角叶黄连或云连的干燥根茎。秋季采挖，除去须根和泥沙，干燥，撞去残留须根。

【设备】XY 型中药材淘药机、QJY-300 型直切式切药机、CT-G 型热风循环烘箱。

【炮制方法】1. 净选：除去杂质。

2. 淘洗：过淘药机将药材淘洗干净。

3. 切制：将淘洗过后的药材用直切式切药机切成 4 mm～6 mm 厚片。

4. 烘干：用 CT-G 型热风循环烘箱 80±2℃温度干燥，烘干过程及时倒炕。

【成品性状】本品呈不规则的厚片，外表皮灰黄色或黄褐色，粗糙，有细小的须根。切面或碎断面鲜黄色或红黄色，具放射状纹理，气微，味极苦。

【质量标准】炮制品：1. 净选后，杂质率不得超过 2%。

2. 切制后，厚度应在 4 mm～6 mm，超出此范围的不得超过 20%。

3. 烘干后，应干湿均匀，水分不得超过 12%。

【性味与归经】苦，寒。归心、脾、胃、肝、胆、大肠经。

【功能与主治】清热燥湿，泻火解毒。用于湿热痞满、呕吐吞酸、泻痢、黄疸、高热神昏、心火亢盛、心烦不寐、心悸不宁、血热吐衄、目赤、牙痛、消渴、痈肿疔疮。外治湿疹、湿疮、耳道流脓。

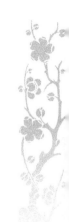

【贮藏】置通风干燥处。

酒黄连

【来源】本品为黄连的炮制加工品。

【设备】XY 型中药材淘药机、QJY-300 型直切式切药机、CT-G 型热风循环烘箱、CY 型炒药机。

【炮制方法】1. 净选：除去杂质。

2. 淘洗：过淘药机将药材淘洗干净。

3. 切制：将淘洗过后的药材用直切式切药机切成 4 mm～6 mm 厚片。

4. 酒炙：取净黄连用黄酒拌匀，闷润，用 CY 型炒药机照酒炙法炒 15～20 分钟至干，略带焦斑，微有酒香气时取出。

每 100 kg 药材用黄酒 12.5 kg。

【成品性状】本品形如黄连片，色泽加深。略有酒香气。

【质量标准】炮制品：1. 净选后，杂质率不得超过 2%。

2. 切制后，长度应在 4 mm～6 mm，超出此范围的不得超过 20%。

3. 烘干后，应干湿均匀，水分不得超过 12%。

4. 酒炙后，颜色加深，略带焦斑，微有酒香气。

【性味与归经】苦，寒。归心、脾、胃、肝、胆、大肠经。

【功能与主治】清热燥湿，泻火解毒。用于湿热痞满、呕吐吞酸、泻痢、黄疸、高热神昏、心火亢盛、心烦不寐、心悸不宁、血热吐衄、目赤、牙痛、消渴、痈肿疔疮。外治湿疹、湿疮、耳道流脓。酒黄连善清上焦火热。用于目赤、口疮。

【贮藏】置通风干燥处。

黄芪

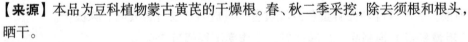

【来源】本品为豆科植物蒙古黄芪的干燥根。春、秋二季采挖，除去须根和根头，晒干。

【设备】XY 型中药材淘药机、QJY-300 型直切式切药机、CT-G 型热风循环烘箱。

【炮制方法】1. 净选：除去杂质。

2. 淘洗：过淘药机将药材淘洗干净。

3. 切制：将淘洗过后的药材用直切式切药机切成 3 mm～5 mm 厚片。

4. 烘干：用 CT-G 型热风循环烘箱 80±2℃温度干燥，烘干过程及时倒炕。

【成品性状】本品呈类圆形或椭圆形的厚片，外表皮黄白色至淡棕褐色，可见纵皱纹或纵沟。切面皮部黄白色，木部淡黄色，有放射状纹理及裂隙，有的中

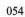

心偶有枯朽状，黑褐色或呈空洞。气微，味微甜，嚼之有豆腥味。

【质量标准】炮制品：1.净选后，杂质率不得超过 2%。

2.切制后，长度应在 3 mm～5 mm，超出此范围的不得超过 10%。

3.烘干后，应干湿均匀，水分不得超过 10%。

【性味与归经】甘，微温。归肺、脾经。

【功能与主治】补气升阳，固表止汗，利水消肿，生津养血，行滞通痹，托毒排脓，敛疮生肌。用于气虚乏力、食少便溏、中气下陷、久泻脱肛、便血崩漏、表虚自汗、气虚水肿、内热消渴、血虚萎黄、半身不遂、痹痛麻木、痈疽难溃、久溃不敛。

【贮藏】置通风干燥处，防潮，防蛀。

炙黄芪

【来源】本品为黄芪的炮制加工品。

【设备】XY 型中药材淘药机、QJY-300 型直切式切药机、CT-G 型热风循环烘箱、CY 型炒药机。

【炮制方法】1.净选：除去杂质。

2.淘洗：过淘药机将药材淘洗干净。

3.切制：将淘洗过后的药材用直切式切药机切成 4 mm～6 mm 厚片。

4.烘干：用 CT-G 型热风循环烘箱 80±2℃温度干燥，烘干过程及时倒炕。

5.蜜炙：将黄芪片用炼蜜拌匀，闷润，控制 CY 型炒药机温度 270℃、频率 20Hz，照蜜炙法炒 10～25 分钟，炒至不粘手。

每 100 kg 药材用蜂蜜 25 kg。

【成品性状】本品呈圆形或椭圆形的厚片。外表皮淡棕黄色或淡棕褐色，略有光泽，可见纵皱纹或纵沟。切面皮部黄白色，木部淡黄色，有放射状纹理和裂隙，有的中心偶有枯朽状，黑褐色或呈空洞。具蜜香气，味甜，略带黏性，嚼之微有豆腥味。

【质量标准】炮制品：1.净选后，杂质率不得超过 2%。

2.切制后，厚度应在 4 mm～6 mm，超出此范围的不得超过 20%。

3.烘干后，应干湿均匀，水分不得超过 14%。

【性味与归经】甘，温。归肺、脾经。

【功能与主治】益气补中。用于气虚乏力、食少便溏。

【贮藏】置通风干燥处，防潮，防蛀。

黄芩

【来源】本品为唇形科植物黄芩的干燥根。春、秋二季采挖，除去须根和泥沙，晒后撞去粗皮，晒干。

【设备】多功能提取罐、QJY-300型直切式切药机、CT-G型热风循环烘箱。

【炮制方法】1.净选：除去杂质。

2.蒸制：将药材装入多功能提取罐中蒸半个小时。

3.切制：将蒸后的药材用直切式切药机切成4 mm~6 mm厚片。

4.烘干：用CT-G型热风循环烘箱80±2℃温度干燥，烘干过程及时倒炕。

【成品性状】本品为类圆形或不规则形片状。外表皮黄棕色或棕褐色。切面黄棕色或黄绿色，具放射状纹理。

【质量标准】炮制品：1.净选后，杂质率不得超过2%。

2.切制后，厚度应在4 mm~6 mm，超出此范围的不得超过20%。

3.烘干后，应干湿均匀，水分不得超过12%。

【性味与归经】苦，寒。归肺、胆、脾、大肠、小肠经。

【功能与主治】清热燥湿，泻火解毒，止血，安胎。用于湿温、暑湿、胸闷呕恶、湿热痞满、泻痢、黄疸、肺热咳嗽、高热烦渴、血热吐衄、痈肿疮毒、胎动不安。

【贮藏】置通风干燥处，防潮。

酒黄芩

【来源】本品为黄芩的炮制加工品。

【设备】XY型中药材淘药机、QJY-300型直切式切药机、CT-G型热风循环烘箱、CY型炒药机。

【炮制方法】1.净选：除去杂质。

2.蒸制：将药材装入多功能提取罐中蒸半个小时。

3.切制：将蒸后的药材用直切式切药机切成4 mm~6 mm厚片。

4.烘干：用CT-G型热风循环烘箱80±5℃温度干燥，烘干过程及时倒炕。

5.酒炙：将黄芩片用黄酒拌匀，闷润，用CY型炒药机照酒炙法炒20~30分钟至干，略带焦斑，微有酒香气时取出。

每100 kg药材用黄酒10 kg。

【成品性状】本品形如黄芩片。略带焦斑，微有酒香气。

【质量标准】炮制品：1.净选后，杂质率不得超过2%。

2.切制后，片厚度度应在4 mm~6 mm，超出此范围的不得超过20%。

3. 烘干后，应干湿均匀，水分不得超过 14%。

4. 酒炙后，颜色加深，略带焦斑，微有酒香气。

【性味与归经】苦，寒。归肺、胆、脾、大肠、小肠经。

【功能与主治】清热燥湿、泻火解毒，止血，安胎。用于湿温、暑湿、胸闷呕恶、湿热痞满、泻痢、黄疸、肺热咳嗽、高热烦渴、血热吐衄、痈肿疮毒、胎动不安。

【贮藏】置通风干燥处，防潮。

黄芩炭

【来源】本品为黄芩的炮制加工品。

【设备】多功能提取罐、QJY-300 型直切式切药机、CT-G 型热风循环烘箱、CY 型炒药机。

【炮制方法】1. 净选：除去杂质。

2. 蒸制：将药材装入多功能提取罐中蒸半个小时。

3. 切制：将蒸后的药材用直切式切药机切成 4 mm～6 mm 厚片。

4. 烘干：用 CT-G 型热风循环烘箱 80±5℃温度干燥，烘干过程及时倒炕。

5. 炒炭：将黄芩饮片约 30 kg 投入已加热的 CY 型炒药机内，控制温度 270℃、频率 10Hz，照炒炭法炒 40~50 分钟至外呈黑色，内呈焦褐色时，取出，放凉。

【成品性状】本品形如黄芩片，表面呈黑色，内呈焦褐色。

【质量标准】炮制品：1. 净选后，杂质率不得超过 2%。

2. 切制后，厚度应在 4 mm～6 mm，超出此范围的不得超过 20%。

3. 烘干后，应干湿均匀，水分不得超过 12%。

4. 炒炭后，应存性，形如黄芩片，表面呈焦黑色，内呈焦褐色。

【性味与归经】苦，寒。归肺、胆、脾、大肠、小肠经。

【功能与主治】清热燥湿，泻火解毒，止血，安胎。用于湿温、暑湿、胸闷呕恶、湿热痞满、泻痢、黄疸、肺热咳嗽、高热烦渴、血热吐衄、痈肿疮毒、胎动不安。黄芩炭能增强止血作用。多用于止血。

【贮藏】置通风干燥处，防潮。

制何首乌

【来源】本品为何首乌的炮制加工品。

【设备】XY 型中药材淘药机、多功能提取罐、CT-G 型热风循环烘箱、JD 型切粒机。

【炮制方法】1. 净选：除去杂质。

2. 淘洗：过淘药机将药材淘洗干净。

3. 蒸煮：将药材装入多功能提取罐内，清蒸 12 小时，闷润 12 小时。

4. 烘干：用 CT-G 型热风循环烘箱 80±2℃温度干燥，烘干过程及时倒炕。

5. 破碎：将制何首乌饮片用切粒机进行破碎。

【成品性状】本品呈不规则皱缩状的颗粒。表面黑褐色或棕褐色，凹凸不平。质坚硬，断面角质样，棕褐色或黑色。气微，味微甘而苦涩。

【质量标准】炮制品：1. 净选后，杂质率不得超过 2%。

2. 蒸制后，表面黑褐色或棕褐色，断面角质样，棕褐色或黑色。

3. 破碎后，应大小均匀。

【性味与归经】苦、甘、涩，微温。归肝、心、肾经。

【功能与主治】补肝肾，益精血，乌须发，强筋骨，化浊降脂。用于血虚萎黄、眩晕耳鸣、须发早白、腰膝酸软、肢体麻木、崩漏带下、高脂血症。

【贮藏】置干燥处，防蛀。

红景天

【来源】本品为景天科植物大花红景天的干燥根和根茎。秋季花茎凋枯后采挖，除去粗皮，洗净，晒干。

【设备】XY 型中药材淘药机、QJY 型直切式切药机、CT-G 型热风循环烘箱。

【炮制方法】1. 净选：除去须根、杂质。

2. 淘洗：过淘药机将药材淘洗干净。

3. 切制：将淘洗过后的药材用直切式切药机切成 2 mm~4 mm 厚片。

4. 烘干：用 CT-G 型热风循环烘箱 80±5℃温度干燥，烘干过程及时倒炕。

【成品性状】本品呈圆形、类圆形或不规则的片状。外表皮棕色、红棕色或褐色，有的剥开外表皮有一层膜质黄色表皮，具粉红色花纹。切面粉红色至紫红色，有时具裂隙。质轻，疏松。气芳香，味微苦涩、后甜。

【质量标准】炮制品：1. 净选后，杂质率不得超过 2%。

2. 切制后，长度应在 2 mm~4 mm，超出此范围的不得超过 10%。

3. 烘干后，应干湿均匀，水分不得超过 12%。

【性味与归经】甘、苦，平。归肺、心经。

【功能与主治】益气活血，通脉平喘。用于气虚血瘀、胸痹心痛、中风偏瘫、倦怠气喘。

【贮藏】置通风干燥处，防潮，防蛀。

胡黄连

【来源】本品为玄参科植物胡黄连的干燥根茎。秋季采挖，除去须根和泥沙，晒干。

【设备】XY 型中药材淘药机、CS- 型切粒机、CT-G 型热风循环烘箱。

【炮制方法】1.净选：除去杂质。

2.淘洗：过 XY 型中药材淘药机将药材淘洗干净。

3.切粒：将淘洗过后的药材用 CS- 型切粒机切粗颗粒。

4.烘干：用 CT-G 型热风循环烘箱 80±5℃干燥，烘干过程及时倒炕。

【成品性状】本品呈不规则的粗颗粒。外表皮灰棕色至暗棕色。切面灰黑色或棕黑色，木部有 4~10 个类白色点状维管束排列成环，气微，味极苦。

【质量标准】1.净选后，杂质率不得超过 2%。

2.切粒后，颗粒大小均一，粗颗粒的形成率不得低于 80%。

3.烘干后，应干湿均匀，水分不得超过 13%。

【性味与归经】苦，寒。归肝、胃、大肠经。

【功能与主治】退虚热，除疳热，清湿热。用于骨蒸潮热、小儿疳热、湿热泻痢、黄疸尿赤、痔疮肿痛。

【贮藏】置干燥处。

虎杖

【来源】本品为蓼科植物虎杖的干燥根茎和根。春、秋二季采挖，除去须根，洗净，趁鲜切短段或厚片，晒干。

【炮制方法】净选：除去杂质。

【成品性状】本品为不规则厚片，外皮棕褐色，有纵皱纹和须根痕，切面皮部较薄，木部宽广，棕黄色，射线放射状，皮部与木部较易分离。根茎髓中有隔或呈空洞状。质坚硬。气微，味微苦、涩。

【质量标准】炮制品：净选后，杂质率不得超过 2%。

【性味与归经】微苦，微寒。归肝、胆、肺经。

【功能与主治】利湿退黄、清热解毒，散瘀止痛，止咳化痰。用于湿热黄疸、淋浊、带下、风湿痹痛、痈肿疮毒、水火烫伤、经闭、癥瘕、跌打损伤、肺热咳嗽。

【贮藏】置干燥处，防霉，防蛀。

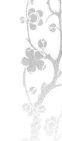

生姜

【来源】本品为姜科植物姜的新鲜根茎。秋、冬二季采挖，除去须根和泥沙。

【设备】XY 型中药材淘药机、QJY-300 型直切式切药机。

【炮制方法】1. 净选：除去杂质。

2. 淘洗：过淘药机将药材淘洗干净。

3. 切制：将淘洗过后的药材用直切式切药机切成 4 mm~6 mm 厚片。

【成品性状】本品呈不规则的厚片，可见指状分枝。切面浅黄色，内皮层环纹明显，维管束散在。气香特异，味辛辣。

【质量标准】炮制品：1. 净选后，杂质率不得超过 2%。

2. 切制后，厚度应在 4 mm~6 mm，超出此范围的不得超过 20%。

【性味与归经】辛，微温。归肺、脾、胃经。

【功能与主治】解表散寒，温中止呕，化痰止咳，解鱼蟹毒。用于风寒感冒、胃寒呕吐、寒痰咳嗽、鱼蟹中毒。

【贮藏】置阴凉潮湿处，或埋入湿砂内，防冻。

干姜

【来源】本品为姜科植物姜的干燥根茎。冬季采挖，除去须根和泥沙，晒干或低温干燥。趁鲜切片晒干或低温干燥者称为"干姜片"。

【炮制方法】净选：除去杂质。

【成品性状】本品呈不规则片块状。

【质量标准】炮制品：净选后，杂质率不得超过 2%。

【性味与归经】辛，热。归脾、胃、肾、心、肺经。

【功能与主治】温中散寒，回阳通脉，温肺化饮。用于脘腹冷痛、呕吐泄泻、肢冷脉微、寒饮喘咳。

【贮藏】置阴凉干燥处，防蛀。

炮姜

【来源】本品为干姜的炮制加工品。

【设备】CY 型炒药机。

【炮制方法】1. 净选：除去杂质。

2. 炒制：取净沙子置锅内武火加热，至滑利状态时，加入净干姜饮片 30 kg 左右，控制 CY 型炒药机温度 270℃、频率 10Hz，照清炒法炒 12~17 分钟，至表面棕褐色，内部棕黄色，取出，筛去沙子，放凉。

【成品性状】本品呈不规则膨胀的块状，具指状分枝。表面棕黑色。质轻泡，断面边缘处显棕黑色，中心棕黄色，细颗粒性，维管束散在。气香、特异，味微辛、辣。

【质量标准】炮制品：1. 净选，杂质率不得超过 2%。

2. 炒制：烫制后，表面棕色、膨胀鼓起，质松体泡，色泽一致。无焦糊现象。气香，味辛辣。

【性味与归经】辛，热。归脾、胃、肾经。

【功能与主治】温经止血，温中止痛。用于阳虚失血、吐衄崩漏、脾胃虚寒、腹痛吐泻。

【贮藏】置阴凉干燥处，防蛀。

姜炭

【来源】本品为姜的炮制加工品。

【设备】CY 型炒药机。

【炮制方法】1. 净选：除去杂质。

2. 炒制：取净干姜饮片 30 kg 左右，控制 CY 型炒药机温度 270℃、频率 10Hz，照清炒法炒 39~44 分钟，至表面焦黑色，内部棕褐色，喷洒清水，熄灭火星，取出放凉。

【成品性状】本品形如干姜片，表面焦黑色，内部棕褐色，体轻，质松脆。味微苦，微辣。

【质量标准】炮制品：1. 净选后，杂质率不得超过 2%。

2. 炒制：表面黑色，内部棕褐，色泽均匀，体轻质松脆。无灰化，微苦，微辣。

【性味与归经】辛，热。归脾、胃、肾、心、肺经。

【功能与主治】温中散寒，回阳通脉，温肺化饮。用于脘腹冷痛、呕吐泄泻、肢冷脉微、寒饮喘咳。

【贮藏】置阴凉干燥处，防蛀。

姜黄

【来源】本品为姜科植物姜黄的干燥根茎。

【设备】XY 型中药材淘药机、JD 型切粒机、CT-G 型热风循环烘箱。

【炮制方法】1. 净选：除去杂质。

2. 淘洗：过淘药机将药材淘洗干净。

3. 切制：用切粒机切粗颗粒。

4. 烘干：用 CT-G 型热风循环烘箱 60±5℃温度干燥，烘干过程及时倒炕。

【成品性状】本品为不规则粗颗粒状。外表皮深黄色，有时可见环节。切面棕黄色至金黄色，角质样，内皮层环纹明显，维管束呈点状散在。气香特异，味苦、辛。

【质量标准】炮制品：1. 净选后，杂质率不得超过 2%。

2. 切制后，应破碎均匀，超出此范围的不得超过 20%。

3. 烘干后，应干湿均匀，水分不得超过 14%。

【性味与归经】辛、苦，温。归脾、肝经。

【功能与主治】破血行气，通经止痛。用于胸胁刺痛、胸痹心痛、痛经经闭、癥瘕、风湿肩臂疼痛、跌扑肿痛。

【贮藏】置阴凉干燥处。

桔梗

【来源】本品为桔梗科植物桔梗的干燥根。春、秋二季采挖，洗净，除去须根，趁鲜剥去外皮或不去外皮，干燥。

【设备】XY 型中药材淘药机、QJY-300 型直切式切药机、CT-G 型热风循环烘箱。

【炮制方法】1. 净选：除去杂质。

2. 淘洗：过淘药机将药材淘洗干净。

3. 切制：将淘洗过后的药材用直切式切药机切成 4 mm~6 mm 厚片。

4. 烘干：用 CT-G 型热风循环烘箱 80±2℃干燥，烘干过程及时倒炕。

【成品性状】本品呈椭圆形或不规则厚片。切面皮部黄白色，较窄；形成层环纹明显，棕色；木部宽，有较多裂隙。气微，味微甜后苦。

【质量标准】炮制品：1. 净选后，杂质率不得超过 2%。

2. 切制后，片厚度度应在 4 mm~6 mm，超出此范围的不得超过 20%。

3. 烘干后，应干湿均匀，水分不得超过 12%。

【性味与归经】苦、辛，平。归肺经。

【功能与主治】宣肺，利咽，祛痰，排脓。用于咳嗽痰多、胸闷不畅、咽痛音哑、肺痈吐脓。

【贮藏】置通风干燥处，防蛀。

金荞麦

【来源】本品为蓼科植物金荞麦的干燥根茎。冬季采挖，除去茎和须根，洗净，晒干。

【设备】XY 型中药材淘药机、QJY-300 型直切式切药机、CT-G 型热风循环烘箱。

【炮制方法】1. 净选：除去杂质。

2. 淘洗：过淘药机将药材淘洗干净。

3. 切制：将淘洗过后的药材用直切式切药机切成 4 mm～6 mm 厚片。

4. 烘干：用 CT-G 型热风循环烘箱 60±5℃温度干燥，烘干过程及时倒炕。

【成品性状】本品呈不规则的厚片。外表皮棕褐色，或有时脱落。切面淡黄白色或淡棕红色，有放射状纹理，有的可见髓部，颜色较深。气微，味微涩。

【质量标准】炮制品：1. 净选后，杂质率不得超过 2%。

2. 切制后，厚度应在 4 mm～6 mm，超出此范围的不得超过 20%。

3. 烘干后，应干湿均匀，水分不得超过 15%。

【性味与归经】微辛、涩，凉。归肺经。

【功能与主治】清热解毒，排脓祛瘀。用于肺痈吐脓、肺热喘咳、乳蛾肿痛。

【贮藏】置干燥处，防霉，防蛀。

九节菖蒲

【来源】本品为毛茛科植物阿尔泰银莲花的干燥根茎。夏季采挖，除去泥沙，干燥，再除去须根及杂质。

【炮制方法】1. 净选：除去杂质。

【成品性状】本品略呈纺锤形，稍弯曲。表面金黄色，具多数半环状突起的节，斜向交错排列，节上具 1～3 个点状突起的根痕。质硬而脆，易折断，断面平坦，白色，粉性，可见淡黄色小点，排列成环。气微，味微酸。

【质量标准】炮制品：1. 净选后，杂质率不得超过 2%。

【性味与归经】辛，温。归心、胃经。

【功能与主治】开窍化痰，醒脾安神。用于热病神昏、癫痫、耳鸣耳聋、胸闷腹胀、食欲缺乏。外治痈疽疮癣。

【贮藏】置干燥处，防蛀。

苦参

【来源】本品为豆科植物苦参的干燥根。春、秋二季采挖，除去根头和小支根，洗净，干燥，或趁鲜切片，干燥。

【炮制方法】净选：除去杂质。

【成品性状】本品呈类圆形或不规则形的厚片。外表皮灰棕色或棕黄色，有时可见横长皮孔样突起，外皮薄，常破裂反卷或脱落，脱落处显黄色或棕黄色，光滑。切面黄白色，纤维性，具放射状纹理和裂隙，有的可见同心性环纹。气微，味极苦。

【质量标准】炮制品：净选后，杂质率不得超过 2%。

【性味与归经】苦，寒。归心、肝、胃、大肠、膀胱经。

【功能与主治】清热燥湿，杀虫，利尿。用于热痢、便血、黄疸尿闭、赤白带下、阴肿阴痒、湿疹、湿疮、皮肤瘙痒、疥癣麻风。外治滴虫性阴道炎。

【注意】不宜与藜芦同用。

【贮藏】置干燥处。

两面针

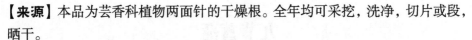

【来源】本品为芸香科植物两面针的干燥根。全年均可采挖，洗净，切片或段，晒干。

【设备】XY 型中药材淘药机、JD 型切粒机、CT-G 型热风循环烘箱。

【炮制方法】1. 净选：除去杂质。

2. 切制：用切粒机切粗颗粒。

【成品性状】本品为不规则的粗颗粒或块。表面淡棕黄色或浅黄色，具粗纵皱纹，有时具横向裂隙，类圆形皮孔突起，鲜黄色或黄褐色。切断面较光滑，皮部淡棕色，木部灰黄色，可见同心性环纹及密集小孔。质坚硬，气微香，味苦，辛辣而麻舌。

【质量标准】炮制品：1. 净选后，杂质率不得超过 2%。

2. 切制后，应破碎均匀。

【性味与归经】苦、辛，平；有小毒。归肝、胃经。

【功能与主治】活血化瘀，行气止痛，祛风通络，解毒消肿。用于跌扑损伤、胃痛、牙痛、风湿痹痛、毒蛇咬伤。外治烧烫伤。

【注意】不能过量服用；忌与酸味食物同服。

【贮藏】置干燥处，防潮，防蛀。

漏芦

【来源】本品为菊科植物祁州漏芦的干燥根。春、秋二季采挖,除去须根和泥沙,晒干。

【设备】XY 型中药材淘药机、QJY 型直切式切药机、CT-G 型热风循环烘箱。

【炮制方法】1. 净选:除去杂质。

2. 淘洗:过淘药机将药材淘洗干净。

3. 切制:将淘洗过后的药材用直切式切药机切成 4 mm~6 mm 厚片。

4. 烘干:用 CT-G 型热风循环烘箱 60±5℃温度干燥,烘干过程及时倒炕。

【成品性状】本品呈类圆形或不规则的厚片。外表皮暗棕色至黑褐色,粗糙,有网状裂纹。切面黄白色至灰黄色,有放射状裂隙。气特异,味微苦。

【质量标准】炮制品:1. 净选后,杂质率不得超过 2%。

2. 切制后,厚度应在 4 mm~6 mm,超出此范围的不得超过 20%。

3. 烘干后,应干湿均匀,水分不得超过 15%。

【性味与归经】苦,寒。归胃经。

【功能与主治】清热解毒,消痈,下乳,舒筋通脉。用于乳痈肿痛、痈疽发背、瘰疬疮毒、乳汁不通、湿痹拘挛。

【贮藏】置通风干燥处。

龙胆

【来源】本品为龙胆科植物条叶龙胆、龙胆、三花龙胆或坚龙胆的干燥根和根茎。前三种习称"龙胆",后一种习称"坚龙胆"。春、秋二季采挖,洗净,干燥。

【设备】XY 型中药材淘药机、QJY-300 型直切式切药机、CT-G 型热风循环烘箱。

【炮制方法】1. 净选:除去杂质。

2. 淘洗:过淘药机将药材淘洗干净。

3. 切制:将淘洗过后的药材用直切式切药机切 10 mm~15 mm 段。

4. 烘干:用 CT-G 型热风循环烘箱 80±2℃温度干燥,烘干过程及时倒炕。

【成品性状】本品呈不规则形的段。根茎呈不规则块片,表面暗灰棕色或深棕色。根圆柱形,表面淡黄色至黄棕色,有的有横皱纹,具纵皱纹。切面皮部黄白色至棕黄色,木部色较浅。气微,味甚苦。

【质量标准】炮制品:1. 净选后,杂质率不得超过 2%。

2. 切制后,长度应在 10 mm~15 mm,超出此范围的不得超过 20%。

3. 烘干后,应干湿均匀,水分不得超过 9%。

【性味与归经】苦，寒。归肝、胆经。

【功能与主治】清热燥湿，泻肝胆火。用于湿热黄疸、阴肿阴痒、带下、湿疹瘙痒、肝火目赤、耳鸣耳聋、胁痛口苦、强中、惊风抽搐。

【贮藏】置于燥处。

芦根

【来源】本品为禾本科植物芦苇的新鲜或干燥根茎。全年均可采挖，除去芽、须根及膜状叶，鲜用或晒干。

【炮制方法】净选：除去杂质。

【成品性状】本品呈扁圆柱形段。表面黄白色，节间有纵皱纹。切面中空，有小孔排列成环。

【质量标准】炮制品：净选后，杂质率不得超过 2%。

【性味与归经】甘，寒。归肺、胃经。

【功能与主治】清热泻火、生津止渴、除烦，止呕，利尿。用于热病烦渴、肺热咳嗽、肺痈吐脓、胃热呕哕、热淋涩痛。

【贮藏】干芦根置干燥处。鲜芦根埋于湿沙中。

麦冬

【来源】本品为百合科植物麦冬的干燥块根。夏季采挖，洗净，反复暴晒、堆置，至七八成干，除去须根，干燥。

【设备】XY 型中药材淘药机、QJY 型直切式切药机、CT-G 型热风循环烘箱。

【炮制方法】1. 净选：除去杂质。

2. 淘洗：将药材过淘药机淘洗干净。

3. 切制：将淘洗过后的药材用直切式切药机切粗颗粒。

4. 烘干：用 CT-G 型热风循环烘箱 80±2℃温度干燥，烘干过程及时倒炕。

【成品性状】本品为不规则的粗颗粒。表面淡黄色或灰黄色，有细纵纹。质柔韧，断面黄白色，半透明，中柱细小。气微香，味甘、微苦。

【质量标准】炮制品：1. 净选后，杂质率不得超过 2%。

2. 切制后，应为粗颗粒，未切制者不得过 20%。

3. 烘干后，应干湿均匀，水分不得超过 18%。

【性味与归经】甘，微苦，微寒。归心、肺、胃经。

【功能与主治】养阴生津，润肺清心。用于肺燥干咳、阴虚痨嗽、喉痹咽痛、津伤口渴、内热消渴、心烦失眠、肠燥便秘。

【贮藏】置阴凉干燥处，防潮。

毛冬青

【来源】本品为冬青科植物毛冬青的干燥根。全年均可采挖，洗净，砍成块片，晒干。

【炮制方法】净选：除去杂质。

【成品性状】本品呈不规则片状，大小不等。外皮灰褐色或栋褐色，稍粗糙，有细皱纹和横向皮孔。切面皮部薄，老根稍厚，木部黄白色或淡黄棕色，有致密的纹理。质坚实，不易折断。气微，味苦、涩而后甘。

【质量标准】炮制品：净选后，杂质率不得超过 2%。

【性味与归经】苦、涩，寒。归心、肺经。

【功能与主治】凉血、活血，通脉，消炎解毒。用于血栓闭塞性脉管炎、冠状动脉硬化性心脏病。外治烧、烫伤。

【贮藏】置干燥处。

猫爪草

【来源】本品为毛茛科植物小毛茛的干燥块根。春季采挖，除去须根和泥沙，晒干。

【设备】XY 型中药材淘药机、JD 型切粒机、CT-G 型热风循环烘箱。

【炮制方法】1.净选：除去杂质。

2.淘洗：过淘药机将药材淘洗干净。

3.切制：将淘洗过后的药材用切粒机进行破碎。

4.烘干：用 CT-G 型热风循环烘箱 80±2℃温度干燥，烘干过程及时倒炕。

【成品性状】本品呈不规则的粗颗粒状，质坚实，断面类白色或黄白色，空心或实心，粉性。气微，味微甘。

【质量标准】炮制品：1.净选后，杂质率不得超过 2%。

2.破碎后，应大小均匀。

3.烘干后，应干湿均匀，水分不得超过 13%。

【性味与归经】甘、辛，温。归肝、肺经。

【功能与主治】化痰散结，解毒消肿。用于瘰疬痰核、疔疮肿毒、蛇虫咬伤。

【贮藏】置通风干燥处，防蛀。

猕猴桃根

【来源】本品为猕猴桃科植物中华猕猴桃的干燥根。秋季采挖，切片，晒干。

【设备】XY 型中药材淘药机、JD 型切粒机、CT-G 型热风循环烘箱。

【炮制方法】1. 净选：除去杂质。

2. 淘洗：过淘药机将药材淘洗干净。

3. 切制：将淘洗过后的药材用 JD 型切粒机破碎成粗颗粒。

4. 烘干：用 CT-G 型热风循环烘箱 80±5℃温度干燥，烘干过程及时倒炕。

【成品性状】本品呈不规则的粗颗粒状。外表皮红棕色至棕褐色，粗糙。外皮脱落后可见红棕色内皮，其上附有多数细小白色粒线状物。断面可见众多圆形小孔，中央偶见棕色的髓。质坚硬。气微，味微涩，有刺舌感。

【质量标准】炮制品：1. 净选后，杂质率不得超过 2%。

2. 破碎后，应大小均匀。

3. 烘干后，应干湿均匀，水分不得超过 15%。

【性味与归经】苦、涩，凉。归肺经。

【功能与主治】清热解毒，活血散结，祛风利湿。用于风湿痹痛、跌扑损伤、痈疖肿痛。

【贮藏】置干燥处，防蛀。

绵马贯众

【来源】本品为鳞毛蕨科植物粗茎鳞毛蕨的干燥根茎和叶柄残基。秋季采挖，削去叶柄，须根，除去泥沙，晒干。

【炮制方法】净选：除去杂质。

【成品性状】本品呈不规则的厚片或碎块，根茎外表皮黄棕色至黑褐色，多被有叶柄残基，有的可见棕色鳞片，切面淡棕色至红棕色，有黄白色维管束小点，环状排列。气特异，味初淡而微涩，后渐苦、辛。

【质量标准】炮制品：净选后，杂质率不得超过 2%。

【性味与归经】苦，微寒；有小毒。归肝、胃经。

【功能与主治】清热解毒，驱虫。用于虫积腹痛、疮疡。

【贮藏】置通风干燥处。

绵马贯众炭

【来源】本品为绵马贯众的炮制加工品。

【设备】CY 型炒药机。

【炮制方法】1. 净选：除去杂质。

2. 炒炭：将 CY 型炒药机温度设置 270℃、频率 10Hz，锅体加热后，每次放入绵马贯众约 30 kg，照清炒法炒 30 分钟左右，至表面焦黑色。

【成品性状】本品为不规则的厚片或碎片。表面焦黑色，内部焦褐色。味涩。

【质量标准】炮制品：净选后，杂质率不得超过 2%。

【性味与归经】苦、涩，微寒；有小毒。归肝、胃经。

【功能与主治】收涩止血。用于崩漏下血。

【贮藏】置通风干燥处。

墓头回

【来源】本品为败酱科植物糙叶败酱或异叶败酱的干燥根。秋季采挖，去净地上部分，晒干。

【设备】XY 型中药材淘药机、QJY 型直切式切药机、CT-G 型热风循环烘箱。

【炮制方法】1. 净选：除去杂质。

2. 淘洗：过淘药机将药材淘洗干净。

3. 切制：将淘洗过后的药材用直切式切药机切成 4 mm～6 mm 厚片。

4. 烘干：用 CT-G 型热风循环烘箱 80±5℃温度干燥，烘干过程及时倒炕。

【成品性状】本品为不规则的厚片。外皮黄褐色或棕褐色。切面黄白色，中间有菊花心。体轻质松。有特异臭气，味微苦。

【质量标准】炮制品：1. 净选后，杂质率不得超过 2%。

2. 切制后，厚度应在 4 mm～6 mm，超出此范围的不得超过 20%。

3. 烘干后，应干湿均匀，水分不得超过 13%。

【性味与归经】辛、苦，微寒。归心、肝经。

【功能与主治】顺气，解郁，活血，止痛。用于崩漏、赤白带下及跌打损伤等症。炒炭后，能增强止血作用。用于崩漏。

【贮藏】置通风干燥处，单独密闭贮藏为宜。

木香

【来源】本品为菊科植物木香的干燥根。秋、冬二季采挖，除去泥沙和须根，切段，大的再纵剖成瓣，干燥后撞去粗皮。

【设备】XY 型中药材淘药机、JD 型切粒机、CT-G 型热风循环烘箱。

【炮制方法】1. 净选：除去杂质。

2. 淘洗：过淘药机将药材淘洗干净。

3. 切制：将淘洗过后的药材用切粒机切粗颗粒。

4. 烘干：用 CT-G 型热风循环烘箱 60±5℃温度干燥，烘干过程及时倒炕。

【成品性状】本品呈不规则的粗颗粒。气香特异，味微苦。

【质量标准】炮制品：1. 净选后，杂质率不得超过 2%。

2. 切制后，颗粒大小应均匀。

3. 烘干后，应干湿均匀，水分不得过 14%。

【性味与归经】辛、苦，温。归脾、胃、大肠、三焦、胆经。

【功能与主治】行气止痛，健脾消食。用于胸胁、脘腹胀痛、泻痢后重、食积不消、不思饮食。煨木香实肠止泻。用于泄泻腹痛。

【贮藏】置干燥处，防潮。

牛膝

【来源】本品为苋科植物牛膝的干燥根。冬季茎叶枯萎时采挖，除去须根和泥沙，捆成小把，晒至干皱后，将顶端切齐，晒干。

【设备】XY 型中药材淘药机、QJY-300 型直切式切药机、CT-G 型热风循环烘箱。

【炮制方法】1. 净选：除去杂质。

2. 淘洗：过淘药机将药材淘洗干净。

3. 切制：将淘洗过后的药材用 QJY-300 型直切式切药机切 10 mm~15 mm 段。

4. 烘干：用 CT-G 型热风循环烘箱 80±2℃温度干燥，烘干过程及时倒炕。

【成品性状】本品呈圆柱形的段。质硬脆，易折断，受潮变软。切面平坦，淡棕色或棕色，略呈角质样而油润，中心维管束木部较大，黄白色，其外围散有多数黄白色点状维管束，断续排列成 2~4 轮。气微，味微甜而稍苦涩。

【质量标准】炮制品：1. 净选后，杂质率不得超过 2%。

2. 切制后，长度应在 10 mm~15 mm 段，超出此范围的不得超过 20%。

3. 烘干后，应干湿均匀，水分不得超过 15%。

【性味归经】苦、甘、酸，平。归肝、肾经。

【功能主治】逐瘀通经，补肝肾，强筋骨，利尿通淋，引血下行。用于经闭，痛经，腰膝酸痛，筋骨无力，淋证，水肿，头痛，眩晕，牙痛，口疮，吐血，衄血。

【贮藏】置阴凉干燥处，防潮。

南沙参

【来源】本品为桔梗科植物轮叶沙参或沙参的干燥根。春、秋二季采挖，除去须根，洗后趁鲜刮去粗皮，洗净，干燥。

【设备】XY 型中药材淘药机、QJY 型直切式切药机、CT-G 型热风循环烘箱。

【炮制方法】1. 净选：除去杂质。

2. 淘洗：过淘药机将药材淘洗干净。

3. 切制：将淘洗过后的药材用直切式切药机切成 4 mm～6 mm 厚片。

4. 烘干：用 CT-G 型热风循环烘箱 80±5℃温度干燥，烘干过程及时倒炕。

【成品性状】本品呈圆形、类圆形或不规则形厚片。外表皮黄白色或淡棕黄色，切面黄白色，有不规则裂隙。气微，味微甘。

【质量标准】炮制品：1. 净选后，杂质率不得超过 2%。

2. 切制后，厚度应在 4 mm～6 mm，超出此范围的不得超过 20%。

3. 烘干后，应干湿均匀，水分不得超过 15%。

【性味与归经】甘，微寒。归肺、胃经。

【功能与主治】养阴清肺，益胃生津，化痰，益气。用于肺热燥咳、阴虚劳嗽、干咳痰黏、胃阴不足、食少呕吐、气阴不足、烦热口干。

【注意】不宜与藜芦同用。

【贮藏】置通风干燥处，防蛀。

藕节

【来源】本品为睡莲科植物莲的干燥根茎节部。秋、冬二季采挖根茎（藕），切取节部，洗净，晒干，除去须根。

【设备】XY 型中药材淘药机、JD 型切粒机、CT-G 型热风循环烘箱。

【炮制方法】1. 净选：除去杂质。

2. 淘洗：过淘药机将药材淘洗干净。

3. 切制：将淘洗过后的药材用切粒机破碎。

4. 烘干：用 CT-G 型热风循环烘箱 80±5℃温度干燥，烘干过程及时倒炕。

【成品性状】本品呈破碎的粗颗粒状。表面灰黄色至灰棕色，有残存的须根和须根痕，偶见暗红棕色的鳞叶残基。两端有残留的藕，表面皱缩有纵纹。质硬，

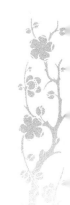

断面有多数类圆形的孔。气微，味微甘、涩。

【质量标准】炮制品：1. 净选后，杂质率不得超过 2%。

2. 切制后，未破碎的不得超过 20%。

3. 烘干后，应干湿均匀，水分不得超过 15%。

【性味与归经】甘、涩，平。归肝、肺、胃经。

【功能与主治】收敛止血，化瘀。用于吐血、咯血、衄血、尿血、崩漏。

【贮藏】置干燥处，防潮，防蛀。

藕节炭

【来源】本品为藕节的炮制加工品。

【设备】XY 型中药材淘药机、QJY-300 型直切式切药机、CT-G 型热风循环烘箱、CY 型炒药机。

【炮制方法】1. 净选：除去杂质。

2. 淘洗：过淘药机将药材淘洗干净。

3. 切制：将淘洗过后的药材用直切式切药机切成 4 mm～6 mm 厚片。

4. 炒制：取净藕节，照炒炭法炒至表面黑褐色或焦黑色，内部黄褐色或棕褐色。

【成品性状】本品形如藕节，表面黑褐色或焦黑色，内部黄褐色或棕褐色。断面可见多数类圆形的孔。气微，味微甘、涩。

【质量标准】炮制品：1. 净选后，杂质率不得超过 2%。

2. 切制后，长度应在 10 mm～15 mm，超出此范围的不得超过 20%。

3. 炒制后，应干湿均匀，水分不得超过 10%。

【性味与归经】甘、涩，平。归肝、肺、胃经。

【功能与主治】收敛止血，化瘀。用于吐血、咯血、衄血、尿血、崩漏。

【贮藏】置干燥处，防潮，防蛀。

前胡

【来源】本品为伞形科植物白花前胡的干燥根。冬季至次春茎叶枯萎或未抽花茎时采挖，除去须根，洗净，晒干或低温干燥。

【设备】XY 型中药材淘药机、QJY 型直切式切药机、CT-G 型热风循环烘箱。

【炮制方法】1. 净选：除去杂质。

2. 淘洗：过淘药机将药材淘洗干净。

3. 切制：将淘洗过后的药材用直切式切药机切成 4 mm～6 mm 厚片。

4. 烘干：用 CT-G 型热风循环烘箱 60±5℃温度干燥，烘干过程及时倒炕。

【成品性状】本品呈类圆形或不规则形的薄片。外表皮黑褐色或灰黄色，有时可见残留的纤维状叶鞘残基。切面黄白色至淡黄色，皮部散有多数棕黄色油点，可见一棕色环纹及放射状纹理。气芳香，味微苦、辛。

【质量标准】炮制品：1.净选后，杂质率不得超过2%。

2.切制后，厚度应在4 mm~6 mm，超出此范围的不得超过20%。

3.烘干后，应干湿均匀，水分不得超过12%。

【性味与归经】苦、辛，微寒。归肺经。

【功能与主治】降气化痰，散风清热。用于痰热喘满、咳痰黄稠、风热咳嗽痰多。

【贮藏】置阴凉干燥处，防霉，防蛀。

蜜前胡

【来源】本品为前胡的炮制加工品。

【设备】XY型中药材淘药机、QJY-300型直切式切药机、CT-G型热风循环烘箱、CY型炒药机。

【炮制方法】1.净选：除去杂质。

2.淘洗：过淘药机将药材淘洗干净。

3.切制：将淘洗过后的药材用直切式切药机切成4 mm~6 mm厚片。

4.烘干：用CT-G型热风循环烘箱80±2℃温度干燥，烘干过程及时倒炕。

5.炒制：将规定量炼蜜与约30 kg的前胡饮片拌匀，控制CY型炒药机内温度270℃、频率20Hz，照蜜炙法炒10~20分钟，至表面黄褐色，略具光泽，滋润。味微甜。

【成品性状】本品形如前胡片，表面黄褐色，略具光泽，滋润。味微甜。

【质量标准】炮制品：1.净选后，杂质率不得超过2%。

2.切制后，厚度应在4 mm~6 mm，超出此范围的不得超过20%。

3.烘干后，应干湿均匀，水分不得超过13%。

4.炒制后，表面黄褐色，略具光泽。应无残糊焦片。

【性味与归经】苦、辛，微寒。归肺经。

【功能与主治】降气化痰，散风清热。用于痰热喘满、咳痰黄稠、风热咳嗽痰多。

【贮藏】置阴凉干燥处，防霉，防蛀。

茜草

【来源】本品为茜草科植物茜草的干燥根和根茎。春、秋二季采挖，除去泥沙，干燥。

【设备】XY 型中药材淘药机、QJY-300 型直切式切药机、CT-G 型热风循环烘箱。

【炮制方法】1. 净选：除去杂质。

2. 淘洗：过淘药机将药材淘洗干净。

3. 切制：将淘洗过后的药材用直切式切药机切成 4 mm~6 mm 厚片。

4. 烘干：用 CT-G 型热风循环烘箱 80±5℃温度干燥，烘干过程及时倒炕。

【成品性状】本品呈不规则的厚片。根呈圆柱形，外表皮红棕色或暗棕色，具细纵纹；皮部脱落处呈黄红色。切面皮部狭，紫红色，木部宽广，浅黄红色，导管孔多数。气微，味微苦，久嚼刺舌。

【质量标准】炮制品：1. 净选后，杂质率不得超过 2%。

2. 切制后，长度应在 4 mm~6 mm，超出此范围的不得超过 20%。

3. 烘干后，应干湿均匀，水分不得超过 8%。

【性味与归经】苦，寒。归肝经。

【功能与主治】凉血，祛瘀，止血，通经。用于吐血、衄血、崩漏、外伤出血、瘀阻经闭、关节痹痛、跌扑肿痛。

【贮藏】置干燥处。

茜草炭

【来源】本品为茜草的炮制加工品。

【设备】XY 型中药材淘药机、QJY-300 型直切式切药机、CY 型炒药机。

【炮制方法】1. 净选：除去杂质。

2. 淘洗：过淘药机将药材淘洗干净。

3. 切制：将淘洗过后的药材用直切式切药机切成 4 mm~6 mm 厚片。

4. 炒炭：将 CY 型炒药机温度设置 270℃、频率 10Hz，锅体加热后，每次放入茜草约 30 kg，照清炒法炒 30 分钟左右，至表面焦黑色。

【成品性状】本品形如茜草片或段，表面黑褐色，内部棕褐色。气微，味苦、涩。

【质量标准】炮制品：净选后，杂质率不得超过 2%。

【性味与归经】苦，寒。归肝经。

【功能与主治】凉血，祛瘀，止血，通经。用于吐血、衄血、崩漏、外伤出血、瘀阻经闭、关节痹痛、跌扑肿痛。

【贮藏】置干燥处。

羌活

【来源】本品为伞形科植物羌活或宽叶羌活的干燥根茎和根。春、秋二季采挖，除去须根及泥沙，晒干。

【设备】XY型中药材淘药机、QJY-300型直切式切药机、CT-G型热风循环烘箱。

【炮制方法】1.净选：除去杂质。

2.淘洗：过淘药机将药材淘洗干净。

3.切制：将淘洗过后的药材用直切式切药机切成4 mm~6 mm厚片。

4.烘干：用CT-G型热风循环烘箱60±5℃温度干燥，烘干过程及时倒炕。

【成品性状】本品呈类圆形、不规则形横切或斜切片，表皮棕褐色至黑褐色，切面外侧棕褐色，木部黄白色，有的可见放射状纹理。体轻，质脆。气香，味微苦而辛。

【质量标准】炮制品：1.净选后，杂质率不得超过2%。

2.切制后，长度应在4 mm~6 mm，超出此范围的不得超过20%。

3.烘干后，应干湿均匀，水分不得超过13%。

【性味与归经】辛、苦，温。归膀胱、肾经。

【功能与主治】解表散寒，祛风除湿，止痛。用于风寒感冒、头痛项强、风湿痹痛、肩背酸痛。

【贮藏】置阴凉干燥处，防蛀。

秦艽

【来源】本品为龙胆科植物秦艽、麻花秦艽、粗茎秦艽或小秦艽的干燥根。前三种按性状不同分别习称"秦艽"和"麻花艽"，后一种习称"小秦艽"。春、秋二季采挖，除去泥沙；秦艽和麻花艽晒软，堆置"发汗"至表面呈红黄色或灰黄色时，摊开晒干，或不经"发汗"直接晒干；小秦艽趁鲜时搓去黑皮，晒干。

【设备】XY型中药材淘药机、QJY-300型直切式切药机、CT-G型热风循环烘箱。

【炮制方法】1.净选：除去杂质。

2.淘洗：过淘药机将药材淘洗干净。

3.切制：过直切式切药机将药材切厚片。

4.干燥：用CT-G型热风循环烘箱80±2℃温度干燥，烘干过程及时倒炕。

【成品性状】本品呈类圆形的厚片。外表皮黄棕色、灰黄色或棕褐色，粗糙，有扭曲纵纹或网状孔纹。切面皮部黄色或棕黄色，木部黄色，有的中心呈枯朽状。气特异，味苦、微涩。

【质量标准】炮制品：1.净选后，杂质率不得超过2%。

2.切制后，厚度应在4 mm~6 mm，超出此范围的不得超过20%。

3.烘干后，应干湿均匀，水分不得超过9%。

【**性味与归经**】辛、苦，平。归胃、肝、胆经。

【**功能与主治**】祛风湿，清湿热，止痹痛，退虚热。用于风湿痹痛、中风半身不遂、筋脉拘挛、骨节酸痛、湿热黄疸、骨蒸潮热、小儿疳积发热。

【**贮藏**】置通风干燥处。

拳参

【**来源**】本品为蓼科植物拳参的干燥根茎。春初发芽时或秋季茎叶将枯萎时采挖，除去泥沙，晒干，去须根。

【**设备**】XY型中药材淘药机、JD型切粒机、CT-G型热风循环烘箱。

【**炮制方法**】1. 净选：除去杂质。

2. 淘洗：过淘药机将药材淘洗干净。

3. 切制：将淘洗过后的药材用切粒机进行破碎。

4. 烘干：用CT-G型热风循环烘箱80±2℃温度干燥，烘干过程及时倒炕。

【**成品性状**】本品呈不规则的粗颗粒。外表皮紫褐色或紫黑色。切面棕红色或浅棕红色，平坦，近边缘有一圈黄白色小点（维管束），气微，味苦、涩。

【**质量标准**】炮制品：1. 净选后，杂质率不得超过2%。

2. 破碎后，未破碎的不得超过20%。

3. 烘干后，应干湿均匀，水分不得超过14%。

【**性味与归经**】苦、涩，微寒。归肺、肝、大肠经。

【**功能与主治**】清热解毒，消肿，止血。用于赤痢热泻、肺热咳嗽、痈肿瘰疬、口舌生疮、血热吐衄、痔疮出血、蛇虫咬伤。

【**贮藏**】置干燥处。

人参

【**来源**】本品为五加科植物人参的干燥根和根茎。多于秋季采挖，洗净经晒干或烘干。栽培的俗称"园参"；播种在山林野生状态下自然生长的称"林下山参"，习称"籽海"。

【**设备**】XY型中药材淘药机、QJY-300型直切式切药机、CT-G型热风循环烘箱。

【**炮制方法**】1. 净选：除去杂质。

2. 淘洗：过淘药机将药材淘洗干净。

3. 切制：将淘洗过后的药材用直切式切药机切成4 mm~6 mm厚片。

4. 烘干：用CT-G型热风循环烘箱80±2℃温度干燥，烘干过程及时倒炕。

【**成品性状**】本品呈圆形或类圆形厚片。外表皮灰黄色。切面淡黄白色或类白

中药材炮制生产技术教程

色，显粉性，形成层环纹棕黄色，皮部有黄棕色的点状树脂道及放射性裂隙。体轻，质脆。香气特异，味微苦、甘。

【质量标准】炮制品：1.净选后，杂质率不得超过 2%。

2.切制后，厚度应在 4 mm～6 mm，超出此范围的不得超过 20%。

3.烘干后，应干湿均匀，水分不得超过 12%。

【性味与归经】甘、微苦，微温。归脾、肺、心、肾经。

【功能与主治】大补元气、复脉固脱、补脾益肺，生津养血，安神益智。用于体虚欲脱、肢冷脉微、脾虚食少、肺虚喘咳、津伤口渴、内热消渴、气血亏虚、久病虚羸、惊悸失眠、阳痿宫冷。

红参

【来源】本品为人参的炮制加工品。

【设备】XY 型中药材淘药机、多功能提取罐、QJY-300 型直切式切药机、CT-G 型热风循环烘箱。

【炮制方法】1.净选：除去杂质。

2.淘洗：过淘药机将药材淘洗干净。

3.蒸制：用多功能提取罐蒸 5 分钟，放出。

3.切制：将蒸后的药材趁热用直切式切药机切成 4 mm～6 mm 厚片。

4.烘干：用 CT-G 型热风循环烘箱 80±2℃温度干燥，烘干过程及时倒炕。

【成品性状】本品呈类圆形或椭圆形薄片。外表皮红棕色，半透明。切面平坦，角质样。质硬而脆。气微香而特异，味甘、微苦。

【质量标准】炮制品：1.净选后，杂质率不得超过 2%。

2.切制后，厚度应在 4 mm～6 mm，超出此范围的不得超过 20%。

3.烘干后，应干湿均匀，水分不得超过 14%。

【性味与归经】甘、微苦，温。归脾、肺、心、肾经。

【功能与主治】大补元气，复脉固脱，益气摄血。用于体虚欲脱、肢冷脉微、气不摄血、崩漏下血。

【注意】不宜与藜芦、五灵脂同用。

【贮藏】置阴凉干燥处，密闭，防蛀。

三棱

【来源】本品为黑三棱科植物黑三棱的干燥块茎。冬季至次年春采挖，洗净，削去外皮，晒干。

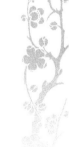

【设备】XY 型中药材淘药机、JD 型切粒机、CT-G 型热风循环烘箱。

【炮制方法】1.净选：除去杂质。

2.淘洗：将药材过淘药机淘洗干净。

3.切制：将淘洗过后的药材用切粒机进行破碎。

4.烘干：用 CT-G 型热风循环烘箱 80±2℃温度干燥，烘干过程及时倒炕。

【成品性状】本品呈不规则的粗颗粒状。外表皮灰棕色。切面灰白色或黄白色，粗糙，有多数明显的细筋脉点。气微，味淡，嚼之微有麻辣感。

【质量标准】炮制品：1.净选后，杂质率不得超过 2%。

2.切制后，应大小均匀。

3.烘干后，应干湿均匀，水分不得超过 15%。

【性味与归经】辛、苦，平。归肝、脾经。

【功能与主治】破血行气,消积止痛。用于癥瘕痞块、痛经、瘀血经闭、胸痹心痛、食积胀痛。

【贮藏】置通风干燥处，防蛀。

醋三棱

【来源】本品为三棱的炮制加工品。

【设备】多功能提取罐、QXL-251 旋料式切片机、CT-G 型热风循环烘箱。

【炮制方法】1.净选：除去杂质。

2.淘洗：将药材淘洗干净。

3.蒸煮：将药材装入多功能提取罐中，加入定量的米醋和药材 1 倍量的饮用水，煮 24 小时，取出。

每 100 kg 三棱用米醋 20 kg。

4.切制：将蒸煮过后的药材用旋料式切片机切成 4 mm～6 mm 厚片。

5、烘干：用 CT-G 型热风循环烘箱 80±2℃温度干燥，烘干过程及时倒炕。

【成品性状】本品呈厚片状，切面灰黄色，微有醋香气。

【质量标准】炮制品：1.净选后，杂质率不得超过 2%。

2.蒸煮后，未蒸透者不得超过 3%。

3.切制后，厚度应在 4 mm～6 mm，超出此范围的不得超过 20%。

4.烘干后，应干湿均匀，水分不得超过 13%。

【性味与归经】辛、苦，平。归肝、脾经。

【功能与主治】破血行气,消积止痛。用于癥瘕痞块、痛经、瘀血经闭、胸痹心痛、食积胀痛。

【贮藏】置通风干燥处，防蛀。

山豆根

【来源】本品为豆科植物越南槐的干燥根和根茎。秋季采挖，除去杂质，洗净，干燥。

【设备】XY 型中药材淘药机、QJY-300 型直切式切药机、CT-G 型热风循环烘箱。

【炮制方法】1. 净选：除去杂质。

2. 淘洗：过淘药机将药材淘洗干净。

3. 切制：将淘洗过后的药材用直切式切药机切成 4 mm~6 mm 厚片。

4. 烘干：用 CT-G 型热风循环烘箱 60±5℃温度干燥，烘干过程及时倒炕。

【成品性状】本品呈不规则的类圆形厚片。外表皮棕色至棕褐色。切面皮部浅棕色，木部淡黄色。有豆腥气，味极苦。

【质量标准】炮制品：1. 净选后，杂质率不得超过 2%。

2. 切制后，厚度应在 4 mm~6 mm，超出此范围的不得超过 20%。

3. 烘干后，应干湿均匀，水分不得超过 10%。

【性味与归经】苦，寒；有毒。归肺、胃经。

【功能与主治】清热解毒，消肿利咽。用于火毒蕴结、乳蛾喉痹、咽喉肿痛、齿龈肿痛、口舌生疮。

【贮藏】置干燥处。

山柰

【来源】本品为姜科植物山柰的干燥根茎。冬季采挖，洗净，除去须根，切片，晒干。

【炮制方法】净选：除去杂质。

【成品性状】本品多为圆形或近圆形的厚片。切面类白色，周边黄褐色或浅褐色，皱缩，不平。质脆，粉性。气香特异，味辛辣。

【质量标准】炮制品：净选后，杂质率不得超过 2%。

【性味与归经】辛，温。归胃经。

【功能与主治】行气温中，消食，止痛。用于胸膈胀满、脘腹冷痛、饮食不消。

【贮藏】置阴凉干燥处。

山药

【来源】本品为薯蓣科植物薯蓣的干燥根茎。冬季茎叶枯萎后采挖，切去根头，洗净，除去外皮和须根，干燥，习称"毛山药"。

【设备】XY 型中药材淘药机、JD 型切粒机、CT-G 型热风循环烘不锈钢淘药机。

【炮制方法】1. 净选：除去杂质。

2. 淘洗：将药材过淘药机淘洗干净。

3. 切制：将淘洗过后的药材用切粒机进行破碎。

4. 烘干：用 CT-G 型热风循环烘箱 80±2℃温度干燥，烘干过程及时倒炕。

【成品性状】本品呈不规则的粗颗粒状。表面类白色或淡黄白色，质脆，易折断，切面类白色，富粉性。气微，味淡、微酸，嚼之发黏。

【质量标准】炮制品：1. 净选后，杂质率不得超过 2%。

2. 切制后，应大小均匀。

3. 烘干后，应干湿均匀，水分不得超过 16%。

【性味与归经】甘，平。归脾、肺、肾经。

【功能与主治】补脾养胃，生津益肺，补肾涩精。用于脾虚食少、久泻不止、肺虚喘咳、肾虚遗精、带下、尿频、虚热消渴。

【贮藏】置通风干燥处，防蛀。

麸炒山药

【来源】本品为山药的炮制加工品。

【设备】XY 型中药材淘药机、QJY-300 型直切式切药机、CT-G 型热风循环烘箱、CY 型炒药机。

【炮制方法】1. 净选：除去杂质。

2. 淘洗：将药材过淘药机淘洗干净。

3. 切制：将淘洗过后的药材用直切式切药机切成 5 mm～10 mm 厚片。

4. 烘干：用 CT-G 型热风循环烘箱 80±5℃温度干燥，烘干过程及时倒炕。

5. 炒制：将规定量麸皮炒至冒烟时立即投入山药饮片 50 kg 左右，照麸炒法控制温度 270℃、频率 20Hz，炒 10～20 分钟至黄色时取出，筛去麸皮。

【成品性状】本品形如毛山药片，切面黄白色或微黄色，偶见焦斑，略有焦香气。

【质量标准】炮制品：1. 净选后，杂质率不得超过 2%。

2. 切制后，厚度应在 5 mm～10 mm，超出此范围的不得超过 20%。

3. 烘干后，应干湿均匀，水分不得超过 12%。

中药材炮制生产技术教程

【性味与归经】甘，平。归脾、肺、肾经。

【功能与主治】补脾养胃，生津益肺，补肾涩精。用于脾虚食少、久泻不止、肺虚喘咳、肾虚遗精、带下、尿频、虚热消渴。麸炒山药补脾健胃。用于脾虚食少、泄泻便溏、白带过多。

【贮藏】置通风干燥处，防蛀。

射干

【来源】本品为鸢尾科植物射干的干燥根茎。春初刚发芽或秋末茎叶枯萎时采挖，除去须根和泥沙，干燥。

【炮制方法】净选：除去杂质。

【成品性状】本品呈不规则形或长条形的薄片。外表皮黄褐色、棕褐色或黑褐色，皱缩，可见残留的须根和须根痕，有的可见环纹。切面淡黄色或鲜黄色，具散在筋脉小点或筋脉纹，有的可见环纹。气微，味苦、微辛。

【质量标准】炮制品：净选后，杂质率不得超过2%。

【性味与归经】苦，寒。归肺经。

【功能与主治】清热解毒，消痰，利咽。用于热毒痰火郁结、咽喉肿痛、痰涎壅盛、咳嗽气喘。

【贮藏】置干燥处。

升麻

【来源】本品为毛茛科植物大三叶升麻的干燥根茎。秋季采挖，除去泥沙，晒至须根干时，燎去或除去须根，晒干。

【设备】不锈钢润药机、QJY-300型直切式切药机、CT-G型热风循环烘箱。

【炮制方法】1.净选：除去杂质。

2.润制：过不锈钢润药机将药材加水浸泡1小时。

3.切制：将淘洗过后的药材用直切式切药机切成5 mm～10 mm厚片。

4.烘干：用CT-G型热风循环烘箱80±2℃温度干燥，烘干过程及时倒炕。

【成品性状】本品为不规则的片状，多分枝，呈结节状，表面黑褐色或棕褐色，粗糙不平，有坚硬的细须根残留，体轻，质坚硬，不易折断。气微，味微苦而涩。

【质量标准】炮制品：1.净选后，杂质率不得超过2%。

2.切制后，厚度应在5 mm～10 mm，超出此范围的不得超过20%。

3.烘干后，应干湿均匀，水分不得超过13%。

【性味与归经】辛、微甘，微寒。归肺、脾、胃、大肠经。

【功能与主治】发表透疹，清热解毒，升举阳气。用于风热头痛、齿痛、口疮、咽喉肿痛、麻疹不透、阳毒发斑、脱肛、子宫脱垂。

【贮藏】置通风干燥处。

升麻炭

【来源】本品为升麻的炮制加工品。

【设备】不锈钢润药机、QJY-300 型直切式切药机、CY 型炒药机。

【炮制方法】1. 净选：除去杂质。

2. 润制：过不锈钢润药机将药材加水浸泡 1 小时。

3. 切制：将淘洗过后的药材用直切式切药机切成 5 mm~10 mm 厚片。

4. 炒制：将 CY 型炒药机温度设置 270℃、频率 10Hz，锅体加热后，每次放入升麻片约 20 kg，照炒炭法（炮制通则）炒 30 分钟左右，至外呈黑色，内呈黑褐色。

【成品性状】本品形如升麻片，表面黑色，折断面黑褐色。

【质量标准】炮制品：1. 净选后，杂质率不得超过 2%。

2. 切制后，厚度应在 5 mm~10 mm，超出此范围的不得超过 20%

3. 炒制后，表面黑色，折断面黑褐色。体轻，质脆，易折断。

【性味与归经】辛、微甘，微寒。归肺、脾、胃、大肠经。

【功能与主治】发表透疹，清热解毒，升举阳气。用于风热头痛、齿痛、口疮、咽喉肿痛、麻疹不透、阳毒发斑、脱肛、子宫脱垂。升麻炭缓和散风作用。

【贮藏】置通风干燥处。

蜜升麻

【来源】本品为升麻的炮制加工品。

【设备】不锈钢润药机、QJY-300 型直切式切药机、CT-G 型热风循环烘箱、CY 型炒药机。

【炮制方法】1. 净选：除去杂质。

2. 润制：过不锈钢润药机将药材加水浸泡 1 小时。

3. 切制：将润制过后的药材用直切式切药机切成 5 mm~10 mm 厚片。

4. 烘干：用 CT-G 型热风循环烘箱 80±2℃温度干燥，烘干过程及时倒炕。

5. 蜜炙：取烘干后的升麻饮片 40 kg 左右，用 CY 型炒药机控制温度 270℃、频率 20Hz，照蜜炙法炒 5~15 分钟，炒至不粘手为度，取出，放凉。

【成品性状】形如升麻片，黄棕色或棕褐色，味甜。

【质量标准】炮制品：1. 净选后，杂质率不得超过 2%。

2. 切制后，厚度应在 5 mm～10 mm，超出此范围的不得超过 20%。

3. 烘干后，应干湿均匀，水分不得超过 13%。

4. 蜜炙后，表面黄棕色或棕褐色，味甜。

【性味与归经】辛、微甘，微寒。归肺、脾、胃、大肠经。

【功能与主治】发表透疹，清热解毒，升举阳气。用于风热头痛、齿痛、口疮、咽喉肿痛、麻疹不透、阳毒发斑、脱肛、子宫脱垂。蜜升麻减轻散风作用。用于阴虚下陷。

【贮藏】密闭，贮于阴凉干燥处。

石菖蒲

【来源】本品为天南星科植物石菖蒲的干燥根茎。

【设备】XY 型中药材淘药机、QJY-300 型直切式切药机、CT-G 型热风循环烘箱。

【炮制方法】1. 净选：除去杂质。

2. 淘洗：过淘药机将药材淘洗干净。

3. 切制：将淘洗过后的药材用直切式切药机切成 4 mm～6 mm 厚片。

4. 烘干：用 CT-G 型热风循环烘箱 60±5℃温度干燥，烘干过程及时倒炕。

【成品性状】本品呈扁圆形或长条形的厚片。外表皮棕褐色或灰棕色，有的可见环节及根痕。切面纤维性，类白色或微红色，有明显环纹及油点。气芳香，味苦、微辛。

【质量标准】炮制品：1. 净选后，杂质率不得超过 2%。

2. 切制后，长度应在 4 mm～6 mm，超出此范围的不得超过 20%。

3. 烘干后，应干湿均匀，水分不得超过 14%。

【性味与归经】辛、苦，温。归心、胃经。

【功能与主治】开窍豁痰，醒神益智，化湿开胃。用于神昏癫痫、健忘失眠、耳鸣耳聋、脘痞不饥、噤口下痢。

【贮藏】置干燥处，防霉。

太子参

【来源】本品为石竹科植物孩儿参的干燥块根。夏季茎叶大部分枯萎时采挖，洗净，除去须根，置沸水中略烫后晒干或直接晒干。

【炮制方法】净选：除去杂质。

【成品性状】本品呈细长纺锤形或细长条形，稍弯曲，长 3 cm～10 cm，直径 0.2 cm～0.6 cm。表面灰黄色至黄棕色，较光滑，微有纵皱纹，凹陷处有须根痕。

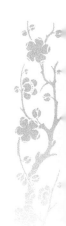

顶端有茎痕。质硬而脆，断面较平坦，周边淡黄棕色，中心淡黄白色，角质样。气微，味微甘。

【质量标准】炮制品：净选后，杂质率不得超过 2%。

【性味与归经】甘、微苦，平。归脾、肺经。

【功能与主治】益气健脾，生津润肺。用于脾虚体倦、食欲缺乏、病后虚弱、气阴不足、自汗口渴、肺燥干咳。

【贮藏】置通风干燥处，防潮，防蛀。

天冬

【来源】本品为百合科植物天冬的干燥块根。秋、冬二季采挖，洗净，除去茎基和须根，置沸水中煮或蒸至透心，趁热除去外皮，洗净，干燥。

【设备】JD 型切断式切药机、300 型剁刀式切药机、CT-G 型热风循环烘箱。

【炮制方法】1. 净选：除去杂质。

2. 切制：先将净选后的天冬用切断式切药机切开，再用剁刀式切药机切成不规则颗粒。

3. 烘干：用 CT-G 型热风循环烘箱 80±2℃温度干燥，烘干过程及时倒炕。

【成品性状】本品为不规则的颗粒。外表面黄白色至淡黄棕色，半透明，光滑或具深浅不等的纵皱纹，偶有残存的灰棕色外皮。质硬或柔润，有黏性。切面角质样，中柱黄白色。气微，味甜、微苦。

【质量标准】炮制品：1. 净选后，杂质率不得超过 2%。

2. 切制后，应大小均匀。

3. 烘干后，应干湿均匀，水分不得超过 16%。

【性味与归经】甘、苦，寒。归肺、肾经。

【功能与主治】养阴润燥，清肺生津。用于肺燥干咳、顿咳痰黏、腰膝酸痛、骨蒸潮热、内热消渴、热病津伤、咽干口渴、肠燥便秘。

【贮藏】置通风干燥处，防霉，防蛀。

天花粉

【来源】本品为葫芦科植物栝楼或双边栝楼的干燥根。秋、冬二季采挖，洗净，除去外皮，切段或纵剖成瓣，干燥。

【设备】XY 型中药材淘药机、JD 型切粒机、CT-G 型热风循环烘箱。

【炮制方法】1. 净选：除去杂质。

2. 淘洗：过淘药机将药材淘洗干净。

3. 切制：将淘洗过后的药材用切粒机切粗颗粒。

4. 烘干：用 CT-G 型热风循环烘箱 80±5℃ 温度干燥，烘干过程及时倒炕。

【成品性状】本品呈不规则的粗颗粒。外表皮黄白色或淡棕黄色。切面可见黄色木质部小孔，略呈放射状排列。气微，味微苦。

【质量标准】炮制品：1. 净选后，杂质率不得超过 2%。

2. 切制后，粗颗粒应大小均匀。

3. 烘干后，应干湿均匀，水分不得超过 15%。

【性味与归经】甘、微苦，微寒。归肺、胃经。

【功能与主治】清热泻火，生津止渴，消肿排脓。用于热病烦渴、肺热燥咳、内热消渴、疮疡肿毒。

【注意】孕妇慎用，不宜与川乌、制川乌、草乌、制草乌、附子同用。

【贮藏】置干燥处，防蛀。

天麻

【来源】本品为兰科植物天麻的干燥块茎。立冬后至次年清明前采挖，立即洗净，蒸透，敞开低温干燥。

【设备】XY 型中药材淘药机、JD 型切粒机、CT-G 型热风循环烘箱。

【炮制方法】1. 净选：除去杂质。

2. 淘洗：过淘药机将药材淘洗干净。

3. 切制：将淘洗过后的药材用切粒机切粗颗粒。

4. 烘干：用 CT-G 型热风循环烘箱 80±2℃ 温度干燥，烘干过程及时倒炕。

【成品性状】本品呈不规则的粗颗粒，外表皮淡黄色至黄棕色，有时可见点状排成的横环纹。切面黄白色至淡棕色。角质样，半透明。气微，味甘。

【质量标准】炮制品：1. 净选后，杂质率不得超过 2%。

2. 切制后，粗颗粒应大小均匀。

3. 烘干后，应干湿均匀，水分不得超过 12%。

【性味与归经】甘，平。归肝经。

【功能与主治】息风止痉，平抑肝阳，祛风通络。用于小儿惊风、癫痫抽搐、破伤风、头痛眩晕、手足不遂、肢体麻木、风湿痹痛。

【贮藏】置通风干燥处，防蛀。

制天南星

【来源】本品为天南星的炮制加工品。

【炮制方法】净选：除去杂质。

【成品性状】本品呈类圆形或不规则形的薄片。黄色或淡棕色，质脆易碎，断面角质状。气微，味涩，微麻。

【质量标准】炮制品：净选后，杂质率不得超过 2%。

【性味与归经】苦、辛，温；有毒。归肺、肝、脾经。

【功能与主治】燥湿化痰，祛风止痉，散结消肿。用于顽痰咳嗽、风痰眩晕、中风痰壅、口眼㖞斜、半身不遂、癫痫、惊风、破伤风；外用治痈肿、蛇虫咬伤。

【注意】孕妇慎用。

【贮藏】置通风干燥处，防霉、防蛀。

天葵子

【来源】本品为毛茛科植物天葵的干燥块根。夏初采挖，洗净，干燥，除去须根。

【设备】XY 型中药材淘药机、QJY-300 型直切式切药机、CT-G 型热风循环烘箱。

【炮制方法】1. 净选：除去杂质。

2. 淘洗：过淘药机将药材淘洗干净。

3. 切制：将淘洗过后的药材用直切式切药机切成 4 mm~6 mm 厚片。

4. 烘干：用 CT-G 型热风循环烘箱 60±5℃温度干燥，烘干过程及时倒炕。

【成品性状】本品呈不规则短柱状、纺锤状或块状，略弯曲。表面暗褐色至灰黑色外被数层黄褐色鞘状鳞片。质较软，易折断，断面皮部类白色，木部黄白色或黄棕色，略呈放射状。气微，味甘、微苦辛。

【质量标准】炮制品：1. 净选后，杂质率不得超过 2%。

2. 切制后，厚度应在 4 mm~6 mm，超出此范围的不得超过 20%。

3. 烘干后，应干湿均匀，水分不得超过 15%。

【性味与归经】味甘、苦，性寒。归肝、胃经。

【功能与主治】清热解毒，消肿散结。用于痈肿疔疮、乳痈、瘰疬、蛇虫咬伤。

【贮藏】置通风干燥处。

土贝母

【来源】本品为葫芦科植物土贝母的干燥块茎。秋季采挖，洗净，掰开，煮至无白心，取出，晒干。

【设备】JD 型切粒机。

【炮制方法】1. 净选：除去杂质。

2. 破碎：将药材用切粒机进行破碎。

【成品性状】本品为不规则的块，大小不等。表面淡红棕色或暗棕色，凹凸不平。质坚硬，不易折断，断面角质样，气微，味微苦。

【质量标准】炮制品：1.净选后，杂质率不得超过2%。

2.切制后，粗颗粒应大小均匀。

【性味与归经】苦，微寒。归肺、脾经。

【功能与主治】解毒，散结，消肿。用于乳痈、瘰疬、痰核。

【贮藏】置通风干燥处。

土大黄

【来源】本品为蓼科植物巴天酸模或皱叶酸模的干燥根。秋季采挖，除去茎叶及须根，洗净，趁鲜切厚片，晒干。

【炮制方法】净选：除去杂质。

【成品性状】本品为不规则的厚片。外表皮粗糙，有纵皱纹，切面淡黄色或灰黄色。质坚硬。气微，味苦、微涩。

【质量标准】炮制品：净选后，杂质率不得超过2%。

【性味与归经】苦、辛，凉。归心、肺经。

【功能与主治】清热解毒，止血，祛瘀，通便，杀虫。用于肺痈、肺痨咯血、衄血、便秘、流行性乙型脑炎、肝炎。外治跌扑损伤、烧烫伤、痈疖肿毒、流行性腮腺炎、疥疮、湿疹、皮炎。

【贮藏】置通风干燥处，防蛀。

土茯苓

【来源】本品为百合科植物光叶菝葜的干燥根茎。夏、秋二季采挖，除去须根，洗净，趁鲜切成薄片，干燥。

【炮制方法】净选：除去杂质。

【成品性状】本品呈长圆形或不规则的薄片，边缘不整齐。切面黄白色或红棕色，粉性，可见点状维管束及多数小亮点；以水湿润后有黏滑感。气微，味微甘、涩。

【质量标准】炮制品：净选后，杂质率不得超过2%。

【性味与归经】甘、淡，平。归肝、胃经。

【功能与主治】解毒，除湿，通利关节。用于梅毒及汞中毒所致的肢体拘挛、筋骨疼痛、湿热淋浊、带下、痈肿、瘰疬、疥癣。

【贮藏】置通风干燥处。

威灵仙

【来源】本品为毛茛科植物威灵仙、棉团铁线莲或东北铁线莲的干燥根和根茎。

【设备】XY型中药材淘药机、QJY-300型直切式切药机、CT-G型热风循环烘箱。

【炮制方法】1.净选：除去杂质。

2.淘洗：过淘药机将药材淘洗干净。

3.切制：将淘洗过后的药材用直切式切药机切10 mm～15 mm段。

4.烘干：用CT-G型热风循环烘箱80±2℃温度干燥，烘干过程及时倒炕。

【成品性状】本品呈不规则的段。表面黑褐色、棕褐色或棕黑色，有细纵纹，有的皮部脱落，露出黄白色木部。切面皮部较广，木部淡黄色，略呈方形或近圆形，皮部与木部间常有裂隙。

【质量标准】炮制品：1.净选后，杂质率不得超过2%。

2.切制后，长度应在10 mm～15 mm，超出此范围的不得超过20%。

3.烘干后，应干湿均匀，水分不得超过15%。

【性味与归经】辛、咸，温。归膀胱经。

【功能与主治】祛风湿，通经络。用于风湿痹痛、肢体麻木、筋脉拘挛、屈伸不利。

【贮藏】置干燥处。

乌药

【来源】本品为樟科植物乌药的干燥块根。全年均可采挖，除去细根，洗净，趁鲜切片，晒干，或直接晒干。

【炮制方法】净选：除去杂质。

【成品性状】本品呈类圆形的厚片。外表皮黄棕色或黄褐色。切面黄白色或淡黄棕色，射线放射状，可见年轮环纹。质脆。气香，味微苦、辛，有清凉感。

【质量标准】炮制品：净选后，杂质率不得超过2%。

【性味与归经】辛，温。归肺、脾、肾、膀胱经。

【功能与主治】行气止痛，温肾散寒。用于寒凝气滞、胸腹胀痛、气逆喘急、膀胱虚冷、遗尿尿频、疝气疼痛、经寒腹痛。

【贮藏】置阴凉干燥处，防蛀。

细辛

【来源】本品为马兜铃科植物北细辛的干燥根和根茎。夏季果熟期或初秋采挖，除净地上部分和泥沙，阴干。

【设备】XY型中药材淘药机、QJY-300型直切式切药机、CT-G型热风循环烘箱。

【炮制方法】1.净选：除去杂质。

2.淘洗：过淘药机将药材淘洗干净。

3.切制：将淘洗过后的药材用直切式切药机切10 mm～15 mm段。

4.烘干：用CT-G型热风循环烘箱60±5℃温度干燥，烘干过程及时倒炕。

【成品性状】本品呈不规则的段。根茎呈不规则圆形，外表皮灰棕色，有时可见环形的节。根细，表面灰黄色，平滑或具纵皱纹。切面黄白色或白色。气辛香，味辛辣、麻舌。

【质量标准】炮制品：1.净选后，杂质率不得超过2%。

2.切制后，长度应在10 mm～15 mm，超出此范围的不得超过20%。

3.烘干后，应干湿均匀，水分不得超过10%。

【性味与归经】辛，温。归心、肺、肾经。

【功能与主治】解表散寒，祛风止痛，通窍，温肺化饮。用于风寒感冒、头痛、牙痛、鼻塞流涕、鼻衄、鼻渊、风湿痹痛、痰饮喘咳。

【注意】不宜与藜芦同用。

【贮藏】置阴凉干燥处。

西洋参

【来源】本品为五加科植物西洋参的干燥根。均系栽培品，秋季采挖，洗净，晒干或低温干燥。

【设备】XY型中药材淘药机、JD型切粒机、CT-G型热风循环烘箱。

【炮制方法】1.净选：除去芦头及杂质。

2.淘洗：过淘药机将药材淘洗干净。

3.切制：将淘洗过后的药材用切粒机切粗颗粒。

4.烘干：用CT-G型热风循环烘箱80±2℃温度干燥，烘干过程及时倒炕。

【成品性状】本品呈不规则的粗颗粒，外表皮浅黄褐色。切面淡黄白至黄白色，形成层环棕黄色，皮部有黄棕色点状树脂道，近形成层环处较多而明显，木部略呈放射状纹理。气微而特异，味微苦、甘。

【质量标准】炮制品：1.净选后，杂质率不得超过2%。

2.切制后，粗颗粒应大小均匀，粗颗粒的形成率不得低于80%。

3.烘干后，应干湿均匀，水分不得超过13%。

【性味与归经】甘、微苦，凉。归心、肺、肾经。

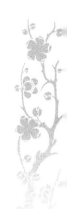

【功能与主治】补气养阴，清热生津。用于气虚阴亏、虚热烦倦、咳喘痰血、内热消渴、口燥咽干。

【注意】不宜与藜芦同用。

【贮藏】置阴凉干燥处，密闭，防蛀。

仙茅

【来源】本品为石蒜科植物仙茅的干燥根茎。秋、冬二季采挖，除去根头和须根，洗净，干燥。

【设备】XY 型中药材淘药机、JD 型切粒机、CT-G 型热风循环烘箱。

【炮制方法】1. 净选：除去杂质。

2. 淘洗：过淘药机将药材淘洗干净。

3. 切制：将淘洗过后的药材用切粒机切粗颗粒。

4. 烘干：用 CT-G 型热风循环烘箱 80±2℃温度干燥，烘干过程及时倒炕。

【成品性状】本品呈破碎状，可见外表皮棕色至褐色，粗糙，切面灰白色至棕褐色，有多数棕色小点，中间有深色环纹。气微香，味微苦、辛。

【质量标准】炮制品：1. 净选后，杂质率不得超过 2%。

2. 切制后，粗颗粒应大小均匀。

3. 烘干后，应干湿均匀，水分不得超过 13%。

【性味与归经】辛，热；有毒。归肾、肝、脾经。

【功能与主治】补肾阳，强筋骨，祛寒湿。用于阳痿精冷、筋骨痿软、腰膝冷痛、阳虚冷泻。

【贮藏】置干燥处，防霉，防蛀。

香附

【来源】本品为莎草科植物莎草的干燥根茎。秋季采挖，燎去毛须，置沸水中略煮或蒸透后晒干，或燎后直接晒干。

【设备】YB 型压扁机。

【炮制方法】1. 净选：除去毛须及杂质。

2. 破碎：将药材用压扁机进行破碎过 16 号筛。

【成品性状】本品为不规则碎粒块。外表皮棕褐色或黑褐色，有时可见环节。切面色白或黄棕色，质硬，内皮层环纹明显。气香，味微苦。

【质量标准】炮制品：1. 净选后，杂质率不得超过 2%。

2. 破碎后，破碎率不得低于 80%，16 号筛通过率不低于 90%。

【性味与归经】辛、微苦、微甘，平。归肝、脾、三焦经。

【功能与主治】疏肝解郁，理气宽中，调经止痛。用于肝郁气滞、胸胁胀痛、疝气疼痛、乳房胀痛、脾胃气滞、脘腹痞闷、胀满疼痛、月经不调、经闭痛经。

【贮藏】置阴凉干燥处，防蛀。

醋香附

【来源】本品为香附的炮制加工品。

【设备】YB 型压扁机、CY 型炒药机。

【炮制方法】1.净选：除去毛须及杂质。

2.破碎：将药材用压扁机进行破碎。

3.醋炙：取破碎后的香附饮片 45 kg 左右，加入醋搅拌均匀，闷润至醋汁吸尽；控制 CY 型炒药机温度 270℃、频率 20Hz，照醋炙法炒 10~15 分钟，至表面黑褐色时，取出。

【成品性状】本品形如香附粒，表面黑褐色。微有醋香气，味微苦。

【质量标准】炮制品：1.净选后，杂质率不得超过 2%。

2.破碎后，破碎率不得低于 80%。

3.醋炙后，应微有醋香味，无焦煳残片。

【性味与归经】辛、微苦、微甘，平。归肝、脾、三焦经。

【功能与主治】疏肝解郁，理气宽中，调经止痛。用于肝郁气滞、胸胁胀痛、疝气疼痛、乳房胀痛、脾胃气滞、脘腹痞闷、胀满疼痛、月经不调、经闭痛经。

【贮藏】置阴凉干燥处，防蛀。

薤白

【来源】本品为百合科植物小根蒜或薤的干燥鳞茎。夏、秋二季采挖，洗净，除去须根，蒸透或置沸水中烫透，晒干。

【炮制方法】净选：除去杂质。

【成品性状】呈不规则卵圆形，高 0.5 cm~1.5 cm，直径 0.5 cm~1.8 cm。表面黄白色或淡黄棕色，皱缩，半透明，有类白色膜质鳞片包被，底部有突起的鳞茎盘。质硬，角质样。有蒜臭，味微辣。

【质量标准】炮制品：净选后，杂质率不得超过 2%。

【性味与归经】辛、苦，温。归心、肺、胃、大肠经。

【功能与主治】通阳散结，行气导滞。用于胸痹心痛、脘腹痞满胀痛、泻痢后重。

【贮藏】置干燥处，防蛀。

续断

【来源】本品为川续断科植物川续断的干燥根。秋季采挖，除去根头和须根，用微火烘至半干，堆置"发汗"至内部变绿色时，再烘干。

【设备】JD 型切粒机。

【炮制方法】1.净选：除去杂质。

2.切制：将淘洗过后的药材用切粒机过 16 号筛切粗颗粒。

【成品性状】本品为不规则的颗粒。外表皮灰褐色至黄褐色，有纵皱。切面皮部墨绿色或棕褐色，木部灰黄色或黄褐色，可见放射状排列的导管束纹，形成层部位多有深色环。气微，味苦、微甜而涩。

【质量标准】炮制品：1.净选后，杂质率不得超过 2%。

2.切制后，粗颗粒应大小均匀。

【性味与归经】苦、辛，微温。归肝、肾经。

【功能与主治】补肝肾，强筋骨，续折伤，止崩漏。用于肝肾不足、腰膝酸软、风湿痹痛、跌扑损伤、筋伤骨折、崩漏、胎漏。

【贮藏】置干燥处，防蛀。

酒续断

【来源】本品为川续断的加工炮制品。

【设备】不锈钢润药机、QJY-300 型直切式切药机、CT-G 型热风循环烘箱、CY 型炒药机。

【炮制方法】1.净选：除去杂质。

2.润制：将净选后的续断润制 2 小时。

3.切制：将润透后的药材用直切式切药机切成 4 mm~6 mm 厚片。

4.烘干：用 CT-G 型热风循环烘箱 80±2℃温度干燥，烘干过程及时倒炕。

5.酒炙：将川续断片用黄酒拌匀，闷润，用 CY 型炒药机照酒炙法炒 20~30 分钟至微带黑色。每 100 kg 药材用黄酒 10 kg。

【成品性状】本品形如续断片，表面浅黑色或灰褐色，略有酒香气。

【质量标准】炮制品：1.净选后，杂质率不得超过 2%。

2.切制后，厚度应在 4 mm~6 mm，超出此范围的不得超过 20%。

3.烘干后，应干湿均匀，水分不得超过 10%。

【性味与归经】苦、辛，微温。归肝、肾经。

【功能与主治】补肝肾，强筋骨，续折伤，止崩漏。用于肝肾不足、腰膝酸软、风湿痹痛、跌扑损伤、筋伤骨折、崩漏、胎漏。

【贮藏】置干燥处，防蛀。

盐续断

【来源】本品为川续断的加工炮制品。

【设备】不锈钢润药机、QJY-300 型直切式切药机、CT-G 型热风循环烘箱、CY 型炒药机。

【炮制方法】1.净选：除去杂质。

2.润制：将净选后的续断润制 2 小时。

3.切制：将润透后的药材用直切式切药机切成 4 mm~6 mm 厚片。

4.烘干：用 CT-G 型热风循环烘箱 80 ± 2℃温度干燥，烘干过程及时倒炕。

5.盐炙：将川续断片用盐水拌匀，闷润，用 CY 型炒药机照盐炙法炒 20~30 分钟至微带黑色。每 100 kg 药材用盐 20 kg。

【成品性状】本品形如续断片，表面黑褐色，味微咸。

【质量标准】炮制品：1.净选后，杂质率不得超过 2%。

2.切制后，厚度应在 4 mm~6 mm，超出此范围的不得超过 20%。

3.烘干后，应干湿均匀，水分不得超过 10%。

【性味与归经】苦、辛，微温。归肝、肾经。

【功能与主治】补肝肾，强筋骨，续折伤，止崩漏。用于肝肾不足、腰膝酸软、风湿痹痛、跌扑损伤、筋伤骨折、崩漏、胎漏。

【贮藏】置干燥处，防蛀。

玄参

【来源】本品为玄参科植物玄参的干燥根。冬季茎叶枯萎时采挖，除去根茎、幼芽、须根及泥沙，晒或烘至半干，堆放 3~6 天，反复数次至干燥。

【设备】XY 型中药材淘药机、QJY-300 型直切式切药机、CT-G 型热风循环烘箱。

【炮制方法】1.净选：除去杂质。

2.淘洗：过淘药机将润后的药材淘洗干净。

3.切制：将淘洗过后的药材用直切式切药机切成 5 mm~10 mm 厚片。

4.烘干：用 CT-G 型热风循环烘箱 80 ± 2℃温度干燥，烘干过程及时倒炕。

【成品性状】本品呈类圆形或椭圆形的厚片。外表皮灰黄色或灰褐色。切面黑色，微有光泽，有的具裂隙。气特异似焦糖，味甘、微苦。

【质量标准】炮制品：1.净选后，杂质率不得超过 2%。

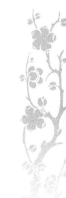

2. 切制后，厚度应在 5 mm～10 mm，超出此范围的不得超过 20%。

3. 烘干后，应干湿均匀，水分不得超过 16%。

【性味与归经】甘、苦、咸，微寒。归肺、胃、肾经。

【功能与主治】清热凉血，滋阴降火，解毒散结。用于热入营血、温毒发斑、热病伤阴、舌绛烦渴、津伤便秘、骨蒸劳嗽、目赤、咽痛、白喉、瘰疬、痈肿疮毒。

【注意】不宜与藜芦同用。

【贮藏】置干燥处，防霉，防蛀。

徐长卿

【来源】本品为萝藦科植物徐长卿的干燥根和根茎。秋季采挖，除去杂质，阴干。

【设备】QJY-300 型直切式切药机、CT-G 型热风循环烘箱。

【炮制方法】1. 净选：除去杂质。

2. 切制：将净选后的药材用直切式切药机切 10 mm～15 mm 长段。

3. 烘干：用 CT-G 型热风循环烘箱 60±2℃温度干燥，烘干过程及时倒炕。

【成品性状】本品呈不规则的段。根茎有节，四周着生多数根。根圆柱形，表面淡黄白色至淡棕黄色或棕色，有细纵皱纹。切面粉性，皮部类白色或黄白色，形成层环淡棕色，木部细小。气香，味微辛凉。

【质量标准】炮制品：1. 净选后，杂质率不得超过 2%。

2. 切制后，长度应在 10 mm～15 mm，超出此范围的不得超过 20%。

3. 烘干后，应干湿均匀，水分不得超过 15%。

【性味与归经】辛，温。归肝、胃经。

【功能与主治】祛风，化湿，止痛，止痒。用于风湿痹痛、胃痛胀满、牙痛、腰痛、跌扑伤痛、风疹、湿疹。

【贮藏】置阴凉干燥处。

延胡索

【来源】本品为罂粟科植物延胡索的干燥块茎。夏初茎叶枯萎时采挖，除去须根，洗净，置沸水中煮至恰无白心时，取出，晒干。

【设备】XY 型淘药机、YB 型压扁机、CT-G 型热风循环烘箱。

【炮制方法】1. 净选：除去杂质。

2. 冲洗：将药材冲洗干净。

3. 切制：用压扁机将药材进行破碎。

4.烘干：用CT-G型热风循环烘箱80±2℃温度干燥，烘干过程及时倒炕。

【成品性状】本品为不规则的颗粒状。外表皮黄色或黄褐色，有不规则细皱纹。切面黄色，角质样，具蜡样光泽。气微，味苦。

【质量标准】炮制品：1.净选后，杂质率不得超过2%。

2.切制后，大小均匀，未破碎者不得超过5%。

3.烘干后，应干湿均匀，水分不得超过15%。

【性味与归经】辛、苦，温。归肝、脾经。

【功能与主治】活血，行气，止痛。用于胸胁、脘腹疼痛、胸痹心痛、经闭痛经、产后瘀阻、跌扑肿痛。

【贮藏】置干燥处，防蛀。

醋延胡索

【来源】本品为延胡索的炮制加工品。

【设备】XY型淘药机、YB型压扁机、多功能提取罐。

【炮制方法】1.净选：除去杂质并干洗。

2.切制：将干洗后的物料用压扁机将药材进行破碎。

3.醋炙：将破碎后的延胡索饮片用醋搅拌均匀，闷润至醋汁吸尽；控制CY型炒药机温度130℃、频率20Hz，照醋炙法炒10~15分钟，炒干取出。每100kg待炮制品用醋20kg。

【成品性状】本品为不规则的粗颗粒，形如延胡索颗粒。表面和切面黄褐色，质较硬，微具醋香气。

【质量标准】炮制品：1.净选后，杂质率不得超过2%。

2.压扁后，大小均匀，未破碎者不得超过5%。

3.炒制后，应干湿均匀，水分不得超过15%。

【性味与归经】辛、苦，温。归肝、脾经。

【功能与主治】活血，行气，止痛。用于胸胁、脘腹疼痛、胸痹心痛、经闭痛经、产后瘀阻、跌扑肿痛。

【贮藏】置干燥处，防蛀。

银柴胡

【来源】本品为石竹科植物银柴胡的干燥根。春、夏间植株萌发或秋后茎叶枯萎时采挖；栽培品于种植后第3年9月中旬或第4年4月中旬采挖，除去残茎、须根及泥沙，晒干。

【设备】XY 型中药材淘药机、QJY-300 型直切式切药机、CT-G 型热风循环烘箱。

【炮制方法】1. 净选：除去杂质。

2. 淘洗：过淘药机将药材淘洗干净。

3. 切制：将淘洗过后的药材用直切式切药机切成 4 mm~6 mm 厚片。

4. 烘干：用 CT-G 型热风循环烘箱 80±2℃温度干燥，烘干过程及时倒炕。

【成品性状】本品呈类圆柱形厚片，表面浅棕黄色至浅棕色，断面不平坦，较疏松，有裂隙，皮部甚薄，木部有黄、白色相间的放射状纹理。气微，味甘。

【质量标准】炮制品：1. 净选后，杂质率不得超过 2%。

2. 切制后，厚度应在 4 mm~6 mm，超出此范围的不得超过 20%。

3. 烘干后，应干湿均匀，水分不得超过 13%。

【性味与归经】甘，微寒。归肝、胃经。

【功能与主治】清虚热，除疳热。用于阴虚发热、骨蒸劳热、小儿疳热。

【贮藏】置通风干燥处，防蛀。

郁金

【来源】本品为姜科植物温郁金、姜黄、广西莪术或蓬莪术的干燥块根。前两者分别习称"温郁金"和"黄丝郁金"，其余按性状不同习称"桂郁金"或"绿丝郁金"。冬季茎叶枯萎后采挖，除去泥沙和细根，蒸或煮至透心，干燥。

【设备】XY 型中药材淘药机、JD 型切粒机、CT-G 型热风循环烘箱。

【炮制方法】1. 净选：除去杂质。

2. 淘洗：过淘药机将药材淘洗干净。

3. 破碎：将淘洗过后的药材用切粒机进行破碎。

4. 烘干：用 CT-G 型热风循环烘箱 80±2℃温度干燥，烘干过程及时倒炕。

【成品性状】本品呈不规则的粗颗粒。外表皮灰黄色、灰褐色至灰棕色，具不规则的纵皱纹。切面灰棕色、橙黄色至灰黑色。角质样，内皮层环明显。

【质量标准】炮制品：1. 净选后，杂质率不得超过 2%。

2. 破碎后，应大小均匀。

3. 烘干后，应干湿均匀，水分不得超过 15%。

【性味与归经】辛、苦，寒。归肝、心、肺经。

【功能与主治】活血止痛，行气解郁，清心凉血，利胆退黄。用于胸胁刺痛、胸痹心痛、经闭痛经、乳房胀痛、热病神昏、癫痫发狂、血热吐衄、黄疸尿赤。

【注意】不宜与丁香、母丁香同用。

【贮藏】置干燥处，防蛀。

醋郁金

【来源】本品为郁金的加工炮制品。

【设备】XY 型淘药机、YB 型压扁机、多功能提取罐。

【炮制方法】1. 净选：除去杂质并干洗。

2. 切制：将干洗后的物料用压扁机将药材进行破碎。

3. 醋炙：将破碎后的郁金饮片用醋搅拌均匀，闷润至醋汁吸尽；控制 CY 型炒药机温度 130℃、频率 20Hz，照醋炙法炒 10~15 分钟，炒干取出。每 100 kg 待炮制品用醋 20 kg。

【成品性状】本品为不规则的粗颗粒。表面黄褐色至黑色，带焦斑；断面角质样；质坚实，有醋香气。

【质量标准】炮制品：1. 净选后，杂质率不得超过 2%。

2. 压扁后，大小均匀，未破碎者不得超过 5%。

3. 炒制后，应干湿均匀，水分不得超过 15%。

【性味与归经】辛、苦，寒。归肝、心、肺经。

【功能与主治】活血止痛，行气解郁，清心凉血，利胆退黄。用于胸胁刺痛、胸痹心痛、经闭痛经、乳房胀痛、热病神昏、癫痫发狂、血热吐衄、黄疸尿赤。醋郁金增强疏肝止痛作用、用于产后心痛。

【注意】不宜与丁香、母丁香同用。

【贮藏】密闭，置阴凉干燥处，防蛀。

玉竹

【来源】本品为百合科植物玉竹的干燥根茎。秋季采挖，除去须根，洗净，晒至柔软后，反复揉搓、晾晒至无硬心，晒干；或蒸透后，揉至半透明，晒干。

【设备】XY 型中药材淘药机、QJY-300 型直切式切药机、CT-G 型热风循环烘箱。

【炮制方法】1. 净选：除去杂质。

2. 淘洗：过淘药机将药材淘洗干净。

3. 切制：将淘洗过后的药材用直切式切药机切 10 mm~15 mm 段。

4. 烘干：用 CT-G 型热风循环烘箱 80±2℃温度干燥，烘干过程及时倒炕。

【成品性状】本品呈不规则厚片或段。外表皮黄白色至淡黄棕色，半透明，有时可见环节。切面角质样或显颗粒性。气微，味甘，嚼之发黏。

【质量标准】炮制品：1. 净选后，杂质率不得超过 2%。

2. 切制后，长度应在 10 mm~15 mm，超出此范围的不得超过 20%。

3.烘干后，应干湿均匀，水分不得超过 16%。

【性味与归经】甘，微寒。归肺、胃经。

【功能与主治】养阴润燥，生津止渴。用于肺胃阴伤、燥热咳嗽、咽干口渴、内热消渴。

【贮藏】置通风干燥处，防霉，防蛀。

远志

【来源】本品为远志科植物远志或卵叶远志的干燥根。春、秋二季采挖，除去须根和泥沙，晒干。

【设备】XY 型中药材淘药机、QJY-300 型直切式切药机、CT-G 型热风循环烘箱。

【炮制方法】1.净选：除去杂质。

2.淘洗：过淘药机将药材淘洗干净。

3.切制：将淘洗过后的药材用直切式切药机切成 10 mm～15 mm 的段。

4.烘干：用 CT-G 型热风循环烘箱 60±5℃温度干燥，烘干过程及时倒炕。

【成品性状】本品呈圆柱形的段。外表皮灰黄色至灰棕色，有横皱纹。切面棕黄色，中空。气微，味苦、微辛，嚼之有刺喉感。

【质量标准】炮制品：1.净选后，杂质率不得超过 2%。

2.切制后，长度应在 10 mm～15 mm，超出此范围的不得超过 20%。

3.烘干后，应干湿均匀，水分不得过 12%。

【性味归经】苦、辛，温。归心、肾、肺经。

【功能主治】安神益智，交通心肾，祛痰，消肿。用于心肾不交引起的失眠多梦、健忘惊悸、神志恍惚、咳痰不爽、疮疡肿毒、乳房肿痛。

【贮藏】置通风干燥处。

蜜远志

【来源】本品为远志科植物远志或卵叶远志干燥根加工品。春、秋二季采挖，除去须根和泥沙，晒干。

【设备】XY 型中药材淘药机、QJY-300 型直切式切药机、CT-G 型热风循环烘箱、CY 型炒药机。

【炮制方法】1.净选：除去杂质。

2.淘洗：过淘药机将药材淘洗干净。

3.切制：将淘洗过后的药材用直切式切药机切成 10 mm～15 mm 的段。

4.烘干：用 CT-G 型热风循环烘箱 60±5℃温度干燥，烘干过程及时倒炕。

5. 蜜炙：将远志段 30 kg 左右用炼蜜拌匀，闷润至蜜被吸尽。控制 CY 型炒药机温度 270℃、频率 20Hz，照蜜炙法（河南省炮制规范）炒 10～20 分钟，至蜜被吸尽，药色深黄，略带焦斑，疏散不粘手。

每 100 kg 远志段，用炼蜜 18 kg。

【成品性状】 本品形如远志段，色泽加深，味甜。

【质量标准】远志炮制品：1.净选后，杂质率不得超过 2%。

2.切制后，长度应在 10 mm～15 mm，超出此范围的不得超过 20%。

3.烘干后，应干湿均匀，水分不得过 12%。

4.蜜炙后，疏散不粘手，炒焦者不得过 2%，应无焦煳残片。

【性味归经】 苦、辛，温。归心、肾、肺经。

【功能主治】安神益智，交通心肾，祛痰，消肿。用于心肾不交引起的失眠多梦、健忘惊悸、神志恍惚、咳痰不爽、疮疡肿毒、乳房肿痛。

【贮藏】置通风干燥处。

制远志

【来源】本品为远志科植物远志或卵叶远志干燥根的加工品。春、秋二季采挖，除去须根和泥沙，晒干。

【设备】XY 型中药材淘药机、QJY-300 型直切式切药机、多功能提取罐、CT-G 型热风循环烘箱。

【炮制方法】1.净选：除去杂质。

2.淘洗：过淘药机将药材淘洗干净。

3.切制：将淘洗过后的药材用直切式切药机切成 10 mm～15 mm 的段。

4.制炙：取切制过的甘草，装入麻袋中放入多功能提取罐内加水煎煮 2 次，每次 1 小时，合并滤液，使甘草水为药材量的 6～7 倍，加入净远志，控制多功能提取罐压力 ≤ 0.03MPa 蒸煮半个小时后放出。每 100 kg 远志，用甘草 6 kg。

5.烘干：将制炙后的药材用 CT-G 型热风循环烘箱 60±5℃温度干燥，烘干过程及时倒炕。

【成品性状】 本品形如远志段，表面黄棕色。味微甜。

【质量标准】远志炮制品：1.净选后，杂质率不得超过 2%。

2.切制后，长度应在 10 mm～15 mm，超出此范围的不得超过 20%。

3.制炙后，表面黄棕色。味微甜。

4.烘干后，应干湿均匀，水分不得过 12%。

【性味归经】苦、辛，温。归心、肾、肺经。

【功能主治】安神益智，交通心肾，祛痰，消肿。用于心肾不交引起的失眠多梦、健忘惊悸、神志恍惚、咳痰不爽、疮疡肿毒、乳房肿痛。

【贮藏】置通风干燥处。

泽泻

【来源】本品为泽泻科植物泽泻的干燥块茎。冬季茎叶开始枯萎时采挖，洗净，干燥，除去须根和粗皮。

【设备】不锈钢润药机、XY 型中药材淘药机、QJY-300 型直切式切药机、CT-G 型热风循环烘箱。

【炮制方法】1. 净选：除去杂质。

2. 闷润：用不锈钢润药机润 2 小时。

3. 淘洗：将润后的药材过淘药机淘洗干净。

4. 切制：将淘洗过的药材用旋料式切片机切成 4 mm~6 mm 厚片。

5. 烘干：用 CT-G 型热风循环烘箱 80±2℃温度干燥，烘干过程及时倒炕。

【成品性状】本品呈圆形或椭圆形厚片。外表皮淡黄色至淡黄棕色，可见细小突起的须根痕。切面黄白色至淡黄色，粉性，有多数细孔。气微，味微苦。

【质量标准】炮制品：1. 净选后，杂质率不得超过 2%。

2. 切制后，厚度应在 4 mm~6 mm，超出此范围的不得超过 20%。

3. 烘干后，应干湿均匀，水分不得超过 12%。

【性味与归经】甘、淡，寒。归肾、膀胱经。

【功能与主治】利水渗湿，泄热，化浊降脂。用于小便不利、水肿胀满、泄泻尿少、痰饮眩晕、热淋涩痛、高脂血症。

【贮藏】置干燥处，防蛀。

麸炒泽泻

【来源】本品为泽泻的炮制加工品。

【设备】不锈钢润药机、XY 型中药材淘药机、QJY-300 型直切式切药机、CT-G 型热风循环烘箱、CY 型炒药机。

【炮制方法】1. 净选：除去杂质。

2. 闷润：用不锈钢润药机润 2 小时。

3. 淘洗：将润后的药材过淘药机淘洗干净。

4. 切制：将淘洗过的药材用旋料式切片机切成 4 mm~6 mm 厚片。

5. 烘干：用 CT-G 型热风循环烘箱 80±2℃温度干燥，烘干过程及时倒炕。

6. 炒制：将麸皮置于 CY 型炒药机内即刻烟起，随即投入泽泻片约 30 kg，控制 CY 型炒药机温度 270℃、频率 20Hz，照麸炒法炒 10~20 分钟，至表面黄色。每 100 kg 泽泻用麸皮 10 kg。

【成品性状】本品形如泽泻片，表面微黄色，偶见焦斑。有香气。

【质量标准】炮制品：1.净选后，杂质率不得超过 2%。

2. 切制后，厚度应在 4 mm~6 mm，超出此范围的不得超过 20%。

3. 烘干后，应干湿均匀，水分不得超过 12%。

4. 炒制后，表面微黄色，偶见焦斑。有香气。

【性味与归经】甘、淡，寒。归肾、膀胱经。

【功能与主治】利水渗湿，泄热，化浊降脂。用于小便不利、水肿胀满、泄泻尿少、痰饮眩晕、热淋涩痛、高脂血症。

【贮藏】置干燥处，防蛀。

盐泽泻

【来源】本品为泽泻的炮制加工品。

【设备】不锈钢润药机、XY 型中药材淘药机、QJY-300 型直切式切药机、CT-G 型热风循环烘箱、CY 型炒药机。

【炮制方法】1.净选：除去杂质。

2. 闷润：用不锈钢润药机润 2 小时。

3. 淘洗：将润后的药材过淘药机淘洗干净。

4. 切制：将淘洗过的药材用旋料式切片机切成 4 mm~6 mm 厚片。

5. 烘干：用 CT-G 型热风循环烘箱 80±2℃干燥，烘干过程及时倒炕。

6. 炒制：将泽泻片约 30 kg，用盐水拌匀，闷润至盐水被吸尽，控制 CY 型炒药机温度 270℃、频率 20Hz，照盐炙法炒 10~20 分钟，至表面淡黄棕色或黄褐色，偶见焦斑。味微咸。

每 100 kg 泽泻用食盐 2 kg。

【成品性状】本品形如泽泻片，表面淡黄棕色或黄褐色，偶见焦斑。味微咸。

【质量标准】炮制品：1.净选后，杂质率不得超过 2%。

2. 切制后，厚度应在 4 mm~6 mm，超出此范围的不得超过 20%。

3. 烘干后，应干湿均匀，水分不得超过 12%。

4. 炒制后，表面淡黄棕色或黄褐色，偶见焦斑。味微咸。

【性味与归经】甘、淡，寒。归肾、膀胱经。

【功能与主治】利水渗湿，泄热，化浊降脂。用于小便不利、水肿胀满、泄泻尿少、痰饮眩晕、热淋涩痛、高脂血症。

【贮藏】置干燥处，防蛀。

浙贝母

【来源】本品为百合科植物浙贝母的干燥鳞茎。初夏植株枯萎时采挖，洗净。大小分开，大者除去芯芽，习称"大贝"；小者不去芯芽，习称"珠贝"。分别撞擦，除去外皮，拌以煅过的贝壳粉，吸去擦出的浆汁，干燥；或取鳞茎，大小分开，洗净，除去芯芽，趁鲜切成厚片，洗净，干燥，习称"浙贝片"。

【设备】XY型中药材淘药机、JD型切粒机、CT-G型热风循环烘箱。

【炮制方法】1.净选：除去杂质。

2.淘洗：过淘药机将药材淘洗干净。

3.切制：将淘洗过后的药材用切粒切粗颗粒。

4.烘干：用CT-G型热风循环烘箱80±2℃温度干燥，烘干过程及时倒炕。

【成品性状】本品呈不规则的颗粒，有的具心芽。外皮黄褐色或灰褐色，略皱缩；或淡黄白色，较光滑或被有白色粉末。切面微鼓起或平坦，灰白色或粉白色，略角质状或富粉性。多质坚硬，易折断；或质硬，断面灰白色或白色，有的浅黄棕色。气微，味苦，断面粉白色，富粉性。

【质量标准】炮制品：1.净选后，杂质率不得超过2%。

2.切制后，粗颗粒应大小均匀，未破碎者不得超过5%。

3.烘干后，应干湿均匀，水分不得超过18%。

【性味与归经】苦，寒。归肺、心经。

【功能与主治】清热化痰止咳，解毒散结消痈。用于风热咳嗽、痰火咳嗽、肺痈、乳痈、瘰疬、疮毒。

【注意】不宜与川乌、制川乌、草乌、制草乌、附子同用。

【贮藏】置干燥处，防蛀。

知母

【来源】本品为百合科植物知母的干燥根茎。春、秋二季采挖，除去须根和泥沙，晒干，习称"毛知母"。

【设备】不锈钢润药机、XY型中药材淘药机、ZQY型转盘式切药机、CT-G型热风循环烘箱。

【炮制方法】1.净选：除去杂质。

2.淘洗：将润后的药材过淘药机淘洗干净。

3. 闷润：用不锈钢润药机润至透心。

4. 切制：将润透的药材用转盘式切片机切成 4 mm~6 mm 厚片。

5. 烘干：用 CT-G 型热风循环烘箱 80±2℃ 温度干燥，烘干过程及时倒炕。

【成品性状】本品呈不规则类圆形的厚片。外表皮黄棕色或棕色，可见少量残存的黄棕色叶基纤维和凹陷或突起的点状根痕。切面黄白色至黄色。气微，味微甜、略苦，嚼之带黏性。

【质量标准】炮制品：1. 净选后，杂质率不得超过 2%。

2. 切制后，厚度应在 4 mm~6 mm，超出此范围的不得超过 20%。

3. 烘干后，应干湿均匀，水分不得超过 12%。

【性味与归经】苦、甘，寒。归肺、胃、肾经。

【功能与主治】清热泻火，滋阴润燥。用于外感热病、高热烦渴、肺热燥咳、骨蒸潮热、内热消渴、肠燥便秘。

【贮藏】置通风干燥处，防潮。

盐知母

【来源】本品为知母的炮制加工品。

【设备】不锈钢润药机、XY 型中药材淘药机、ZQY 型转盘式切药机、CY 型炒药机。

【炮制方法】1. 净选：除去杂质。

2. 淘洗：将润后的药材过淘药机淘洗干净。

3. 闷润：用不锈钢润药机润至透心。

4. 切制：将润透的药材用转盘式切片机切成 4 mm~6 mm 厚片。

5. 炒制：将知母片 50 kg 左右用盐水拌匀，闷润至盐水被吸尽，控制 CY 型炒药机温度 270℃、频率 20Hz，照盐炙法炒 12~15 分钟，炒干。

每 100 kg 药材用食盐 2 kg。

【成品性状】本品形如知母片，色黄或微带焦斑。味微咸。

【质量标准】炮制品：1. 净选后，杂质率不得超过 2%。

2. 炒制后，表面色黄或微带焦斑，无焦煳残片，味微咸。

【性味与归经】苦、甘，寒。归肺、胃、肾经。

【功能与主治】清热泻火，滋阴润燥。用于外感热病、高热烦渴、肺热燥咳、骨蒸潮热、内热消渴、肠燥便秘。

【贮藏】置通风干燥处，防潮。

苎麻根

【来源】为荨麻科植物苎麻的根。冬春季采挖，洗净，晒干。

【设备】XY 型中药材淘药机、QJY-300 型直切式切药机、CT-G 型热风循环烘箱。

【炮制方法】1. 净选：除去杂质。

2. 淘洗：过淘药机将药材淘洗干净。

3. 切制：将淘洗过后的药材用直切式切药机切成 4 mm～6 mm 厚片。

4. 烘干：用 CT-G 型热风循环烘箱 60±5℃温度干燥，烘干过程及时倒炕。

【成品性状】根略呈纺锤形，长约 10 cm，直径 1 cm～1.3 cm，表面灰棕色，有纵皱纹及横长皮孔。断面粉性。气微味淡，有黏性。

【质量标准】炮制品：1. 净选后，杂质率不得超过 2%。

2. 切制后，长度应在 4 mm～6 mm，超出此范围的不得超过 20%。

3. 烘干后，应干湿均匀，水分不得超过 14%。

【性味与归经】味甘，性寒。归心、肝经。

【功能与主治】凉血止血，安胎，清热解毒。常用于感冒发热、麻疹高热、尿路感染、肾炎水肿、孕妇腹痛、胎动不安、先兆流产。外用治跌打损伤。

【贮藏】置通风干燥处。

紫草

【来源】本品为紫草科植物新疆紫草或内蒙古紫草的干燥根。春、秋二季采挖，除去泥沙，干燥。

【设备】XY 型中药材淘药机、QJY-300 型直切式切药机、CT-G 型热风循环烘箱。

【炮制方法】1. 净选：除去杂质。

2. 淘洗：过淘药机将药材淘洗干净。

3. 切制：将淘洗过后的药材用直切式切药机切 10 mm～15 mm 段。

4. 烘干：用 CT-G 型热风循环烘箱 80±2℃温度干燥，烘干过程及时倒炕。

【成品性状】本品为段状，质硬而脆。紫红色或紫褐色。皮部深紫色。圆柱形段，木部较小，黄白色或黄色。

【质量标准】炮制品：1. 净选后，杂质率不得超过 2%。

2. 切制后，长度应在 10 mm～15 mm，超出此范围的不得超过 20%。

3. 烘干后，应干湿均匀，水分不得超过 14%。

【性味与归经】甘、咸，寒。归心、肝经。

【功能与主治】清热凉血，活血解毒，透疹消斑。用于血热毒盛、斑疹紫黑、麻疹不透、疮疡、湿疹、水火烫伤。

【贮藏】置干燥处。

紫菀

【来源】本品为菊科植物紫菀的干燥根和根茎。春、秋二季采挖，除去有节的根茎（习称"母根"）和泥沙，编成辫状晒干，或直接晒干。

【设备】XY 型中药材淘药机、QJY-300 型直切式切药机、CT-G 型热风循环烘箱。

【炮制方法】1.净选：除去杂质。

2.淘洗：过淘药机将药材淘洗干净。

3.切制：将淘洗过后的药材用直切式切药机切 10 mm～15 mm 段。

4.烘干：用 CT-G 型热风循环烘箱 80±2℃温度干燥，烘干过程及时倒炕。

【成品性状】本品呈段状。根外表皮紫红色或灰红色，有纵皱纹。切面淡棕色，中心具棕黄色的木心。气微香，味甜，微苦。

【质量标准】炮制品：1.净选后，杂质率不得超过 2%。

2.切制后，长度应在 10 mm～15 mm，超出此范围的不得超过 20%。

3.烘干后，应干湿均匀，水分不得超过 15%。

【性味与归经】辛、苦，温。归肺经。

【功能与主治】润肺下气，消痰止咳。用于痰多喘咳、新久咳嗽、劳嗽咳血。

【贮藏】置阴凉干燥处，防潮。

蜜紫菀

【来源】本品为紫菀的炮制加工品。

【设备】XY 型中药材淘药机、QJY-300 型直切式切药机、CT-G 型热风循环烘箱、CY 型炒药机。

【炮制方法】1.净选：除去杂质。

2.淘洗：过淘药机将药材淘洗干净。

3.切制：将淘洗过后的药材用直切式切药机切 10 mm～15 mm 段。

4.烘干：用 CT-G 型热风循环烘箱 80±2℃温度干燥，烘干过程及时倒炕。

5.炒制：将紫菀段用规定量炼蜜拌匀，闷润，用 CY 型炒药机控制 4 挡，每锅加入约 30 kg 饮片照蜜炙法炒 15～25 分钟，以手握不粘手为度。

每 100 kg 药材，用炼蜜 25 kg。

【成品性状】本品形如紫菀段，表面棕褐色或紫棕色。有蜜香气，味甜。

【质量标准】炮制品：1.净选后，杂质率不得超过 2%。

2. 切制后，长度应在 10 mm～15 mm，超出此范围的不得超过 20%。

3. 烘干后，应干湿均匀，水分不得超过 15%。

4. 炒制后，应手握不粘手，无焦煳残片，有蜜香气，味甜。

【性味与归经】辛、苦，温。归肺经。

【功能与主治】润肺下气，消痰止咳。用于痰多喘咳、新久咳嗽、劳嗽咳血。

【贮藏】置阴凉干燥处，防潮。

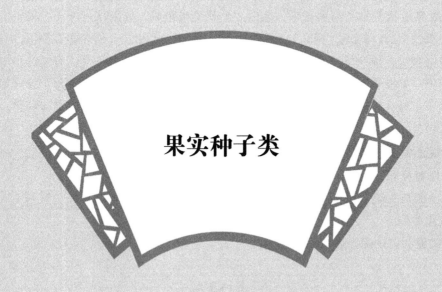

果实种子类

八角茴香

【来源】本品为木兰科植物八角茴香的干燥成熟果实。秋、冬二季果实由绿变黄时采摘，置沸水中略烫后干燥或直接干燥。

【炮制方法】净选：除去杂质。

【成品性状】本品为聚合果，多由 8 个蓇葖果组成，放射状排列于中轴上。蓇葖果长 1 cm~2 cm，宽 0.3 cm~0.5 cm，高 0.6 cm~1cm；外表面红棕色，有不规则皱纹，顶端呈鸟喙状，上侧多开裂；内表面淡棕色，平滑，有光泽；质硬而脆。果梗长 3 cm~4 cm，连于果实基部中央，弯曲，常脱落。每个蓇葖果含种子 1 粒，扁卵圆形，长约 6 mm，红棕色或黄棕色，光亮，尖端有种脐；胚乳白色，富油性。气芳香，味辛、甜。

【质量标准】炮制品：净选后，杂质率不得超过 2%。

【性味与归经】辛，温。归肝、肾、脾、胃经。

【功能与主治】温阳散寒，理气止痛。用于寒疝腹痛、肾虚腰痛、胃寒呕吐、脘腹冷痛。

【贮藏】置阴凉干燥处。

白扁豆

【来源】本品为豆科植物扁豆的干燥成熟种子。秋、冬二季采收成熟果实，晒干，取出种子，再晒干。

【设备】YB 型压扁机。

【炮制方法】1.净选：除去杂质。

2.破碎：将药材用压扁机进行破碎。

【成品性状】本品呈扁椭圆形或扁卵圆形，长 8 mm~13 mm，宽 6 mm~9 mm，厚约 7 mm。表面淡黄白色或淡黄色，平滑，略有光泽，一侧边缘有隆起的白色眉状种阜。质坚硬。种皮薄而脆，子叶 2，肥厚，黄白色。气微，味淡，嚼之有豆腥气。

【质量标准】炮制品：1.净选后，杂质率不得超过 2%。

2.破碎后，大小均匀，未破碎者不得超过 5%。

【性味与归经】甘，微温。归脾、胃经。

【功能与主治】健脾化湿，和中消暑。用于脾胃虚弱、食欲缺乏、大便溏泻、白带过多、暑湿吐泻、胸闷腹胀。

【贮藏】置干燥处，防蛀。

炒白扁豆

【来源】本品为白扁豆的炮制加工品。

【设备】CY 型炒药机、YB 型压扁机。

【炮制方法】1. 净选：除去杂质。

2. 炒制：取净白扁豆饮片约 30 kg，置加热的炒药锅内照清炒法控制 4 挡炒 15 分钟左右至表面微黄色具焦斑时，取出放凉。

3. 破碎：将药材用压扁机进行破碎。

【成品性状】本品呈粗颗粒状，可见种皮上具焦斑，有香气。

【质量标准】炮制品：1. 净选后，杂质率不得超过 2%。

2. 炒制后，可见表面微黄色具焦斑，应无焦糊个体。

3. 破碎后，大小均匀，未破碎者不得超过 5%。

【性味与归经】甘，微温。归脾、胃经。

【功能与主治】炒白扁豆健脾化湿。用于脾虚泄泻、白带过多。

【贮藏】置干燥处，防蛀。

白果

【来源】本品为银杏科植物银杏的干燥成熟种子。秋季种子成熟时采收，除去肉质外种皮，洗净，稍蒸或略煮后，烘干。

【设备】YB 型压扁机。

【炮制方法】1. 净选：除去杂质。

2. 破碎：过压扁机将药材破碎。

【成品性状】本品略呈粗颗粒，表面黄白色或淡棕黄色。横断面外层黄色，胶质样，内层淡黄色或淡绿色，粉性，中间有空隙。气微，味甘、微苦。

【质量标准】炮制品：1. 净选后，杂质率不得超过 2%。

2. 破碎后，未破碎的不得超过 5%。

【性味与归经】甘、苦、涩，平；有毒。归肺、肾经。

【功能与主治】敛肺定喘，止带缩尿。用于痰多喘咳、带下白浊、遗尿尿频。

【贮藏】置通风干燥处。

柏子仁

【来源】本品为柏科植物侧柏的干燥成熟种仁。秋、冬二季采收成熟种子，晒干，除去种皮，收集种仁。

【炮制方法】净选：除去杂质及残留的种皮。

【成品性状】本品呈长卵形或长椭圆形，长 4 mm ~ 7 mm，直径 1.5 mm ~ 3 mm。表面黄白色或淡黄棕色，外包膜质内种皮，顶端略尖，有深褐色的小点，基部钝圆。质软，富油性。气微香，味淡。

【质量标准】炮制品：净选后，杂质率不得超过 2%。

【性味与归经】甘，平。归心、肾、大肠经。

【功能与主治】养心安神，润肠通便，止汗。用于阴血不足、虚烦失眠、心悸怔忡、肠燥便秘、阴虚盗汗。

【贮藏】置阴凉干燥处，防热，防蛀。

炒柏子仁

【来源】本品为柏子仁的炮制加工品。

【设备】CY 型炒药机。

【炮制方法】1. 净选：除去杂质及残留的种皮。

2. 炒制：取净柏子仁饮片，置加热的炒药锅内照清炒法控制 4 挡炒 10 分钟左右微炒至表面微黄色，有香气溢出时，取出，放凉。

【成品性状】本品呈长卵形或长椭圆形，长 4 mm ~ 7 mm，直径 1.5 mm ~ 3 mm。表面黄色，偶见焦斑，外包膜质内种皮，顶端略尖，有深褐色的小点，基部钝圆。质软，富油性。具焦香气，味淡。

【质量标准】炮制品：1. 净选后，杂质率不得超过 2%。

2. 炒制后，可见表面黄色偶见焦斑，具焦香气，应无焦煳个体。

【性味与归经】甘，平。归心、肾、大肠经。

【功能与主治】养心安神，润肠通便，止汗。用于阴血不足、虚烦失眠、心悸怔忡、肠燥便秘、阴虚盗汗。炒柏子仁缓和药性。

【贮藏】置阴凉干燥处，防热，防蛀。

荜茇

【来源】本品为胡椒科植物荜茇的干燥近成熟或成熟果穗。果穗由绿变黑时采收，除去杂质，晒干。

【设备】XY 型中药材淘药机、YB 型压扁机、CT-G 型热风循环烘箱。

【炮制方法】1. 净选：除去杂质。

2. 淘洗：过淘药机将药材淘洗干净。

3. 切制：将淘洗过后的药材用压扁机进行破碎。

4. 烘干：用 CT-G 型热风循环烘箱 60±5℃温度干燥，烘干过程及时倒炕。

【成品性状】本品呈不规则的颗粒状。表面黑褐色或棕色，有斜向排列整齐的小凸起，基部有果穗梗残存或脱落。质硬而脆，易折断，断面不整齐，颗粒状。小浆果球形，直径约 0.1 cm。有特异香气，味辛辣。

【质量标准】炮制品：1. 净选后，杂质率不得超过 3%。

2. 破碎后，未破碎的不得超过 15%。

3. 烘干后，应干湿均匀，水分不得超过 11%。

【性味与归经】辛，热。归胃、大肠经。

【功能与主治】温中散寒，下气止痛。用于脘腹冷痛、呕吐、泄泻、寒凝气滞、胸痹心痛、头痛、牙痛。

【贮藏】置阴凉干燥处，防蛀。

荜澄茄

【来源】本品为樟科植物山鸡椒的干燥成熟果实。秋季果实成熟时采收，除去杂质，晒干。

【设备】XY 型中药材淘药机、YB 型压扁机、CT-G 型热风循环烘箱。

【炮制方法】1. 净选：除去杂质。

2. 淘洗：过淘药机将药材淘洗干净。

3. 切制：将淘洗过后的药材用压扁机进行破碎。

4. 烘干：用 CT-G 型热风循环烘箱 60±5℃温度干燥，烘干过程及时倒炕。

【成品性状】本品呈破碎状。表面棕褐色至黑褐色，有网状皱纹。破碎外皮后可见硬脆的果核，种子 1，子叶 2，黄棕色，富油性。气芳香，味稍辣而微苦。

【质量标准】炮制品：1. 净选后，杂质率不得超过 2%。

2. 破碎后，未破碎的不得超过 10%。

3. 烘干后，应干湿均匀，水分不得超过 10%。

【性味与归经】辛，温。归脾、胃、肾、膀胱经。

【功能与主治】温中散寒，行气止痛。用于胃寒呕逆、脘腹冷痛、寒疝腹痛、寒湿瘀滞、小便浑浊。

【贮藏】置阴凉干燥处。

槟榔

【来源】本品为棕榈科植物槟榔的干燥成熟种子。春末至秋初采收成熟果实，用水煮后，干燥，除去果皮，取出种子，干燥。

【设备】XY 型中药材淘药机、YB 型压扁机、CT-G 型热风循环烘箱。

【炮制方法】1. 净选：除去杂质。

2. 淘洗：将药材淘洗干净。

3. 粗粉：将冲洗后的药材用粗碎机安装 9 cm 罗网进行粗粉。

4. 烘干：用 CT-G 型热风循环烘箱 60±5℃温度干燥，烘干过程及时倒炕。

【成品性状】 本品为粗颗粒。切面可见棕色种皮与白色胚乳相间的大理石样花纹。气微，味涩、微苦。

【质量标准】炮制品：1. 净选后，杂质率不得超过 2%。

2. 粗粉后，未破碎的不得超过 20%。

3. 烘干后，应干湿均匀，水分不得超过 10%。

【性味与归经】苦、辛，温。归胃、大肠经。

【功能与主治】杀虫，消积，行气，利水，截疟。用于绦虫病、蛔虫病、姜片虫病、虫积腹痛、积滞泻痢、里急后重、水肿、脚气、疟疾。

【贮藏】置通风干燥处，防蛀。

 # 炒槟榔

【来源】本品为槟榔的炮制加工品。

【设备】XY 型中药材淘药机、YB 型压扁机、CT-G 型热风循环烘箱、CY 型炒药机。

【炮制方法】1. 净选：除去杂质。

2. 淘洗：将药材淘洗干净。

3. 粗粉：将冲洗后的药材用粗碎机安装 9 cm 罗网进行粗粉。

4. 烘干：用 CT-G 型热风循环烘箱 60±5℃温度干燥，烘干过程及时倒炕。

5. 炒制：取烘干后的槟榔饮片，控制 CY 型炒药机温度 270℃、频率 20Hz，照清炒法炒 8~12 分钟至微黄色。

【成品性状】本品形如槟榔粗颗粒，表面微黄色，微香。

【质量标准】炮制品：1. 净选后，杂质率不得超过 2%。

2. 粗粉后，未破碎的不得超过 20%。

3. 烘干后，应干湿均匀，水分不得超过 10%。

4. 炒制后，应表面微黄色，无焦煳现象。

【性味与归经】苦、辛，温。归胃、大肠经。

【功能与主治】杀虫，消积，行气，利水，截疟。用于绦虫病、蛔虫病、姜片虫病、虫积腹痛、积滞泻痢、里急后重、水肿、脚气、疟疾。

【贮藏】置通风干燥处，防蛀。

焦槟榔

【来源】本品为槟榔的炮制加工品。

【设备】XY 型中药材淘药机、YB 型压扁机、CT-G 型热风循环烘箱、CY 型炒药机。

【炮制方法】1. 净选：除去杂质。

2. 淘洗：将药材淘洗干净。

3. 粗粉：将冲洗后的药材用粗碎机安装 9 cm 罗网进行粗粉。

4. 烘干：用 CT-G 型热风循环烘箱 60±5℃温度干燥，烘干过程及时倒炕。

5. 炒制：取烘干后的槟榔饮片，控制 CY 型炒药机温度 270℃、频率 15Hz，照清炒法炒 18~22 分钟至焦黄色。

【成品性状】本品形如槟榔粗颗粒，表面焦黄色，气微，味涩、微苦。

【质量标准】炮制品：1. 净选后，杂质率不得超过 2%。

2. 粗粉后，未破碎的不得超过 20%。

3. 烘干后，应干湿均匀，水分不得超过 9%。

4. 炒制后，应表面焦黄色，无焦煳残片。

【性味与归经】苦、辛，温。归胃、大肠经。

【功能与主治】消食导滞。用于食积不消、泻痢后重。

【贮藏】置通风干燥处，防蛀。

补骨脂

【来源】本品为豆科植物补骨脂的干燥成熟果实。秋季果实成熟时采收果序，晒干，搓出果实，除去杂质。

【炮制方法】净选：除去杂质。

【成品性状】本品呈肾形，略扁，长 3 mm~5 mm，宽 2 mm~4 mm，厚约 1.5 mm。表面黑色、黑褐色或灰褐色，具细微网状皱纹。顶端圆钝，有一小突起，凹侧有果梗痕。质硬，气香，味辛、微苦。

【质量标准】炮制品：净选后，杂质率不得超过 2%。

【性味与归经】辛、苦，温。归肾、脾经。

【功能与主治】温肾助阳，纳气平喘，温脾止泻。外用消风祛斑。用于肾阳不足、阳痿遗精、遗尿尿频、腰膝冷痛、肾虚作喘、五更泄泻。外用治白癜风、斑秃。

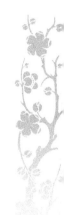

【贮藏】置干燥处。

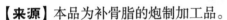

盐补骨脂

【来源】本品为补骨脂的炮制加工品。

【设备】CT-G 型热风循环烘箱、CY 型炒药机。

【炮制方法】1.净选：除去杂质。

2.炒制：将补骨脂 50 kg 左右，用盐水拌匀，闷润至盐水被吸尽，用 CY 型炒药机照盐炙法控制温度 270℃、频率 20Hz，炒 15~25 分钟至表面黑色或黑褐色，微鼓起。

每 100 kg 药材用食盐 2 kg。

【成品性状】本品形如补骨脂。表面黑色或黑褐色，微鼓起。气微香，味微咸。

【质量标准】炮制品：1.净选后，杂质率不得超过 2%。

2.炒制后，表面黑色或黑褐色，微鼓起。气微香，味微咸。

3.炒制后，应干湿均匀，水分不得超过 7.5%。

【性味与归经】辛、苦，温。归肾、脾经。

【功能与主治】温肾助阳，纳气平喘，温脾止泻。外用消风祛斑。用于肾阳不足、阳痿遗精、遗尿尿频、腰膝冷痛、肾虚作喘、五更泄泻。外用治白癜风、斑秃。

【贮藏】置干燥处。

炒苍耳子

【来源】本品为苍耳的炮制加工品。

【设备】CY 型炒药机、YB 型压扁机。

【炮制方法】1.净选：除去梗、叶等杂质。

2.炒制：取净选后的苍耳子 20 kg，用 CY 型炒药机照盐炙法控制温度 180~200℃、频率 20Hz，炒至瘦果酥脆，切面由白色变为黄棕色时取出，放凉，筛去小刺及碎屑。

3.压扁：将炒制后的药材用压扁机进行破碎。

【成品性状】本品形如苍耳子破碎状，表面黄褐色，有刺痕。微有香气。

【质量标准】炮制品：1.净选后，杂质率不得超过 2%。

2.炒制后，表面应无小刺，无焦煳个体。

3.破碎后，未破碎的不得超过 2%。

【性味与归经】辛、苦，温；有毒。归肺经。

【功能与主治】散风寒，通鼻窍，祛风湿。用于风寒头痛、鼻塞流涕、鼻鼽、鼻渊、

中药材炮制生产技术教程

风疹瘙痒、湿痹拘挛。

【贮藏】置干燥处。

草果

【来源】本品为姜科植物草果的干燥成熟果实。

【设备】CY 型炒药机、破碎机。

【炮制方法】1. 净选：除去杂质。

2. 去壳：取草果约 35 kg，放入 CY 型炒药机设置四挡照清炒法炒 15~25 分钟，至焦黄色并微鼓起时取出放凉后，用破碎机进行破碎，用簸箕筛去壳，取仁。

【成品性状】本品种仁呈圆锥状多面体，表面棕色至红棕色，有的可见外被残留灰白色膜质的假种皮。种脊为一条纵沟，尖端有凹状的种脐。胚乳灰白色至黄白色。有特异香气，味辛、微苦。

【质量标准】炮制品：1. 净选后，杂质率不得超过 2%。

2. 炒制后，表面应焦黄色并微鼓起。

【性味与归经】辛，温。归脾、胃经。

【功能与主治】燥湿温中，截疟除痰。用于寒湿内阻、脘腹胀痛、痞满呕吐、疟疾寒热、瘟疫发热。

【贮藏】置阴凉干燥处。

车前子

【来源】本品为车前科植物车前或平车前的干燥成熟种子。夏、秋二季种子成熟时采收果穗，晒干，搓出种子，除去杂质。

【设备】YB 型压扁机。

【炮制方法】1. 净选：除去杂质。

2. 压扁：将净选后的车前子用压扁机进行破碎。

【成品性状】本品破碎的不规则车前子状颗粒，呈椭圆形、不规则长圆形或三角状长圆形，略扁，长约 2 mm，宽约 1 mm。表面黄棕色至黑褐色，有细皱纹，一面有灰白色凹点状种脐。质硬。气微，味淡。

【质量标准】炮制品：1. 净选后，杂质率不得超过 2%。

2. 破碎后，未破碎的不得超过 2%。

【性味与归经】甘，寒。归肝、肾、肺、小肠经。

【功能与主治】清热利尿通淋，渗湿止泻，明目，祛痰。用于热淋涩痛、水肿胀满、暑湿泄泻、目赤肿痛、痰热咳嗽。

【贮藏】置通风干燥处，防潮。

盐车前子

【来源】本品为车前子的炮制加工品。

【设备】CY 型炒药机、YB 型压扁机。

【炮制方法】1. 净选：除去杂质。

2. 炒制：取净选后的车前子 20 kg，用 CY 型炒药机照盐炙法控制温度 270℃、频率 20Hz，炒至起爆裂声时，喷洒盐水，炒干。

每 100 kg 待炮制品用食盐 2 kg。(盐：水 =1:5)

3. 压扁：将炒制后的盐车前子用压扁机进行破碎。

【成品性状】本品破碎的不规则车前子，表面黑褐色。气微香，味微咸。

【质量标准】炮制品：1. 净选后，杂质率不得超过 2%。

2. 炒制后，表面黑褐色，无焦煳个体；干湿均匀，水分不得超过 10%。

3. 破碎后，未破碎的不得超过 2%。

【性味与归经】甘，寒。归肝、肾、肺、小肠经。

【功能与主治】清热利尿通淋，渗湿止泻，明目，祛痰。用于热淋涩痛、水肿胀满、暑湿泄泻、目赤肿痛、痰热咳嗽。

【贮藏】置通风干燥处，防潮。

陈皮

【来源】本品为芸香科植物橘及其栽培变种的干燥成熟果皮。

【设备】XY 型中药材淘药机、QJY-300 型直切式切药机、CT-G 型热风循环烘箱。

【炮制方法】1. 净选：除去杂质。

2. 淘洗：过淘药机控制水量不可过大，将药材淘洗干净。

3. 切制：将淘洗过后的药材用直切式切药机切成 10 mm～15 mm 丝。

4. 烘干：用 CT-G 型热风循环烘箱 60±5℃温度干燥，烘干过程及时倒炕。

【成品性状】本品呈不规则的条状或丝状。外表面橙红色或红棕色，有细皱纹和凹下的点状油室。内表面浅黄白色，粗糙，附黄白色或黄棕色筋络状维管束。气香，味辛、苦。

【质量标准】炮制品：1. 净选后，杂质率不得超过 2%。

2. 切制后，丝宽度在 10 mm～15 mm，超出此范围的不得超过 20%。

3. 烘干后，应干湿均匀，水分不得超过 13%。

【性味与归经】苦、辛，温。归肺、脾经。

【功能与主治】理气健脾，燥湿化痰。用于脘腹胀满、食少吐泻、咳嗽痰多。

【贮藏】置阴凉干燥处，防霉，防蛀。

赤小豆

【来源】本品为豆科植物赤小豆的干燥成熟种子。秋季果实成熟而未开裂时拔取全株，晒干，打下种子，除去杂质，再晒干。

【设备】YB 型压扁机。

【炮制方法】1.净选：除去杂质。

2.压扁：将净选后的车前子用压扁机进行破碎。

【成品性状】本品为破碎的不规则赤小豆颗粒，呈长圆形而稍扁，长 5 mm～8 mm，直径 3 mm～5 mm。表面紫红色，无光泽或微有光泽；一侧有线形突起的种脐，偏向一端，白色，约为全长 2/3，中间凹陷成纵沟；另一侧有一条不明显的棱脊。质硬，不易破碎。子叶 2，乳白色。气微，味微甘。

【质量标准】炮制品：1.净选后，杂质率不得超过 2%。

2.破碎后，未破碎的不得超过 2%。

【性味与归经】甘、酸，平。归心、小肠经。

【功能与主治】利水消肿，解毒排脓。用于水肿胀满、脚气浮肿、黄疸尿赤、风湿热痹、痈肿疮毒、肠痈腹痛。

【贮藏】置干燥处，防蛀。

茺蔚子

【来源】本品为唇形科植物益母草的干燥成熟果实。

【设备】YB 型压扁机。

【炮制方法】1.净选：除去杂质。

2.压扁：将净选后的车前子用压扁机进行破碎。

【成品性状】本品破碎的颗粒。表面灰棕色至灰褐色，有深色斑点。一端稍宽，平截状，另一端渐窄而钝尖。果皮薄，子叶类白色，富油性。无臭，味苦。

【质量标准】炮制品：1.净选后，杂质率不得超过 2%。

2.破碎后，未破碎的不得超过 2%。

【性味与归经】辛、苦，微寒。归心包、肝经。

【功能与主治】活血调经，清肝明目。用于月经不调、经闭、痛经、目赤翳障、头晕胀痛。

【注意】瞳孔散大者慎用。

【贮藏】置通风干燥处，防蛀。

楮实子

【来源】本品为桑科植物构树的干燥成熟果实。秋季果实成熟时采收，洗净，晒干，除去灰白色膜状宿萼和杂质。

【设备】YB 型压扁机。

【炮制方法】1.净选：除去杂质。

2.破碎：将药材用压扁机进行破碎。

【成品性状】本品破碎状。表面红棕色，有网状皱纹或颗粒状凸起，一侧有棱，一侧有凹沟，有的具果梗。质硬而脆，易压碎。胚乳类白色，富油性。气微，味淡。

【质量标准】炮制品：1.净选后，杂质率不得超过 2%。

2.破碎后，未破碎的不得超过 10%。

【性味与归经】甘，寒。归肝、肾经。

【功能与主治】补肾清肝，明目，利尿。用于肝肾不足、腰膝酸软、虚劳骨蒸、头晕目昏、目生翳膜、水肿胀满。

【贮藏】置干燥处，防蛀。

川楝子

【来源】本品为楝科植物川楝的干燥成熟果实。冬季果实成熟时采收，除去杂质，干燥。

【设备】YB 型压扁机。

【炮制方法】1.净选：除去杂质。

2.破碎：将药材用压扁机破碎。

【成品性状】本品呈不规则的破碎颗粒。表面金黄色至棕黄色，微有光泽，少数凹陷或皱缩，具深棕色小点。顶端有花柱残痕，基部凹陷，有果梗痕。外果皮革质，与果肉间常成空隙，果肉松软，淡黄色，遇水润湿显黏性。果核球形或卵圆形，质坚硬，两端平截，有 6~8 条纵棱，内分 6~8 室，每室含黑棕色长圆形的种子 1 粒。气特异，味酸、苦

【质量标准】炮制品：1.净选后，杂质率不得超过 2%。

2.破碎后，应大小均匀，未破碎的不得超过 3%。

【性味与归经】苦，寒；有小毒。归肝、小肠、膀胱经。

【功能与主治】疏肝泄热，行气止痛，杀虫。用于肝郁化火、胸胁、脘腹胀痛、疝气疼痛、虫积腹痛。

【贮藏】置通风干燥处，防蛀。

炒川楝子

【来源】本品为川楝子的炮制加工品。

【设备】YB 型压扁机、CY 型炒药机。

【炮制方法】1.净选：除去杂质。

2.破碎：将药材用压扁机破碎（压裂缝即可）。

3.炒制：将破碎后的川楝子，照清炒法控制锅温炒至表面焦黄色（100℃、5 分钟）。

【成品性状】本品呈不规则的碎块，表面焦黄色，偶见焦斑。气焦香，味酸、苦。

【质量标准】炮制品：1.净选后，杂质率不得超过 2%。

2.破碎后，应大小均匀，未破碎的不得超过 3%。

3.炒制后，表面焦黄色，偶见焦斑。

【性味与归经】苦，寒；有小毒。归肝、小肠、膀胱经。

【功能与主治】疏肝泄热，行气止痛，杀虫。用于肝郁化火、胸胁、脘腹胀痛、疝气疼痛、虫积腹痛。

【贮藏】置通风干燥处，防蛀。

刺梨

【来源】本品为蔷薇科植物单瓣缫丝花，及缫丝花的新鲜或干燥果实。

【设备】YB 型压扁机。

【炮制方法】1.净选：除去杂质。

2.压扁：用压扁机将药材破碎。

3.去籽：人工用簸箕将籽簸去。

【成品性状】本品呈不规则的粗颗粒。外表面黄绿色或黄褐色，少数带红晕，有的具褐色斑点，偶有毛刺。剖面果肉黄白色。气微香，味酸甜、微涩。

【质量标准】炮制品：1.净选后，杂质率不得超过 2%。

2.破碎后，应大小均匀，未破碎的不得超过 3%。

【性味与归经】甘、酸、涩，平。归脾、胃经。

【功能与主治】消食健脾，收敛止泻。用于积食腹胀、泄泻。

【贮藏】置阴凉干燥处，防霉、防蛀。

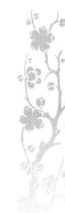

葱子

【来源】本品为百合科植物葱的干燥成熟种子。

【设备】YB 型压扁机。

【炮制方法】1. 净选：除去杂质。

2. 压扁：用压扁机将药材破碎。

【成品性状】本品呈不规则的粗颗粒。表面黑色，光滑，下端有两个小突起。体轻，质硬，种仁白色，富油性。气特异，有葱味。

【质量标准】炮制品：1. 净选后，杂质率不得超过 2%。

2. 破碎后，应大小均匀，未破碎的不得超过 3%。

【性味与归经】辛，温。归肝、肾经。

【功能与主治】温肾，明目。用于肾虚阳痿、目眩。

【贮藏】置干燥处。

大腹毛

【来源】本品为棕榈科植物槟榔的干燥果皮。春末至秋初采收成熟果实，煮后干燥，剥取果皮，打松，晒干，习称"大腹毛"。

【炮制方法】净选：除去杂质。

【成品性状】本品略呈椭圆形或瓢状。外果皮多已脱落或残存。中果皮棕毛状，黄白色或淡棕色，疏松质柔。内果皮硬壳状，黄棕色或棕色，内表面光滑，有时纵向破裂。气微，味淡。

【质量标准】炮制品：净选后，杂质率不得超过 2%。

【性味与归经】辛，微温。归脾、胃、大肠、小肠经。

【功能与主治】行气宽中，行水消肿。用于湿阻气滞、脘腹胀闷、大便不爽、水肿胀满、脚气浮肿、小便不利。

【贮藏】置干燥处。

大腹皮

【来源】本品为棕榈科植物槟榔的干燥果皮。冬季至次春采收未成熟的果实，煮后干燥，纵剖两瓣，剥取果皮，习称"大腹皮"。

【炮制方法】1. 净选：除去杂质。

2. 淘洗：过淘药机淘洗干净。

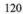

中药材炮制生产技术教程

3. 切制：用直切式切药机切 10 mm～15 mm 段。

4. 烘干：用 CT-G 型热风循环烘箱 80±2℃温度干燥，烘干过程及时倒炕。

【成品性状】本品为不规则的长段。外果皮深棕色至近黑色，具不规则的纵皱纹及隆起的横纹，顶端有花柱残痕，基部有果梗及残存萼片。内果皮凹陷，褐色或深棕色，光滑呈硬壳状。体轻，质硬，纵向撕裂后可见中果皮纤维。气微，味微涩。

【质量标准】炮制品：1. 净选后，杂质率不得超过 2%。

2. 切制后，长度应在 10 mm～15 mm，超出此范围的不得超过 20%。

3. 烘干后，应干湿均匀，水分不得超过 12%。

【性味与归经】辛，微温。归脾、胃、大肠、小肠经。

【功能与主治】行气宽中，行水消肿。用于湿阻气滞、脘腹胀闷、大便不爽、水肿胀满、脚气浮肿、小便不利。

【贮藏】置干燥处。

大枣

【来源】本品为鼠李科植物枣的干燥成熟果实。秋季果实成熟时采收，晒干。

【设备】XY 型中药材淘药机、QJY-300 型直切式切药机、CT-G 型热风循环烘箱。

【炮制方法】1. 净选：除去杂质。

2. 淘洗：过淘药机将药材淘洗干净。

3. 切制：将淘洗过后的药材用直切式切药机切成 4 mm～6 mm 厚片。

4. 烘干：用 CT-G 型热风循环烘箱 80±2℃温度干燥，烘干过程及时倒炕。

【成品性状】本品为不规则的厚片，表面暗红色，略带光泽，有不规则皱纹。中果皮棕黄色或淡褐色，肉质，柔软，富糖性而油润。气微香，味甜。

【质量标准】炮制品：1. 净选后，杂质率不得超过 2%。

2. 切制后，厚度应在 4 mm～6 mm，超出此范围的不得超过 20%。

3. 烘干后，应干湿均匀，水分不得超过 19%。

【性味与归经】甘，温。归脾、胃、心经。

【功能与主治】补中益气，养血安神。用于脾虚食少、乏力便溏、妇人脏躁。

【贮藏】置干燥处，防蛀。

刀豆

【来源】本品为豆科植物刀豆的干燥成熟种子。秋季采收成熟果实，剥取种子，晒干。

【设备】YB 型压扁机。

【炮制方法】1. 净选：除去杂质。

2. 破碎：用压扁机将药材进行破碎。

【成品性状】本品呈破碎状。表面淡红色至红紫色，微皱缩，略有光泽。边缘具眉状黑色种脐，上有白色细纹 3 条。质硬，难破碎。种皮革质，内表面棕绿色而光亮；子叶 2，黄白色，油润。气微，味淡，嚼之有豆腥味。

【质量标准】炮制品：1. 净选后，杂质率不得超过 2%。

2. 破碎后，未破碎的不得超过 2%。

【性味与归经】甘，温。归胃、肾经。

【功能与主治】温中，下气，止呃。用于虚寒呃逆、呕吐。

【贮藏】置通风干燥处，防蛀。

稻芽

【来源】本品为禾本科植物稻的成熟果实经发芽干燥的炮制加工品。将稻谷用水浸泡后，保持适宜的温、湿度，待须根长至约 1 cm 时，干燥。

【炮制方法】净选：除去杂质。

【成品性状】本品呈扁长椭圆形，两端略尖，长 7 mm～9 mm，直径约 3 mm。外稃黄色，有白色细茸毛，具 5 脉。一端有 2 枚对称的白色条形浆片，长 2 mm～3 mm，于一个浆片内侧伸出弯曲的须根 1～3 条，长 0.5 cm～1.2 cm。质硬，断面白色，粉性。气微，味淡。

【质量标准】炮制品：净选后，杂质率不得超过 2%。

【性味与归经】甘，温。归脾、胃经。

【功能与主治】消食和中，健脾开胃。用于食积不消、腹胀口臭、脾胃虚弱、不饥食少。

【贮藏】置通风干燥处，防蛀。

炒稻芽

【来源】本品为稻芽的炮制加工品。

【设备】YB 型压扁机、CY 型炒药机。

【炮制方法】1. 净选：除去杂质。

2. 炒制：取净稻芽，照清炒法炒至表面焦黄色，取出，放凉。

【成品性状】本品形如稻芽，表面焦黄色，偶见焦斑。断面白色，粉性。气微，味淡。

【质量标准】炮制品：1.净选后，杂质率不得超过2%。

2.炒制后，表面焦黄色，偶见焦斑。

【性味与归经】甘，温。归脾、胃经。

【功能与主治】消食和中，健脾开胃。用于食积不消、腹胀口臭、脾胃虚弱、不饥食少。炒稻芽偏于消食，用于不饥食少。

【贮藏】置通风干燥处，防蛀。

地肤子

【来源】本品为藜科植物地肤的干燥成熟果实。秋季果实成熟时采收植株,晒干,打下果实,除去杂质。

【炮制方法】净选：除去杂质。

【成品性状】本品呈扁球状五角星形，直径1 mm～3 mm。外被宿存花被，表面灰绿色或浅棕色，周围具膜质小翅5枚，背面中心有微突起的点状果梗痕及放射状脉纹5～10条；剥离花被，可见膜质果皮，半透明。种子扁卵形，长约1 mm，黑色。气微，味微苦。

【质量标准】炮制品：净选后，杂质率不得超过2%。

【性味与归经】辛、苦，寒。归肾、膀胱经。

【功能与主治】清热利湿，祛风止痒。用于小便涩痛、阴痒带下、风疹、湿疹、皮肤瘙痒。

【贮藏】置通风干燥处，防蛀。

冬瓜皮

【来源】本品为葫芦科植物冬瓜的干燥外层果皮。食用冬瓜时，洗净，削取外层果皮，晒干。

【设备】XY型中药材淘药机、QJY-300型直切式切药机、CT-G型热风循环烘箱。

【炮制方法】1.净选：除去杂质。

2.淘洗：过淘药机将药材淘洗干净。

3.切制：将淘洗过后的药材用直切式切药机切成5 mm～10 mm丝。

4.烘干：用CT-G型热风循环烘箱80±5℃温度干燥，烘干过程及时倒炕。

【成品性状】本品呈丝状，外表面灰绿色或黄白色，被有白霜，有的较光滑不被白霜；内表面较粗糙，有的可见筋脉状维管束。体轻，质脆。气微，味淡。

【质量标准】炮制品：1.净选后，杂质率不得超过2%。

2.切制后，宽度应在5 mm～10 mm，超出此范围的不得超过20%。

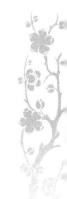

3. 烘干后，应干湿均匀，水分不得超过 12%。

【性味与归经】甘，凉。归脾、小肠经。

【功能与主治】利尿消肿。用于水肿胀满、小便不利、暑热口渴、小便短赤。

【贮藏】置干燥处。

冬瓜子

【来源】本品为葫芦科植物冬瓜的干燥成熟种子。食用冬瓜时收集成熟种子，洗净，晒干。

【设备】XY 型中药材淘药机、YB 型压扁机、CT-G 型热风循环烘箱。

【炮制方法】1. 净选：除去杂质。

2. 淘洗：过淘药机将药材淘洗干净。

3. 破碎：将淘洗过后的药材用压扁机进行破碎。

4. 烘干：用 CT-G 型热风循环烘箱 80±5℃温度干燥，烘干过程及时倒炕。

【成品性状】本品呈破碎状，有油性，无臭，味微甜。

【质量标准】炮制品：1. 净选后，杂质率不得超过 2%。

2. 破碎后，应均匀，未破碎者不得超过 5%。

3. 烘干后，应干湿均匀，水分不得超过 12%。

【性味与归经】甘，凉。归肺、肝、小肠经。

【功能与主治】清热化痰，消痈利水。用于痰热咳嗽、肺痈、肠痈、淋病、水肿、脚气。

【贮藏】置通风干燥处，防蛀。

炒冬瓜子

【来源】本品为冬瓜子的炮制加工品。

【设备】XY 型中药材淘药机、CT-G 型热风循环烘箱、CY 型炒药机、YB 型压扁机。

【炮制方法】1. 净选：除去杂质。

2. 淘洗：过淘药机将药材淘洗干净。

3. 烘干：用 CT-G 型热风循环烘箱 60±5℃温度干燥，烘干过程及时倒炕。

4. 炒制：置炒制容器内用文火加热，炒至稍鼓起，外表微黄色，略有焦斑，断面淡黄色，气微香，取出，放凉。

【成品性状】本品形如冬瓜子，一端钝圆，另一端尖。外表微黄色，略有焦斑。质轻。味微甜。破碎后呈不规则颗粒状。

【质量标准】炮制品：1.净选后，杂质率不得超过2%。

2.烘干后，应干湿均匀，水分不得超过14%。

3.炒制后，可见表面微黄色，略具焦斑，应无焦煳个体。

4.破碎后，大小均匀，未破碎者不得超过5%。

【性味与归经】味甘，性寒。入肺、大肠、小肠经。

【功能与主治】润肺、化痰、消痈、利水。治痰热咳嗽、肺痈、肠痈、淋病、水肿、脚气、痔疮、鼻面酒皶。

【贮藏】置阴凉干燥处。

豆蔻

【来源】本品为姜科植物爪哇白豆蔻的干燥成熟果实，称作"印尼白蔻"。

【设备】YB型压扁机。

【炮制方法】1.净选：除去杂质。

2.破碎：过压扁机将药材进行破碎。

【成品性状】本品为不规则的颗粒状。表面黄白色，有的微显紫棕色。果皮较薄，种子瘦瘪。气味较弱。

【质量标准】炮制品：1.净选后，杂质率不得超过2%。

2.破碎后，果皮破裂，可见内部种子。种子未破碎者不得超过5%。

【性味与归经】辛，温。归肺、脾、胃经。

【功能与主治】化湿行气，温中止呕，开胃消食。用于湿浊中阻、不思饮食、湿温初起、胸闷不饥、寒湿呕逆、胸腹胀痛、食积不消。

【贮藏】密闭，置阴凉干燥处，防蛀。

榧子

【来源】本品为红豆杉科植物榧的干燥成熟种子。秋季种子成熟时采收，除去肉质假种皮，洗净，晒干。

【炮制方法】净选：除去杂质。

【成品性状】本品呈卵圆形或长卵圆形，长2 cm~3.5 cm，直径1.3 cm~2 cm。表面灰黄色或淡黄棕色，有纵皱纹，一端钝圆，可见椭圆形的种脐，另端稍尖。种皮质硬，厚约1 mm。种仁表面皱缩，外胚乳灰褐色，膜质；内胚乳黄白色，肥大，富油性。气微，味微甜而涩。

【质量标准】炮制品：净选后，杂质率不得超过2%。

【性味与归经】甘，平。归肺、胃、大肠经。

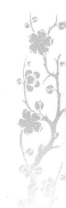

【功能与主治】杀虫消积,润肺止咳,润燥通便。用于钩虫病、蛔虫病、绦虫病、虫积腹痛、小儿疳积、肺燥咳嗽、大便秘结。

【贮藏】置阴凉干燥处,防蛀。

分心木

【来源】本品为胡桃科植物胡桃果核内的干燥木质隔膜。

【炮制方法】净选:除去杂质。

【成品性状】本品为类圆形或椭圆形片,直径 2.5 cm ~ 3 cm,多破碎成半圆形或不规则形片。表面棕色至浅棕褐色,稍有光泽,边缘不整齐,上中部有一卵圆形或椭圆形孔洞,长约占隔膜直径 1/2,边缘增厚处呈棕褐色,增厚部分会合延伸至基部。体轻,质脆,易折断。气微,味微涩。

【质量标准】炮制品:净选后,杂质率不得超过 2%。

【性味与归经】苦、涩,平。归脾、肾经。

【功能与主治】补肾涩精。用于肾虚遗精、滑精、遗尿、尿血、带下、泻痢。

【贮藏】置通风干燥处。

覆盆子

【来源】本品为蔷薇科植物华东覆盆子的干燥果实。

【设备】YB 型压扁机。

【炮制方法】1. 净选:除去杂质。

2. 破碎:用压扁机将药材进行破碎。

【成品性状】本品破碎后可见多数小核果。表面黄绿色或淡棕色,每个小果呈半月形,背面密被灰白色茸毛,两侧有明显的网纹。体轻,质硬。气微,味微酸涩。

【质量标准】炮制品:1. 净选后,杂质率不得超过 2%。

2. 破碎后,未破碎者不得超过 5%。

【性味与归经】甘、酸,温。归肝、肾、膀胱经。

【功能与主治】益肾固精缩尿,养肝明目。用于遗精滑精、遗尿尿频、阳痿早泄、目暗昏花。

【贮藏】置干燥处。

浮小麦

【来源】本品为禾本科植物小麦的干燥轻浮瘪瘦的果实。春、夏两季果实成熟时采收，簸取质地轻浮瘪瘦的麦粒，除去杂质，晒干。

【炮制方法】净选：除去杂质。

【成品性状】本品呈长圆形，长 2 mm~6 mm，直径 1.5 mm~2.5 mm。表面黄棕色或灰黄色，略皱缩。顶端具黄白色短柔毛，背面近基部处有椭圆形略下凹的胚，腹面有一深陷的纵沟。体轻，断面白色，有空隙。气微，味淡。

【质量标准】炮制品：净选后，杂质率不得超过 2%。

【性味与归经】甘、咸，凉。归心经。

【功能与主治】益气，除热，止汗。用于骨蒸劳热、自汗盗汗。

【贮藏】置通风干燥处，防蛀。

枸杞子

【来源】本品为茄科植物宁夏枸杞的干燥成熟果实。夏、秋二季果实呈红色时采收，热风烘干，除去果梗，或晾至皮皱后，晒干，除去果梗。

【炮制方法】净选：除去杂质。

【成品性状】本品呈类纺锤形或椭圆形，表面红色或暗红色。果皮柔韧，皱缩；果肉肉质，柔润。种子类肾形，扁而翘，表面浅黄色或棕黄色。气微，味甜。

【质量标准】炮制品：净选后，杂质率不得超过 2%。

【性味与归经】甘，平。归肝、肾经。

【功能与主治】滋补肝肾，益精明目。用于虚劳精亏、腰膝酸痛、眩晕耳鸣、阳痿遗精、内热消渴、血虚萎黄、目昏不明。

【贮藏】置阴凉干燥处，防闷热，防潮，防蛀。

瓜蒌

【来源】本品为葫芦科植物栝楼的干燥成熟果实。秋季果实成熟时，连果梗剪下，置通风处阴干。

【设备】XY 型中药材淘药机、QJY-300 型直切式切药机、CT-G 型热风循环烘箱。

【炮制方法】1. 净选：除去杂质。

2. 淘洗：过淘药机将药材淘洗干净。

3. 切制：将淘洗过后的药材用直切式切药机切成 5 mm~10 mm 丝。

4. 烘干：用 CT-G 型热风循环烘箱 80±2℃温度干燥，烘干过程及时倒炕。

【成品性状】本品呈丝状，外表面橙红色或橙黄色，皱缩，有的有残存果梗；内表面黄白色。质较脆，易折断。具焦糖气，味淡、微酸。

【质量标准】炮制品：1. 净选后，杂质率不得超过 2%。

2. 切制后，宽度应在 5 mm～10 mm，超出此范围的不得超过 20%。

【性味与归经】甘，寒。归肺、胃经。

【功能与主治】清热化痰，利气宽胸。用于痰热咳嗽、胸闷胁痛。

【注意】不宜与川乌、制川乌、草乌、制草乌、附子同用。

【贮藏】置阴凉干燥处，防霉，防蛀。

瓜蒌皮

【来源】本品为葫芦科植物栝楼或双边栝楼的干燥成熟果皮。秋季采摘成熟果实，剖开，除去果瓤及种子，阴干。

【设备】XY 型中药材淘药机、QJY-300 型直切式切药机、CT-G 型热风循环烘箱。

【炮制方法】1. 净选：除去杂质。

2. 淘洗：过淘药机将药材淘洗干净。

3. 切制：将淘洗过后的药材用直切式切药机切成 5 mm～10 mm 丝。

4. 烘干：用 CT-G 型热风循环烘箱 80±2℃温度干燥，烘干过程及时倒炕。

【成品性状】本品呈丝状，外表面橙红色或橙黄色，皱缩，有的有残存果梗；内表面黄白色。质较脆，易折断。具焦糖气，味淡、微酸。

【质量标准】炮制品：1. 净选后，杂质率不得超过 2%。

2. 切制后，宽度应在 5 mm～10 mm，超出此范围的不得超过 20%。

【性味与归经】甘，寒。归肺、胃经。

【功能与主治】清热化痰，利气宽胸。用于痰热咳嗽、胸闷胁痛。

【注意】不宜与川乌、制川乌、草乌、制草乌、附子同用。

【贮藏】置阴凉干燥处，防霉，防蛀。

瓜蒌子

【来源】本品为葫芦科植物栝楼或双边栝楼的干燥成熟种子。秋季采摘成熟果实，剖开，取出种子，洗净，晒干。

【设备】YB 型压扁机。

【炮制方法】1. 净选：除去杂质和干瘪的种子。

2. 切制：将药材用压扁机进行破碎。

【成品性状】本品呈破碎状，可见表面浅棕色至棕褐色，内种皮膜质，灰绿色，富油性。气微，味淡。

【质量标准】炮制品：1.净选后，杂质率不得超过 2%。

2.破碎后，未破碎的不得超过 20%。

3.炮制后，应干湿均匀，水分不得超过 10%。

【性味与归经】甘，寒。归肺、胃、大肠经。

【功能与主治】润肺化痰，润肠通便。用于燥咳黏痰、肠燥便秘。

【注意】不宜与川乌、制川乌、草乌、制草乌、附子同用。

【贮藏】置阴凉干燥处，防霉，防蛀。

炒瓜蒌子

【来源】本品为瓜蒌子的炮制加工品。

【设备】CY 型炒药机、YB 型压扁机。

【炮制方法】1.净选：除去杂质。

2.炒制：取净瓜蒌子，照炒法，用文火炒至微鼓起，取出，放凉。

3.切制：将药材用压扁机进行破碎。

【成品性状】本品呈不规则颗粒状。表面浅褐色至棕褐色，平滑，偶有焦斑，沿边缘有 1 圈沟纹，顶端较尖，有种脐，基部钝圆或较狭。种皮坚硬；内种皮膜质，灰绿色，子叶 2，黄白色，富油性。气略焦香，味淡。

【质量标准】炮制品：1.净选后，杂质率不得超过 2%。

2.炒制后，表面浅褐色至棕褐色，平滑，偶有焦斑。

3.破碎后，未破碎者不得超过 5%。

【性味与归经】甘、寒。归肺、胃、大肠经。

【功能与主治】润肺化痰，滑肠通便。用于燥咳痰黏、肠燥便秘。

【注意】不宜与川乌、制川乌、草乌、制草乌、附子同用。

【贮藏】密闭，置阴凉干燥处，防霉，防蛀。

诃子

【来源】本品为使君子科植物诃子的干燥成熟果实。秋、冬二季果实成熟时采收，除去杂质，晒干。

【设备】YB 型压扁机。

【炮制方法】1.净选：除去杂质。

2.破碎：用压扁机将药材进行破碎。

【成品性状】本品为破碎状，表面黄棕色或暗棕色，略具光泽。质坚实。果肉黄棕色或黄褐色。气微，味酸涩后甜。

【质量标准】炮制品：1.净选后，杂质率不得超过2%。

2.破碎后，未破碎的不得超过20%。

【性味与归经】苦、酸、涩，平。归肺、大肠经。

【功能与主治】涩肠止泻，敛肺止咳，降火利咽。用于久泻久痢、便血脱肛、肺虚喘咳、久嗽不止、咽痛音哑。

【贮藏】置干燥处。

黑芝麻

【来源】本品为脂麻科植物脂麻的干燥成熟种子。秋季果实成熟时采割植株，晒干，打下种子，除去杂质，再晒干。

【炮制方法】净选：除去杂质。

【成品性状】本品呈扁卵圆形，长约3 mm，宽约2 mm。表面黑色，平滑或有网状皱纹。尖端有棕色点状种脐。种皮薄，子叶2，白色，富油性。气微，味甘，有油香气。

【质量标准】炮制品：净选后，杂质率不得超过2%。

【性味与归经】甘，平。归肝、肾、大肠经。

【功能与主治】补肝肾，益精血，润肠燥。用于精血亏虚、头晕眼花、耳鸣耳聋、须发早白、病后脱发、肠燥便秘。

【贮藏】置通风干燥处，防蛀。

红豆蔻

【来源】本品为姜科植物大高良姜的干燥成熟果实。秋季果实变红时采收，除去杂质，阴干。

【设备】YB型压扁机。

【炮制方法】1.净选：除去杂质。

2.破碎：将药材用压扁机进行破碎。

【成品性状】本品呈破碎状。表面红棕色或暗红色，略皱缩，顶端有黄白色管状宿萼，基部有果梗痕。果皮薄，易破碎。种子6，扁圆形或三角状多面形，黑棕色或红棕色，外被黄白色膜质假种皮，胚乳灰白色。气香，味辛辣。

【质量标准】炮制品：1.净选后，杂质率不得超过2%。

2.破碎后，未破碎的不得超过20%。

【性味与归经】辛，温。归脾、肺经。

【功能与主治】散寒燥湿，醒脾消食。用于脘腹冷痛、食积胀满、呕吐泄泻、饮酒过多。

【贮藏】置阴凉干燥处。

胡卢巴

【来源】本品为豆科植物胡卢巴干燥成熟种子。夏季果实成熟时采割植株，晒干，打下种子，除去杂质。

【炮制方法】净选：除去杂质。

【成品性状】略呈斜方形或矩形，长 3 mm ~ 4 mm，宽 2 mm ~ 3 mm，厚约 2 mm。表面黄绿色或黄棕色，平滑，两侧各具一深斜沟，相交处有点状种脐。质坚硬，不易破碎。气香，味微苦。

【质量标准】炮制品：净选后，杂质率不得超过 2%。

【性味与归经】苦，温。归肺经。

【功能与主治】温肾，祛寒，止痛。用于肾脏虚冷、小腹冷痛、小肠疝气、寒湿脚气。

【贮藏】置干燥处。

花椒

【来源】本品为芸香科植物青椒或花椒的干燥成熟果皮。秋季采收成熟果实，晒干，除去种子和杂质。

【炮制方法】净选：除去杂质。

【成品性状】本品外表面紫红色或棕红色，散有多数疣状突起的油点，直径 0.5 mm ~ 1 mm，对光观察半透明；内表面淡黄色。香气浓，味麻辣而持久。

【质量标准】炮制品：净选后，杂质率不得超过 2%。

【性味与归经】辛，温。归脾、胃、肾经。

【功能与主治】温中止痛，杀虫止痒。用于脘腹冷痛、呕吐泄泻、虫积腹痛。外治湿疹、阴痒。

【贮藏】置通风干燥处。

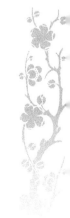

化橘红

【来源】本品为芸香科植物化州柚或柚的未成熟或近成熟的干燥外层果皮。

【炮制方法】净选：除去杂质。

【成品性状】本品外表面黄绿色，有皱纹及小油室；内表面黄白色或淡黄棕色，有脉络纹。质脆，易折断，断面不整齐，内侧稍柔而有弹性。气芳香，味苦、微辛。

【质量标准】炮制品：1.净选后，杂质率不得超过 2%。

【性味与归经】辛、苦，温。归肺、脾经。

【功能与主治】理气宽中，燥湿化痰。用于咳嗽痰多、食积伤酒、呕恶痞闷。

【贮藏】置阴凉干燥处，防蛀。

槐角

【来源】本品为豆科植物槐的干燥成熟果实。冬季采收，除去杂质，干燥。

【炮制方法】净选：除去杂质。

【成品性状】本品呈连珠状，长 1 cm～6 cm，直径 0.6 cm～1 cm。表面黄绿色或黄褐色，皱缩而粗糙，背缝线一侧呈黄色。质柔润，干燥皱缩，易在收缩处折断，断面黄绿色，有黏性。种子 1～6 粒，肾形，长约 8 mm，表面光滑，棕黑色，一侧有灰白色圆形种脐；质坚硬，子叶 2，黄绿色。果肉气微，味苦，种子嚼着有豆腥气。

【质量标准】炮制品：净选后，杂质率不得超过 2%。

【性味与归经】苦，寒。归肝、大肠经。

【功能与主治】清热泻火，凉血止血。用于肠热便血、痔肿出血、肝热头痛、眩晕目赤。

【贮藏】置通风干燥处，防蛀。

蒸槐角

【来源】本品为槐角的炮制加工品。

【设备】XY 型中药材淘药机、QJY-300 型直切式切药机、多功能提取罐、CT-G 型热风循环烘箱。

【炮制方法】1.净选：除去杂质。

2.淘洗：过淘药机将药材淘洗干净。

3.切制：将淘洗过后的药材用直切式切药机切成 4 mm～6 mm 厚片。

4.蒸制：取槐角置多功能提取罐内，蒸至黑褐色，取出。

5.烘干：用 CT-G 型热风循环烘箱 60±5℃温度干燥，烘干过程及时倒炕。

【成品性状】本品呈不规则的厚片。表面稍隆起呈黑褐色，背缝线一侧呈棕黄色。质脆有光泽，略有黏性，易在收缩处折断，断面黑褐色，角质样。种子 1～6

中药材炮制生产技术教程

粒，肾形，表面光滑，棕黑色，一侧有灰色圆形种脐，质坚硬。气微香，味苦。

【质量标准】炮制品：1.净选后，杂质率不得超过 2%。

2.切制后，厚度应在 4 mm～6 mm，超出此范围的不得超过 20%。

3.烘干后，应干湿均匀。

【性味与归经】苦，寒。归肝、大肠经。

【功能与主治】清热泻火，凉血止血。用于肠热便血、痔肿出血、肝热头痛、眩晕目赤。蒸槐角降低其苦寒之性、缓和药性。

【贮藏】置通风干燥处，防蛀。

黄瓜子

【来源】本品为葫芦科植物黄瓜的种子。夏、秋季采收成熟的果实，剖开，取出种子，洗净，晒干。

【设备】XY 型中药材淘药机、CT-G 型热风循环烘箱。

【炮制方法】1.净选：除去杂质。

2.淘洗：过淘药机将药材淘洗干净。

3.烘干：用 CT-G 型热风循环烘箱 60±5℃ 温度干燥，烘干过程及时倒炕。

【成品性状】本品呈扁椭圆形，长 6 mm～9 mm，宽 2 mm～4 mm。一端略尖，边缘稍有棱，一端钝圆或有缺刻。表面黄白色，光滑。种皮稍厚，子叶 2 枚，乳白色，富油性。气微，味微甘。

【质量标准】炮制品：1.净选后，杂质率不得超过 2%。

2.烘干后，应干湿均匀，水分不得超过 14%。

【性味与归经】其性味甘、凉、无毒。归脾、胃、大肠经。

【功能与主治】续筋接骨，祛风，消痰。主骨折筋伤、风湿痹痛、老年痰喘。

【贮藏】置阴凉干燥处。

火麻仁

【来源】本品为桑科植物大麻的干燥成熟果实。秋季果实成熟时采收，除去杂质，晒干。

【炮制方法】净选：除去杂质。

【成品性状】本品果皮已除去，可见内部种皮绿色，子叶 2，乳白色，富油性。气微，味淡。

【质量标准】炮制品：净选后，杂质率不得超过 2%。

【性味与归经】甘，平。归脾、胃、大肠经。

【功能与主治】润肠通便。用于血虚津亏、肠燥便秘。

【贮藏】置阴凉干燥处，防热，防蛀。

蒺藜

【来源】本品为蒺藜科植物蒺藜的干燥成熟果实。秋季果实成熟时采割植株，晒干，打下果实，除去杂质。

【设备】YB 型压扁机。

【炮制方法】1.净选：除去杂质。

2.压扁：将药材用压扁机进行破碎。

【成品性状】本品呈不规则的颗粒状，表面微黄色，多为单一、破碎的分果瓣，完整的分果瓣呈斧状；背部黄绿色，隆起，有纵棱和多数小刺，并有对称的长刺和短刺各 1 对，两侧面粗糙，有网纹，灰白色。质坚硬。气微，味苦、辛。

【质量标准】炮制品：1.净选后，杂质率不得超过 2%。

2.压扁后，未破碎的不得超过 20%。

【性味与归经】辛、苦，微温，有小毒。归肝经。

【功能与主治】平肝解郁，活血祛风，明目，止痒。用于头痛眩晕、胸胁胀痛、乳闭乳痈、目赤翳障、风疹瘙痒。

【贮藏】置干燥处，防霉。

炒蒺藜

【来源】本品为蒺藜的炮制加工品。

【设备】YB 型压扁机、CY 型炒药机。

【炮制方法】1.净选：除去杂质。

2.压扁：将药材用压扁机进行破碎。

3.炒制：取破碎后的净蒺藜饮片 30 kg 左右，控制 CY 型炒药机温度 270℃、频率 20Hz，照清炒法炒 10~20 分钟，至微黄色。

【成品性状】本品呈不规则的粗颗粒，表面微黄色，多为单一、破碎的分果瓣，完整的分果瓣呈斧状；背部棕黄色，隆起，有纵棱，两侧面粗糙，有网纹。气微香，味苦、辛。

【质量标准】炮制品：1.净选后，杂质率不得超过 2%。

2.压扁后，未破碎的不得超过 20%。

3.炒制后，炒焦者不得过 2%，应无焦煳残片。

【性味与归经】辛、苦，微温，有小毒。归肝经。

【功能与主治】平肝解郁，活血祛风，明目，止痒。用于头痛眩晕、胸胁胀痛、乳闭乳痈、目赤翳障、风疹瘙痒。

【贮藏】置干燥处，防霉。

炒芥子

【来源】本品为芥子的炮制加工品。

【设备】CY 型炒药机、YB 型压扁机。

【炮制方法】1.净选：除去杂质。

2.炒制：取净芥子 48 kg 左右，放入 CY 型炒药机内设置四挡加热锅体照清炒法炒 15～20 分钟至淡黄色至深黄色（炒白芥子）或深黄色至棕褐色（炒黄芥子），有香辣气。

3.破碎：将药材用压扁机进行碾压。

【成品性状】本品呈不规则的粗颗粒。表面淡黄色至深黄色（炒白芥子）或深黄色至棕褐色（炒黄芥子），偶有焦斑。有香辣气。

【质量标准】炮制品：1.净选后，杂质率不得超过 2%。

2.炒制后，表面淡黄色至深黄色，偶有焦斑。应无焦煳残片。

3.破碎后，未破碎的不得超过 5%。

【性味与归经】辛，温。归肺经。

【功能与主治】 温肺豁痰利气，散结通络止痛。用于寒痰咳嗽、胸胁胀痛、痰滞经络、关节麻木、疼痛、痰湿流注、阴疽肿毒。

【贮藏】置通风干燥处，防潮。

锦灯笼

【来源】本品为茄科植物酸浆的干燥宿萼或带果实的宿萼。秋季果实成熟、宿萼呈红色或橙红色时采收，干燥。

【炮制方法】净选：除去杂质。

【成品性状】本品略呈灯笼状，多压扁，长 3 cm～4.5 cm，宽 2.5 cm～4 cm。表面橙红色或橙黄色，有 5 条明显的纵棱，棱间有网状的细脉纹。顶端渐尖，微 5 裂，基部略平截，中心凹陷有果梗。体轻，质柔韧，中空，或内有棕红色或橙红色果实。果实球形，多压扁，直径 1 cm～1.5 cm，果皮皱缩，内含种子多数。气微，宿萼味苦，果实味甘、微酸。

【质量标准】炮制品：净选后，杂质率不得超过 2%。

【性味与归经】苦，寒。归肺经。

【功能与主治】清热解毒，利咽化痰，利尿通淋。用于咽痛音哑、痰热咳嗽、小便不利、热淋涩痛；外治天疱疮、湿疹。

【贮藏】置通风干燥处，防蛀。

金樱子

【来源】本品为蔷薇科植物金樱子的干燥成熟果实。10~11月果实成熟变红时采收，干燥，除去毛刺。

【设备】XY型中药材淘药机、CT-G型热风循环烘箱、JD型切粒机。

【炮制方法】1.净选：除去杂质。

2.淘洗：过淘药机将药材淘洗干净。

3.切制：将淘洗过后的药材用切粒机切粗颗粒。

4.烘干：用CT-G型热风循环烘箱80±2℃温度干燥，烘干过程及时倒炕。

【成品性状】本品呈不规则的粗颗粒。表面红黄色或红棕色，有凸起的棕色小点。内面淡黄色，残存淡黄色绒毛。气微，味甘、微涩。

【质量标准】炮制品：1.净选后，杂质率不得超过2%。

2.切制后，颗粒大小应均匀。

3.烘干后，应干湿均匀，水分不得超过16%。

【性味与归经】酸、甘、涩，平。归肾、膀胱、大肠经。

【功能与主治】固精缩尿，固崩止带，涩肠止泻。用于遗精滑精、遗尿尿频、崩漏带下、久泻久痢。

【贮藏】置通风干燥处，防蛀。

韭菜子

【来源】本品为百合科植物韭菜的干燥成熟种子。秋季果实成熟时采收果序，晒干，搓出种子，除去杂质。

【设备】压扁机。

【炮制方法】1.净选：除去杂质。

2.碾压：将药材过压扁机进行破碎。

【成品性状】本品呈破碎状。黑色，质硬。气特异，味微辛。

【质量标准】炮制品：1.净选后，杂质率不得超过2%。

2.破碎后，未破碎者不得超过20%。

【性味与归经】辛、甘，温。归肝、肾经。

【功能与主治】温补肝肾，壮阳固精。用于肝肾亏虚、腰膝酸痛、阳痿遗精、遗尿尿频、白浊带下。

【贮藏】置干燥处。

橘红

【来源】本品为芸香科植物橘及其栽培变种的干燥外层果皮。秋末冬初果实成熟后采收，用刀削下外果皮，晒干或阴干。

【设备】XY 型中药材淘药机、QJY-300 型直切式切药机、CT-G 型热风循环烘箱。

【炮制方法】1.净选：除去杂质。

2.淘洗：过淘药机控制水量不可过大，将药材淘洗干净。

3.切制：将淘洗过后的药材用直切式切药机切成 10 mm～15 mm 丝。

4.烘干：用 CT-G 型热风循环烘箱 60±5℃温度干燥，烘干过程及时倒炕。

【成品性状】本品呈不规则的条状或丝状。外表面黄棕色或橙红色，存放后呈棕褐色，密布黄白色凸起或凹下的油室。内表面黄白色，密布凹下透光小圆点。质脆易碎。气芳香，味微苦、麻。

【质量标准】炮制品：1.净选后，杂质率不得超过 2%。

2.切制后，丝宽度在 10 mm～15 mm，超出此范围的不得超过 20%。

3.烘干后，应干湿均匀，水分不得超过 13%。

【性味与归经】苦、辛，温。归肺、脾经。

【功能与主治】理气宽中，燥湿化痰。用于咳嗽痰多、食积伤酒、呕恶痞闷。

【贮藏】置阴凉干燥处，防蛀。

橘络

【来源】为芸香科植物橘及其栽培变种的果皮内层筋络。夏秋采集，由果皮或果瓤上剥下筋膜，晒干，生用。

【炮制方法】净选：除去杂质。

【成品性状】本品呈不规则的筋络。

【质量标准】炮制品：净选后，杂质率不得超过 2%。

【性味与归经】味苦、甘，性平。脾、肺经。

【功能与主治】通络，化痰止咳。用于咳嗽痰多、胸胁作痛。

橘核

【来源】本品为芸香科植物橘及其栽培变种的干燥成熟种子。果实成熟后收集，

洗净，晒干。

【设备】YB 型压扁机。

【炮制方法】1. 净选：除去杂质。

2. 破碎：将药材用压扁机进行破碎。

【成品性状】本品破碎状，表面淡黄白色或淡灰白色，光滑，一侧有种脊棱线，一端钝圆，另端渐尖成小柄状。外种皮薄而韧，内种皮菲薄，淡棕色，子叶 2，黄绿色，有油性。气微，味苦。

【质量标准】炮制品：1. 净选后，杂质率不得超过 2%。

2. 破碎后，未破碎的不得超过 10%。

【性味与归经】苦，平。归肝、肾经。

【功能与主治】理气，散结，止痛。用于疝气疼痛、睾丸肿痛、乳痈乳癖。

【贮藏】置干燥处，防霉，防蛀。

盐橘核

【来源】本品为橘核的炮制加工品。

【设备】CY 型炒药机、YB 型压扁机。

【炮制方法】1. 净选：除去杂质。

2. 炒制：设置 CY 型炒药机温度 270℃、频率 20Hz，锅体加热后，每次放入大蓟约 20 kg，照清炒法炒 30 分钟左右，至表面微黄色，具焦斑时取出，晾凉。

3. 破碎：将药材用压扁机进行破碎。

【成品性状】本品呈不规则的粗颗粒。表面微黄色，光滑，一侧有棱线。外种皮薄而韧，内种皮菲薄，淡棕色。有油性的子叶。气微，味苦、微咸。

【质量标准】炮制品：1. 净选后，杂质率不得超过 2%。

2. 炒制后，表面微黄色，具焦斑。

3. 破碎后，未破碎的不得超过 10%。

【性味与归经】苦，平。归肝、肾经。

【功能与主治】理气，散结，止痛。用于疝气疼痛、睾丸肿痛、乳痈乳癖。

【贮藏】置干燥处，防霉，防蛀。

决明子

【来源】本品为豆科植物钝叶决明的干燥成熟种子。秋季采收成熟果实，晒干，打下种子，除去杂质。

【设备】YB 型压扁机。

中药材炮制生产技术教程

【炮制方法】1. 净选：除去杂质。

2. 破碎：将药材用压扁机进行破碎。

【成品性状】本品呈破碎的粗颗粒状。表面绿棕色或暗棕色，平滑有光泽。一端较平坦，另端斜尖，背腹面各有一条突起的棱线，棱线两侧各有一条斜向对称而色较浅的线形凹纹。质坚硬。气微，味微苦。

【质量标准】炮制品：1. 净选后，杂质率不得超过 2%。

2. 破碎后，未破碎者不得超过 2%。

【性味与归经】甘、苦、咸，微寒。归肝、大肠经。

【功能与主治】清热明目，润肠通便。用于目赤涩痛、羞明多泪、头痛眩晕、目暗不明、大便秘结。

【贮藏】置干燥处。

炒决明子

【来源】本品为决明子的炮制加工品。

【设备】CY 型炒药机、YB 型压扁机。

【炮制方法】1. 净选：除去杂质。

2. 炒制：取净决明子饮片 50 kg 左右，控制 CY 型炒药机温度 270℃、频率 20Hz，照清炒法炒 8~11 分钟，至微鼓起、有香气时取出，放凉。

3. 破碎：将炒制后的决明子用压扁机进行破碎。

【成品性状】本品呈不规则的粗颗粒。表面绿褐色或暗棕色，微鼓起，偶见焦斑。微有香气。

【质量标准】炮制品：1. 净选后，杂质率不得超过 2%。

2. 炒制后，微鼓起，偶见焦斑或裂隙。

3. 破碎后，未破碎者不得超过 2%。

【性味与归经】甘、苦、咸，微寒。归肝、大肠经。

【功能与主治】清热明目，润肠通便。用于目赤涩痛、羞明多泪、头痛眩晕、目暗不明、大便秘结。

【贮藏】置干燥处。

苦杏仁

【来源】本品为蔷薇科植物西伯利亚杏的干燥成熟种子。

【设备】YB 型压扁机。

【炮制方法】1. 净选：除去杂质。

2. 破碎：将药材用压扁机进行破碎。

【成品性状】本品呈不规则的粗颗粒。表面黄棕色至深棕色，一端尖，另端钝圆，肥厚，左右不对称。种皮薄，子叶乳白色，富油性。有特异的香气，味苦。

【质量标准】炮制品：1. 净选后，杂质率不得超过 2%。

2. 破碎后，未破碎者不得超过 2%。

【性味与归经】苦，微温，有小毒。归肺、大肠经。

【功能与主治】降气止咳平喘，润肠通便。用于咳嗽气喘、胸满痰多、肠燥便秘。

【注意】内服不宜过量，以免中毒。

【贮藏】置阴凉干燥处，防蛀。

燀苦杏仁

【来源】本品为苦杏仁的炮制加工品。

【设备】可倾式敞口反应锅、XTJ-250A 型脱皮机、CT-G 型热风循环烘箱、YB 型压扁机。

【炮制方法】1. 净选：除去杂质。

2. 燀制：取净苦杏仁投至 10 倍量沸水中翻动，煮 7～10 分钟至种皮胀起呈皱缩状，手捏之种仁容易剥离时立即捞出，放在冷水中。

3. 去皮：将燀制、冷却后的苦杏仁用笊篱捞起放入去皮机进料口，进行脱皮。

4. 烘干：将去皮后的苦杏仁用 CT-G 型热风循环烘箱 80±5℃温度干燥，烘干过程及时倒炕。

5. 净选：将烘干后的苦杏仁再次进行净选，去除走油、霉变等发黑的种仁。

4. 破碎：将再次净选后的药材用压扁机进行破碎。

【成品性状】本品呈不规则的粗颗粒。表面乳白色或黄白色，富油性。有特异的香气，味苦。

【质量标准】炮制品：1. 净选后，杂质率不得超过 2%。

2. 燀后，应种皮胀起呈皱缩状，手捏之，种仁容易剥离。

3. 去皮后，注意挑拣净种仁。必要时，将种皮进行漂洗，分离种仁。

4. 烘干后，应干湿均匀，水分不得超过 7%。

5. 破碎后，未破碎者不得超过 2%。

【性味与归经】苦，微温，有小毒。归肺、大肠经。

【功能与主治】降气止咳平喘，润肠通便。用于咳嗽气喘、胸满痰多、肠燥便秘。

【注意】内服不宜过量，以免中毒。

【贮藏】置阴凉干燥处，防蛀。

炒苦杏仁

【来源】本品苦杏仁的炮制加工品。

【设备】可倾式敞口反应锅、XTJ-250A 型脱皮机、CT-G 型热风循环烘箱、YB 型压扁机、CY 型炒药机。

【炮制方法】1.净选：除去杂质。

2.燀制：取净苦杏仁投至10倍量沸水中翻动,煮7~10分钟至种皮胀起呈皱缩状,手捏之种仁容易剥离时立即捞出,放在冷水中。

3.去皮：将燀制、冷却后的苦杏仁用笊篱捞起放入去皮机进料口,进行脱皮。

4.烘干：将去皮后的苦杏仁用 CT-G 型热风循环烘箱 80±5℃温度干燥,烘干过程及时倒炕。

5.净选：将烘干后的苦杏仁再次进行净选,去除走油、霉变等发黑的种仁。

6.炒制：将燀制去皮后的苦杏仁约 36 kg,投入加热的炒锅内,控制4挡,照清炒法炒 15~25 分钟表面黄色,微带焦斑时取出放凉,装入洁净容器内。

7.破碎：将炒制后的苦杏仁用压扁机进行破碎。

【成品性状】本品呈不规则的粗颗粒。表面黄色至棕黄色,微带焦斑。有香气,味苦。

【质量标准】炮制品：1.净选后,杂质率不得超过 2%。

2.燀后,应种皮胀起呈皱缩状,手捏之,种仁容易剥离。

3.去皮后,注意挑拣净种仁。必要时,将种皮进行漂洗,分离种仁。

4.烘干后,应干湿均匀,水分不得超过 6%。

5.炒制后,表面黄色至棕黄色,微带焦斑。有香气,不得焦煳。

6.破碎后,未破碎者不得超过 2%。

【性味与归经】苦,微温,有小毒。归肺、大肠经。

【功能与主治】降气止咳平喘,润肠通便。用于咳嗽气喘、胸满痰多、肠燥便秘。

【注意】内服不宜过量,以免中毒。

【贮藏】置阴凉干燥处,防蛀。

蜜苦杏仁

【来源】本品苦杏仁的炮制加工品。

【设备】可倾式敞口反应锅、XTJ-250A 型脱皮机、CT-G 型热风循环烘箱、CY 型炒药机。

【炮制方法】1.净选：除去杂质。

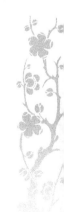

2.焯制：取净苦杏仁投至10倍量沸水中翻动，煮7~10分钟至种皮胀起呈皱缩状，手捏之种仁容易剥离时立即捞出，放在冷水中。

3.去皮：将焯制、冷却后的苦杏仁用笊篱捞起放入去皮机进料口，进行脱皮。

4.烘干：将去皮后的苦杏仁用 CT-G 型热风循环烘箱 80±5℃温度干燥，烘干过程及时倒炕。

5.净选：将烘干后的苦杏仁再次进行净选，去除走油、霉变等发黑的种仁。

6.炒制：将炼蜜置炒制容器内，加热至沸，倒入焯苦杏仁，用文火炒至深黄色，不粘手为度，取出，放凉。每 100 kg 焯苦杏仁，用炼蜜 12 kg。

【成品性状】本品呈扁心形。表面深黄色，一端尖，另端钝圆、肥厚，左右不对称，富油性。有特异的香气，味微甜。

【质量标准】炮制品：1.净选后，杂质率不得超过 2%。

2.焯后，应种皮胀起呈皱缩状，手捏之，种仁容易剥离。

3.去皮后，注意挑拣净种仁。必要时，将种皮进行漂洗，分离种仁。

4.烘干后，应干湿均匀，水分不得超过 7%。

5.炒制后，表面深黄色，有特异香气。

【性味与归经】苦，微温，有小毒。归肺、大肠经。

【功能与主治】降气止咳平喘，润肠通便。用于咳嗽气喘、胸满痰多、肠燥便秘。蜜苦杏仁增强止咳平喘作用。

【注意】内服不宜过量，以免中毒。

【贮藏】置阴凉干燥处，防蛀。

莱菔子

【来源】本品为十字花科植物萝卜的干燥成熟种子。夏季果实成熟时采割植株，晒干，搓出种子，除去杂质，再晒干。

【设备】YB 型压扁机。

【炮制方法】1.净选：除去杂质。

2.破碎：将药材用压扁机进行破碎。

【成品性状】本品呈破碎状。表面黄棕色、红棕色或灰棕色。种皮薄而脆，子叶黄白色，有油性。气微，味淡、微苦辛。

【质量标准】炮制品：1.净选后，杂质率不得超过 2%。

2.破碎时，要轻轧，轧两半或者表皮与种仁分离即可。

【性味与归经】辛、甘，平。归肺、脾、胃经。

【功能与主治】消食除胀，降气化痰。用于饮食停滞、脘腹胀痛、大便秘结、积滞泻痢、痰壅喘咳。

【贮藏】置通风干燥处，防蛀。

炒莱菔子

【来源】本品为莱菔子的炮制加工品。

【设备】CY 型炒药机、YB 型压扁机。

【炮制方法】1.净选：除去杂质。

2.炒制：取净莱菔子饮片 50 kg 左右，控制 CY 型炒药机温度 130℃、频率 20Hz，照清炒法炒 8~11 分钟，至微鼓起时取出，放凉。

3.破碎：用压扁机将炒莱菔子进行破碎。

【成品性状】本品形如莱菔子，表面微鼓起，色泽加深，质酥脆，气微香，破碎后呈粗颗粒状。

【质量标准】炮制品：1.净选后，杂质率不得超过 2%。

2.炒制后，表面鼓起，有香气，无焦煳。

3.破碎时，要轻轧，轧两半或者表皮与种仁分离即可。

【性味与归经】辛、甘，平。归肺、脾、胃经。

【功能与主治】消食除胀，降气化痰。用于饮食停滞、脘腹胀痛、大便秘结、积滞泻痢、痰壅喘咳。

【贮藏】置通风干燥处，防蛀。

荔枝核

【来源】本品为无患子科植物荔枝的干燥成熟种子。夏季采摘成熟果实，除去果皮和肉质假种皮，洗净，晒干。

【设备】YB 型压扁机。

【炮制方法】1.净选：除去杂质。

2.破碎：将药材用压扁机进行破碎。

【成品性状】本品呈不规则的粗颗粒。表面棕红色或紫棕色，平滑，有光泽，略有凹陷及细波纹。质硬。子叶棕黄色。气微，味微甘、苦、涩。

【质量标准】炮制品：1.净选后，杂质率不得超过 2%。

2.破碎后，未破碎者不得超过 2%。

【性味与归经】甘、微苦，温。归肝、肾经。

【功能与主治】行气散结，祛寒止痛。用于寒疝腹痛、睾丸肿痛。

【贮藏】置干燥处，防蛀。

盐荔枝核

【来源】本品为荔枝核的炮制加工品。

【设备】YB 型压扁机、CY 型炒药机。

【炮制方法】1. 净选：除去杂质。

2. 破碎：将药材用压扁机进行破碎。

3. 炒制：取破碎后的净荔枝核，照盐水炙法炒干。

每 100 kg 荔枝核用食盐 2 kg。

【成品性状】本品呈不规则的粗颗粒。气微，味微甘、苦、涩。

【质量标准】炮制品：1. 净选后，杂质率不得超过 2%。

2. 破碎后，未破碎者不得超过 2%。

3. 炒制后，表面偶见焦斑。

【性味与归经】甘、微苦，温。归肝、肾经。

【功能与主治】行气散结，祛寒止痛。用于寒疝腹痛、睾丸肿痛。

【贮藏】置干燥处，防蛀。

连翘

【来源】本品为木樨科植物连翘的干燥果实。秋季果实初熟尚带绿色时采收，除去杂质，蒸熟，晒干，习称"青翘"；果实熟透时采收，晒干，除去杂质，习称"老翘"。

【炮制方法】净选：除去杂质。

【成品性状】本品呈长卵形至卵形，稍扁，表面有不规则的纵皱纹和多数突起的小斑点，两面各有 1 条明显的纵沟。气微香，味苦。

【质量标准】炮制品：净选后，杂质率不得超过 2%。

【性味与归经】苦，微寒。归肺、心、小肠经。

【功能与主治】清热解毒，消肿散结，疏散风热。用于痈疽、瘰疬、乳痈、丹毒、风热感冒、温病初起、温热入营、高热烦渴、神昏发斑、热淋涩痛。

【贮藏】置干燥处。

莲房

【来源】本品为睡莲科植物莲的干燥花托。秋季果实成熟时采收，除去果实，晒干。

【设备】QJY-300 型直切式切药机。

【炮制方法】1.净选：除去杂质。

2.切制：将药材用直切式切药机切 10 mm～15 mm 段。

【成品性状】本品呈不规则的段。表面灰棕色至紫棕色，具细纵纹和皱纹。顶面有多数圆形孔穴，基部有花梗残基。质疏松，破碎面海绵样，棕色。气微，味微涩。

【质量标准】炮制品：1.净选后，杂质率不得超过 2%。

2.切制后，长度应在 10 mm～15 mm，超出此范围的不得超过 20%。

【性味与归经】苦、涩，温。归肝经。

【功能与主治】化瘀止血。用于崩漏、尿血、痔疮出血、产后瘀阻、恶露不尽。

【贮藏】置干燥处，防潮。

莲子

【来源】本品为睡莲科植物莲的干燥成熟种子。秋季果实成熟时采割莲房，取出果实，除去果皮，干燥。

【设备】YB 型压扁机。

【炮制方法】1.净选：除去杂质。

2.破碎：将药材用压扁机进行破碎。

【成品性状】本品呈不规则的碎块。表面红棕色，有细纵纹和较宽的脉纹。质硬，种皮薄，不易剥离。子叶黄白色，肥厚，不具莲子心。气微，味甘、微涩。

【质量标准】炮制品：1.净选后，杂质率不得超过 2%。

2.破碎后，未破碎者不得超过 2%。

【性味与归经】甘、涩，平。归脾、肾、心经。

【功能与主治】补脾止泻，止带，益肾涩精，养心安神。用于脾虚泄泻、带下、遗精、心悸失眠。

【贮藏】置干燥处，防蛀。

莲子心

【来源】本品为睡莲科植物莲的成熟种子中的干燥幼叶及胚根。取出，晒干。

【炮制方法】净选：除去杂质。

【成品性状】本品略呈细圆柱形，长 1 cm～1.4 cm，直径约 0.2 cm。幼叶绿色，一长一短，卷成箭形，先端向下反折，两幼叶间可见细小胚芽。胚根圆柱形，长约 3 mm，黄白色。质脆，易折断，断面有数个小孔。气微，味苦。

【质量标准】炮制品：净选后，杂质率不得超过 2%。

【性味与归经】苦，寒。归心、肾经。

【功能与主治】清心安神，交通心肾，涩精止血。用于热入心包、神昏谵语、心肾不交、失眠遗精、血热吐血。

【贮藏】置通风干燥处，防潮，防蛀。

龙眼肉

【来源】本品为无患子科植物龙眼的假种皮。夏、秋二季采收成熟果实，干燥，除去壳、核，晒至干爽不黏。

【炮制方法】净选：除去杂质。

【成品性状】本品为纵向破裂的不规则薄片，或呈囊状，长约 1.5 cm，宽 2 cm～4 cm，厚约 0.1 cm 棕黄色至棕褐色，半透明。外表面皱缩不平，内表面光亮而有细纵皱纹。薄片者质柔润，囊状者质稍硬。气微香，味甜。

【质量标准】炮制品：净选后，杂质率不得超过 2%。

【性味与归经】甘，温。归心、脾经。

【功能与主治】补益心脾，养血安神。用于气血不足、心悸怔忡、健忘失眠、血虚萎黄。

【贮藏】置通风干燥处，防潮，防蛀。

绿豆衣

【来源】本品为豆科植物绿豆的干燥种皮。收集绿豆加工时的种皮，除去杂质，筛去碎粉。

【炮制方法】净选：除去杂质。

【成品性状】本品性状极不规则，多向内卷曲。外表面暗绿色或暗棕色，具致密的纹理，微有光泽；种脐呈长圆形槽状，往往有残留的黄白色株柄；内表面光滑，淡棕色。质硬而脆。气微，味淡。

【质量标准】炮制品：净选后，杂质率不得超过 2%。

【性味与归经】甘、寒。归心、胃经。

【功能与主治】清热解毒，明目退翳。用于暑热疖肿、目赤翳障、解毒。

【贮藏】置干燥处，防霉，防蛀。

麦芽

【来源】本品为禾本科植物大麦的成熟果实经发芽干燥的炮制加工品。将麦粒用水浸泡后，保持适宜温、湿度，待幼芽长至约 5 mm 时，晒干或低温干燥。

【炮制方法】净选：除去杂质。

【成品性状】本品呈梭形，长 8 mm~12 mm，直径 3 mm~4 mm。表面淡黄色，背面为外稃包围，具 5 脉；腹面为内稃包围。除去内外稃后，腹面有 1 条纵沟；基部胚根处生出幼芽和须根，幼芽长披针状条形，长约 5 mm。须根数条，纤细而弯曲。质硬，断面白色，粉性。气微，味微甘。

【质量标准】炮制品：净选后，杂质率不得超过 2%。

【性味与归经】甘，平。归脾、胃经。

【功能与主治】行气消食，健脾开胃，回乳消胀。用于食积不消、脘腹胀痛、脾虚食少、乳汁郁积、乳房胀痛、妇女断乳、肝郁胁痛、肝胃气痛。生麦芽健脾和胃，疏肝行气。用于脾虚 食少、乳汁郁积。

【贮藏】置通风干燥处，防蛀。

炒麦芽

【来源】本品为麦芽的炮制加工品。

【设备】CY 型炒药机。

【炮制方法】1. 净选：除去杂质。

2 炒制：取净麦芽饮片 30 kg 左右，控制 CY 型炒药机温度 180 ℃，频率 15Hz，照清炒法炒 8~10 分钟，炒至表面棕黄色时，取出放凉，筛去灰屑。

【成品性状】本品形如麦芽，表面棕黄色，偶有焦斑。有香气，味微苦。

【质量标准】炮制品：1. 净选后，杂质率不得超过 2%。

2. 炒制后，表面棕黄色，偶有焦斑，无焦煳。

【性味与归经】甘，平。归脾、胃经。

【功能与主治】行气消食，健脾开胃，回乳消胀。用于食积不消、脘腹胀痛、脾虚食少、乳汁郁积、乳房胀痛、妇女断乳、肝郁胁痛、肝胃气痛。炒麦芽行气消食回乳，用于食积不消、妇女断乳。

【贮藏】置通风干燥处，防蛀。

焦麦芽

【来源】本品为麦芽的炮制加工品。

【设备】CY 型炒药机。

【炮制方法】1. 净选：除去杂质。

2. 炒制：取净麦芽饮片 30 kg 左右，控制 CY 型炒药机温度 270 ℃、频率 15Hz，照清炒法炒 15~25 分钟，炒至表面焦褐色、有焦香气时取出，放凉，筛去碎屑。

【成品性状】本品形如麦芽，表面焦褐色，有焦斑。有焦香气，味微苦。

【质量标准】炮制品：1. 净选后，杂质率不得超过 2%。

2. 炒制后，表面焦褐色，有焦斑、焦香气。

【性味与归经】甘，平。归脾、胃经。

【功能与主治】行气消食，健脾开胃，回乳消胀。用于食积不消、脘腹胀痛、脾虚食少、乳汁郁积、乳房胀痛、妇女断乳、肝郁胁痛、肝胃气痛。焦麦芽消食化滞。用于食积不消、脘腹胀痛。

【贮藏】置通风干燥处，防蛀。

蔓荆子

【来源】本品为马鞭草科植物单叶蔓荆或蔓荆的干燥成熟果实。秋季果实成熟时采收，除去杂质，晒干。

【设备】YB 型压扁机。

【炮制方法】1. 净选：除去杂质。

2. 破碎：用压扁机进行破碎。

【成品性状】本品呈破碎的粗颗粒，表面灰黑色或黑褐色，被灰白色粉霜状茸毛，顶端微凹，基部有灰白色宿萼及短果梗。体轻，质坚韧，不易破碎。气特异而芳香，味淡、微辛。

【质量标准】炮制品：1. 净选后，杂质率不得超过 2%。

2. 破碎后，未破碎者不得超过 2%。

【性味与归经】辛、苦，微寒。归膀胱、肝、胃经。

【功能与主治】疏散风热，清利头目。用于风热感冒头痛、齿龈肿痛、目赤多泪、目暗不明、头晕目眩。

【贮藏】置阴凉干燥处。

炒蔓荆子

【来源】本品为蔓荆子的炮制加工品。

【设备】CY 型炒药机、YB 型压扁机。

【炮制方法】1. 净选：除去杂质。

2. 炒制：将净选后的蔓荆子饮片 30 kg 左右，投至加热的 CY 型炒药机内控制温度 130℃、频率 20Hz 照清炒法炒 5~7 分钟，取出，放凉。

3. 破碎：将炒制后的饮片用压扁机进行破碎。

【成品性状】本品呈不规则的粗颗粒状。表面黑色或黑褐色，基部有的可见残留宿萼和短果梗。气特异而芳香，味淡、微辛。

【质量标准】炮制品：1. 净选后，杂质率不得超过 2%。

2. 炒制后，表面黑褐色，色泽均匀，无焦煳颗粒。

3. 破碎后，未破碎者不得过 2%。

【性味与归经】辛、苦，微寒。归膀胱、肝、胃经。

【功能与主治】疏散风热，清利头目。用于风热感冒头痛、齿龈肿痛、目赤多泪、目暗不明、头晕目眩。

【贮藏】置阴凉干燥处。

母丁香

【来源】本品为桃金娘科植物丁香的干燥近成熟果实。果将熟时采摘，晒干。

【设备】YB 型压扁机。

【炮制方法】1. 净选：除去杂质。

2. 破碎：将药材用压扁机进行破碎。

【成品性状】本品破碎状。表面黄棕色或褐棕色，有细皱纹；顶端有 4 个宿存萼片向内弯曲成钩状；基部有果梗痕；果皮与种仁可剥离，种仁由两片子叶合抱而成，棕色或暗棕色，显油性，中央具一明显的纵沟；内有胚，呈细杆状。质较硬，难折断。气香，味麻辣。

【质量标准】炮制品：1. 净选后，杂质率不得超过 2%。

2. 破碎后，未破碎的不得超过 2%。

【性味与归经】辛，温。归脾、胃、肺、肾经。

【功能与主治】温中降逆，补肾助阳。用于脾胃虚寒、呃逆呕吐、食少吐泻、心腹冷痛、肾虚阳痿。

【注意】不宜与郁金同用。

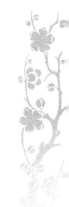

【贮藏】置阴凉干燥处。

木瓜

【来源】本品为蔷薇科植物贴梗海棠的干燥近成熟果实。夏、秋二季果实绿黄时采收，置沸水中烫至外皮灰白色，对半纵剖，晒干。

【设备】XY 型中药材淘药机、JD 型切粒机、CT-G 型热风循环烘箱。

【炮制方法】1.净选：除去杂质。

2.淘洗：过淘药机将药材淘洗干净。

3.切制：将淘洗过后的药材用切粒机切粗颗粒。

4.烘干：用 CT-G 型热风循环烘箱 80±2℃温度干燥，烘干过程及时倒炕。

【成品性状】本品呈粗颗粒状。外表紫红色或棕红色，有不规则的深皱纹。切面棕红色。气微清香，味酸。

【质量标准】炮制品：1.净选后，杂质率不得超过 2%。

2.切制后，大小均一，未破碎的不得超过 3%。

3.烘干后，应干湿均匀，水分不得超过 15%。

【性味与归经】酸，温。归肝、脾经。

【功能与主治】舒筋活络，和胃化湿。用于湿痹拘挛、腰膝关节酸重疼痛、暑湿吐泻、转筋挛痛、脚气水肿。

【贮藏】置阴凉干燥处，防潮，防蛀。

木蝴蝶

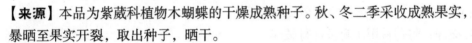

【来源】本品为紫葳科植物木蝴蝶的干燥成熟种子。秋、冬二季采收成熟果实，暴晒至果实开裂，取出种子，晒干。

【炮制方法】净选：除去杂质。

【成品性状】本品为蝶形薄片，除基部外三面延长成宽大菲薄的翅，长 5 cm～8 cm，宽 3.5 cm～4.5 cm。表面浅黄白色，翅半透明，有绢丝样光泽，上有放射状纹理，边缘多破裂。体轻，剥去种皮，可见一层薄膜状的胚乳紧裹于子叶之外。子叶 2，蝶形，黄绿色或黄色，长径 1 cm～1.5 cm。气微，味微苦。

【质量标准】炮制品：净选后，杂质率不得超过 2%。

【性味与归经】苦、甘，凉。归肺、肝、胃经。

【功能与主治】清肺利咽，疏肝和胃。用于肺热咳嗽、喉痹、音哑、肝胃气痛。

【贮藏】置通风干燥处。

南鹤虱

【来源】本品为伞形科植物野胡萝卜的干燥成熟果实。秋季果实成熟时割取果枝，晒干，打下果实，除去杂质。

【炮制方法】净选：除去杂质。

【成品性状】本品为双悬果，呈椭圆形，多裂为分果，分果长 3 mm～4 mm，宽 1.5 mm～2.5 mm。表面淡绿棕色或棕黄色，顶端有花柱残基，基部钝圆，背面隆起，具 4 条窄翅状次棱，翅上密生 1 列黄白色钩刺，刺长约 1.5 mm，次棱间的凹下处有不明显的主棱，其上散生短柔毛，接合面平坦，有 3 条脉纹，上具柔毛。种仁类白色，有油性。体轻。搓碎时有特异香气，味微辛、苦。

【质量标准】炮制品：净选后，杂质率不得超过 2%。

【性味与归经】苦、辛，平；有小毒。归脾、胃经。

【功能与主治】杀虫消积。用于蛔虫病、蛲虫病、绦虫病、虫积腹痛、小儿疳积。

【贮藏】置通风干燥处。

牛蒡子

【来源】本品为菊科植物牛蒡的干燥成熟果实。秋季果实成熟时采收果序，晒干，打下果实，除去杂质，再晒干。

【设备】YB 型压扁机。

【炮制方法】1.净选：除去杂质。

2.破碎：将净选后的牛蒡子用压扁机进行破碎。

【成品性状】本品呈不规则的粗颗粒，表面灰褐色，带紫黑色斑点，有数条纵棱，通常中间 1～2 条较明显。果皮较硬，子叶淡黄白色，富油性。气微，味苦后微辛而稍麻舌。

【质量标准】炮制品：1.净选后，杂质率不得超过 2%。

2.破碎后，未破碎的不得超过 2%。

【性味与归经】辛、苦，寒。归肺、胃经。

【功能与主治】疏散风热，宣肺透疹，解毒利咽。用于风热感冒、咳嗽痰多、麻疹、风疹、咽喉肿痛、痄腮、丹毒、痈肿疮毒。

【贮藏】置通风干燥处。

炒牛蒡子

【来源】本品为牛蒡子的炮制加工品。

【设备】CY 型炒药机、YB 型压扁机。

【炮制方法】1. 净选：除去杂质。

2. 炒制：将牛蒡子饮片约 45 kg，加至加热的 CY 型炒药机内，控制 4 挡，照清炒法炒 10～20 分钟，至色泽加深，略鼓起。微有香气时取出放凉。

3. 破碎：将炒牛蒡子饮片用压扁机进行破碎。

【成品性状】本品呈破碎的不规则粗颗粒。表面黑褐色或黄棕色，稍鼓起。微具香气。

【质量标准】炮制品：1. 净选后，杂质率不得超过 2%。

2. 炒制后，表面黑褐色或黄棕色，稍鼓起。微具香气。

3. 破碎后，未破碎的不得超过 2%。

【性味与归经】辛、苦，寒。归肺、胃经。

【功能与主治】疏散风热，宣肺透疹，解毒利咽。用于风热感冒、咳嗽痰多、麻疹、风疹、咽喉肿痛、痄腮、丹毒、痈肿疮毒。

【贮藏】置通风干燥处。

女贞子

【来源】本品为木樨科植物女贞的干燥成熟果实。冬季果实成熟时采收，除去枝叶，稍蒸或置沸水中略烫后，干燥；或直接干燥。

【设备】XY 型中药材淘药机、YB 型压扁机、CT-G 型热风循环烘箱。

【炮制方法】1. 净选：除去杂质。

2. 淘洗：过淘药机将药材淘洗干净。

3. 破碎：用压扁机进行破碎。

4. 烘干：用 CT-G 型热风循环烘箱 80±2℃温度干燥，烘干过程及时倒炕。

【成品性状】本品呈破碎的不规则粗颗粒。表面黑紫色或灰黑色，皱缩不平，基部有果梗痕或具宿萼及短梗。体轻。外果皮薄，中果皮较松软，易剥离，内果皮木质，黄棕色，具纵棱。种子肾形，紫黑色，油性。气微，味甘、微苦涩。

【质量标准】炮制品：1. 净选后，杂质率不得超过 2%。

2. 破碎后，未破碎者不得超过 3%。

3. 烘干后，应干湿均匀，水分不得超过 8%。

【性味与归经】甘、苦，凉。归肝、肾经。

中药材炮制生产技术教程

【功能与主治】滋补肝肾，明目乌发。用于肝肾阴虚、眩晕耳鸣、腰膝酸软、须发早白、目暗不明、内热消渴、骨蒸潮热。

【贮藏】置干燥处。

酒女贞子

【来源】本品为女贞子的炮制加工品。

【设备】XY 型中药材淘药机、多功能提取罐、CT-G 型热风循环烘箱、JD 型压扁机。

【炮制方法】1. 净选：除去杂质。

2. 淘洗：过淘药机将药材淘洗干净。

3. 蒸制：将淘洗净的女贞子，用 20% 的黄酒拌匀，稍闷后，装入多功能提取罐中清蒸 2.5 小时、焖 3 小时后出锅。

每 100 kg 药材用黄酒 20 kg。

4. 烘干：将蒸后的女贞子，用 CT-G 型热风循环烘箱 80 ± 2℃温度干燥，烘干过程及时倒炕。

5. 破碎：将烘干后的女贞子用压扁机破碎成粗颗粒。

【成品性状】本品呈破碎的不规则粗颗粒。表面黑褐色或灰黑色，常附有白色粉霜。微有酒香气。

【质量标准】炮制品：1. 净选后，杂质率不得超过 2%。

2. 蒸制后，表面黑褐色，微有酒香气。

3. 烘干后，应干湿均匀，水分不得超过 8%。

4. 破碎后，未破碎者不得超过 3%。

【性味与归经】甘、苦，凉。归肝、肾经。

【功能与主治】滋补肝肾，明目乌发。用于肝肾阴虚、眩晕耳鸣、腰膝酸软、须发早白、目暗不明、内热消渴、骨蒸潮热。

【贮藏】置干燥处。

胖大海

【来源】本品为梧桐科植物胖大海的干燥成熟种子。

【炮制方法】净选：除去杂质。

【成品性状】本品呈纺锤形或椭圆形，长 2 cm ~ 3 cm，直径 1 cm ~ 1.5 cm。先端钝圆，基部略尖而歪，具浅色的圆形种脐。表面棕色或暗棕色，微有光泽，具不规则的干缩皱纹。外层种皮极薄，质脆，易脱落。中层种皮较厚，黑褐色，

质松易碎，遇水膨胀成海绵状。气微，味淡，嚼之有黏性。

【质量标准】炮制品：净选后，杂质率不得超过 2%。

【性味与归经】甘，寒。归肺、大肠经。

【功能与主治】清热润肺，利咽开音，润肠通便。用于肺热声哑、干咳无痰、咽喉干痛、热结便闭、头痛目赤。

【贮藏】置干燥处，防霉，防蛀。

牵牛子

【来源】本品为旋花科植物裂叶牵牛或圆叶牵牛的干燥成熟种子。秋末果实成熟，果壳未开裂时采割植株，晒干，打下种子，除去杂质。

【设备】YB 型压扁机。

【炮制方法】1. 净选：除去杂质。

2. 破碎：将净选后的牵牛子用压扁机进行破碎。

【成品性状】本品呈不规则的粗颗粒，表面灰黑色或淡黄白色，背面有一条浅纵沟，腹面种脐微凹。质硬，横切面可见淡黄色或黄绿色皱缩折叠的子叶，微显油性。气微，味辛、苦，有麻感。

【质量标准】炮制品：1. 净选后，杂质率不得超过 2%。

2. 破碎后，未破碎的不得超过 2%。

【性味与归经】苦、寒；有毒。归肺、肾、大肠经。

【功能与主治】泻水通便，消痰涤饮，杀虫攻积。用于水肿胀满、二便不通、痰饮积聚、气逆喘咳、虫积腹痛。

【注意】孕妇禁用；不宜与巴豆、巴豆霜同用。

【贮藏】置通风干燥处。

炒牵牛子

【来源】本品为牵牛子的加工炮制品。

【设备】CY 型炒药机、YB 型压扁机。

【炮制方法】1. 净选：除去杂质。

2. 炒制：将牵牛子饮片约 45 kg，加至加热的 CY 型炒药机内，控制 4 挡，照清炒法炒至稍鼓起、微有香气时取出放凉。

3. 破碎：将炒牛蒡子饮片用压扁机进行破碎。

【成品性状】本品呈破碎的不规则粗颗粒。表面黑褐色或黄棕色，稍鼓起。微具香气。

【质量标准】炮制品：1.净选后，杂质率不得超过 2%。

2.炒制后，表面黑褐色或黄棕色，稍鼓起。微具香气。

3.破碎后，未破碎的不得超过 2%。

【性味与归经】苦、寒；有毒。归肺、肾、大肠经。

【功能与主治】泻水通便，消痰涤饮，杀虫攻积。用于水肿胀满、二便不通、痰饮积聚、气逆喘咳、虫积腹痛。

【注意】孕妇禁用，不宜与巴豆、巴豆霜同用。

【贮藏】置通风干燥处。

芡实

【来源】本品为睡莲科植物芡的干燥成熟种仁。秋末冬初采收成熟果实，除去果皮，取出种子，洗净，再除去硬壳（外种皮），晒干。

【设备】CY 型炒药机、YB 型压扁机。

【炮制方法】净选：除去杂质。

【成品性状】本品呈类球形。表面有棕红色或红褐色内种皮，一端黄白色，约占全体 1/3，有凹点状的种脐痕，除去内种皮显白色。质较硬，断面白色，粉性。气微，味淡。

【质量标准】炮制品：净选后，杂质率不得超过 2%。

【性味与归经】甘、涩，平。归脾、肾经。

【功能与主治】益肾固精，补脾止泻，除湿止带。用于遗精滑精、遗尿尿频、脾虚久泻、白浊、带下。

【贮藏】置通风干燥处，防蛀。

麸炒芡实

【来源】本品为睡莲科植物芡的干燥成熟种仁。秋末冬初采收成熟果实，除去果皮，取出种子，洗净，再除去硬壳（外种皮），晒干。

【设备】CY 型炒药机。

【炮制方法】1.净选：除去杂质。

2.炒制：将麸皮置于 CY 型炒药机内即刻烟起，随即投入净芡实约 30 kg，控制 CY 型炒药机温度 160℃、频率 20Hz，照麸炒法炒 10 分钟，至表面微黄色，取出，筛去麸皮和碎屑。每 100 kg 泽泻用麸皮 10 kg。

【成品性状】本品形如芡实，表面黄色或微黄色。味淡、微酸。

【质量标准】炮制品：1.净选后，杂质率不得超过 2%。

2.炒制后，表面黄色或微黄色。

【性味与归经】甘、涩，平。归脾、肾经。

【功能与主治】益肾固精，补脾止泻，除湿止带。用于遗精滑精、遗尿尿频、脾虚久泻、白浊、带下。

【贮藏】置通风干燥处，防蛀。

青皮

【来源】本品为芸香科植物橘及其栽培变种的干燥幼果。5~6月收集自落的幼果，晒干，习称"个青皮"。

【设备】JD型切粒机。

【炮制方法】1.净选：除去杂质。

2.淘洗：过淘药机将药材淘洗干净。

3.切制：将淘洗过后的药材用切粒机进行破碎。

4.烘干：用CT-G型热风循环烘箱60±5℃温度干燥，烘干过程及时倒炕。

【成品性状】本品呈破碎的不规则粗颗粒。表面灰绿色或黑绿色，密生多数油室，切面黄白色或淡黄棕色，有时可见瓢囊8~10瓣，淡棕色。气香，味苦、辛。

【质量标准】炮制品：1.净选后，杂质率不得超过2%。

2.破碎后，大小均匀。

3.烘干后，水分不得超过11%。

【性味与归经】苦、辛，温。归肝、胆、胃经。

【功能与主治】疏肝破气，消积化滞。用于胸胁胀痛、疝气疼痛、乳癖、乳痈、食积气滞、脘腹胀痛。

【贮藏】置阴凉干燥处。

醋青皮

【来源】本品为青皮的炮制加工品。

【设备】JD型切粒机、CY型炒药机。

【炮制方法】1.净选：除去杂质。

2.淘洗：过淘药机将药材淘洗干净。

3.切制：将淘洗过后的药材用切粒机进行破碎，过16号筛。

4.炒制：取破碎后的青皮，拌醋闷润至醋吸尽，用炒药机炒至120℃，表面微黄色时出锅。每100 kg青皮，用醋15 kg。

【成品性状】本品呈破碎的不规则粗颗粒。形如青皮颗粒，色泽加深，略有醋香气，味苦、辛。

【质量标准】炮制品：1.净选后，杂质率不得超过 2%。

2.破碎后，大小均匀，无未破碎个子。

3.炒制后，色泽均匀，无焦煳。

【性味与归经】苦、辛，温。归肝、胆、胃经。

【功能与主治】疏肝破气，消积化滞。用于胸胁胀痛、疝气疼痛、乳癖、乳痈、食积气滞、脘腹胀痛。

【贮藏】置阴凉干燥处。

青葙子

【来源】本品为苋科植物青葙的干燥成熟种子。秋季果实成熟时采割植株或摘取果穗，晒干，收集种子，除去杂质。

【炮制方法】净选：除去杂质。

【成品性状】本品呈扁圆形，少数呈圆肾形，直径 1 mm～1.5 mm。表面黑色或红黑色，光亮，中间微隆起，侧边微凹处有种脐。种皮薄而脆。气微，味淡。

【质量标准】炮制品：净选后，杂质率不得超过 2%。

【性味与归经】苦，微寒。归肝经。

【功能与主治】清肝泻火，明目退翳。用于肝热目赤、目生翳膜、视物昏花、肝火眩晕。

【注意】本品有扩散瞳孔作用，青光眼患者禁用。

【贮藏】置干燥处。

炒青葙子

【来源】本品青葙子的炮制加工品

【设备】CY 型炒药机。

【炮制方法】1.净选：除去杂质。

2.炒制：取净青葙子，置炒制容器内，用文火炒至有爆声及香气逸出时，取出，放凉。

【成品性状】本品为扁圆形，少数呈圆肾形，直径 1 mm～1.5 mm。表面焦黑色，光亮，中间微隆起，侧边微凹处有种脐。种皮鼓起，薄而脆。气微香，味淡。

【质量标准】炮制品：1.净选后，杂质率不得超过 2%。

2.炒制后，表面焦黑色，有焦香气。

【性味与归经】苦，微寒。归肝经。

【功能与主治】清肝泻火，明目退翳。用于肝热目赤、目生翳膜、视物昏花、肝火眩晕。

【注意】本品有扩散瞳孔作用，青光眼患者禁用。

【贮藏】置干燥处。

肉豆蔻

【来源】本品为肉豆蔻科植物肉豆蔻的干燥种仁。

【设备】JD 型切粒机。

【炮制方法】1. 净选：除去杂质。

2. 切制：用切粒机切成粗颗粒。

【成品性状】本品呈不规则的粗颗粒状，质坚，断面显棕黄色相杂的大理石花纹，宽端可见干燥皱缩的胚，富油性。香气浓烈，味辛。

【质量标准】炮制品：1. 净选后，杂质率不得超过 2%。

2. 破碎后，应大小均匀，未破碎者不得超过 20%。

【性味与归经】辛，温。归脾、胃、大肠经。

【功能与主治】温中行气，涩肠止泻。用于脾胃虚、久泻不止、脘腹胀痛、食少呕吐。

【贮藏】置阴凉干燥处，防蛀。

蕤仁

【来源】本品为蔷薇科植物蕤核的干燥成熟果核。夏、秋间采摘成熟果实，除去果肉，洗净，晒干。

【设备】XY 型中药材淘药机、CT-G 型热风循环烘箱、YB 型压扁机。

【炮制方法】1. 净选：除去杂质。

2. 淘洗：过淘药机将药材淘洗干净。

3. 烘干：用 CT-G 型热风循环烘箱 80±5℃温度干燥，烘干过程及时倒炕。

4. 破碎：用压扁机将药材进行破碎。

【成品性状】本品呈破碎状。表面淡黄棕色或深棕色，有明显的网状沟纹，间有棕褐色果肉残留，顶端尖，两侧略不对称。质坚硬。种皮薄，浅棕色或红棕色，易剥落；子叶 2，乳白色，有油脂。气微，味微苦。

【质量标准】炮制品：1. 净选后，杂质率不得超过 2%。

2. 烘干后，控制水分不得超过 12%。

3. 破碎后，未破碎的不得超过 10%。

【性味与归经】甘，微寒。归肝经。

【功能与主治】疏风散热，养肝明目。用于目赤肿痛、睑弦赤烂、目暗羞明。

【贮藏】置干燥处。

桑椹

【来源】本品为桑科植物桑的干燥果穗。4~6月果实变红时采收，晒干，或略蒸后晒干。

【炮制方法】净选：除去杂质。

【成品性状】本品为聚花果，由多数小瘦果集合而成，呈长圆形，长1 cm~2 cm，直径0.5 cm~0.8 cm。黄棕色、棕红色或暗紫色，有短果序梗。气微，味微酸而甜。

【质量标准】炮制品：净选后，杂质率不得超过2%。

【性味与归经】甘、酸，寒。归心、肝、肾经。

【功能与主治】滋阴补血，生津润燥。用于肝肾阴虚、眩晕耳鸣、心悸失眠、须发早白、津伤口渴、内热消渴、肠燥便秘。

【贮藏】置通风干燥处，防蛀。

砂仁

【来源】本品为姜科植物阳春砂、绿壳砂或海南砂的干燥成熟果实。夏、秋二季果实成熟时采收，晒干或低温干燥。

【设备】YB-260型压扁机。

【炮制方法】1.净选：除去杂质。

2.压扁：将砂仁用压扁机进行破碎。

【成品性状】本品呈破碎状，果皮破裂、可见内部白色种子。

【质量标准】炮制品：1.净选后，杂质率不得超过2%。

2.破碎后，应果皮破裂、种仁90%破开，不应有原果存在。

【性味与归经】辛，温。归脾、胃、肾经。

【功能与主治】化湿开胃，温脾止泻，理气安胎。用于湿浊中阻、脘痞不饥、脾胃虚寒、呕吐泄泻、妊娠恶阻、胎动不安。

【贮藏】置阴凉干燥处。

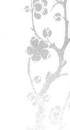

沙苑子

【来源】本品为豆科植物扁茎黄芪的干燥成熟种子。秋末冬初果实成熟尚未开裂时采割植株，晒干，打下种子，除去杂质，晒干。

【炮制方法】净选：除去杂质。

【成品性状】本品略呈肾形而稍扁，长 2 mm～2.5 mm，宽 1.5 mm～2 mm，厚约 1 mm。表面光滑，褐绿色或灰褐色，边缘一侧微凹处具圆形种脐。质坚硬，不易破碎。子叶 2，淡黄色，胚根弯曲，长约 1 mm。气微，味淡，嚼之有豆腥味。

【质量标准】炮制品：净选后，杂质率不得超过 2%。

【性味与归经】甘，温。归肝、肾经。

【功能与主治】补肾助阳，固精缩尿，养肝明目。用于肾虚腰痛、遗精早泄、遗尿尿频、白浊带下、眩晕、目暗昏花。

【贮藏】置通风干燥处。

山楂

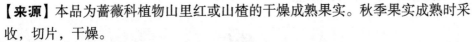

【来源】本品为蔷薇科植物山里红或山楂的干燥成熟果实。秋季果实成熟时采收，切片，干燥。

【炮制方法】净选：除去杂质及脱落的核。

【成品性状】本品从中间分成两半，外形为圆形片，皱缩不平，有的片上可见短而细的果梗或花萼残迹。外皮红色，具皱纹，有灰白色小斑点。果肉深黄色至浅棕色。气微清香，味酸、微甜。

【质量标准】炮制品：净选后，杂质率不得超过 2%。

【性味与归经】酸、甘，微温。归脾、胃、肝经。

【功能与主治】消食健胃，行气散瘀，化浊降脂。用于肉食积滞、胃脘胀满、泻痢腹痛、瘀血经闭、产后瘀阻、心腹刺痛、胸痹心痛、疝气疼痛、高脂血症。焦山楂消食导滞作用增强。用于肉食积滞、泻痢不爽。

【贮藏】置通风干燥处，防蛀。

炒山楂

【来源】本品为山楂的炮制加工品。

【设备】CY- 型炒药机。

【炮制方法】1.净选：除去杂质及脱落的核。

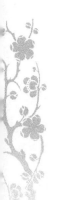

2.炒制：取山楂饮片 50 kg 左右，用 CY 型炒药机控制温度 270℃、频率 20Hz，照清炒法炒 10~16 分钟，至色变深，果肉黄褐色，偶见焦斑。

【成品性状】本品形如山楂片，果肉黄褐色，偶见焦斑。气清香，味酸、微甜。

【质量标准】炮制品：1.净选后，杂质率不得超过 2%。

2.炒制后：应果肉黄褐色。色泽均匀，偶见焦斑。

【性味与归经】酸、甘，微温。归脾、胃、肝经。

【功能与主治】消食健胃，行气散瘀，化浊降脂。用于肉食积滞、胃脘胀满、泻痢腹痛、瘀血经闭、产后瘀阻、心腹刺痛、胸痹心痛、疝气疼痛、高脂血症。焦山楂消食导滞作用增强。用于肉食积滞、泻痢不爽。

【贮藏】置通风干燥处，防蛀。

果实种子类

焦山楂

【来源】本品为山楂的炮制加工品。

【设备】CY 型炒药机。

【炮制方法】1.净选：除去杂质。

2.炒制：取山楂饮片 50 kg 左右，控制 CY 型炒药机温度 270℃、频率 15Hz，照清炒法炒 17~25 分钟，至表面焦褐色，内部黄褐色，取出，放凉。

【成品性状】本品形如山楂片，表面焦褐色，内部黄褐色。有焦香气。

【质量标准】炮制品：1.净选后，杂质率不得超过 2%。

2.炒制后：应表面焦褐色，内部黄褐色。色泽均匀，有焦香气。

【性味与归经】酸、甘，微温。归脾、胃、肝经。

【功能与主治】消食健胃，行气散瘀，化浊降脂。用于肉食积滞、胃脘胀满、泻痢腹痛、瘀血经闭、产后瘀阻、心腹刺痛、胸痹心痛、疝气疼痛、高脂血症。焦山楂消食导滞作用增强。用于肉食积滞、泻痢不爽。

【贮藏】置通风干燥处，防蛀。

山楂炭

【来源】本品为山楂的炮制加工品。

【设备】CY 型炒药机。

【炮制方法】1.净选：除去杂质。

2.炒制：设置 CY 型炒药机温度 270℃、频率 10Hz，锅体加热后，每次放入升麻片约 20 kg，照炒炭法(炮制通则)炒 30 分钟左右，至外呈焦黑色，内呈焦褐色。

【成品性状】本品形如山楂片，表面焦黑色，内呈焦褐色。

161

【质量标准】炮制品：1.净选后，杂质率不得超过2%。

2.炒制后，表面焦黑色，内呈焦褐色。

【性味与归经】酸、甘，微温。归脾、胃、肝经。

【功能与主治】消食健胃，行气散瘀，化浊降脂。用于肉食积滞、胃脘胀满、泻痢腹痛、瘀血经闭、产后瘀阻、心腹刺痛、胸痹心痛、疝气疼痛、高脂血症。山楂炭偏于止泻、止血。可用于脾虚泄泻、胃肠出血。

【贮藏】密闭，置阴凉干燥处。

山茱萸

【来源】本品为山茱萸科植物山茱萸的干燥成熟果肉。秋末冬初果皮变红时采收果实，用文火烘或置沸水中略烫后，及时除去果核，干燥。

【炮制方法】净选：除去杂质。

【成品性状】本品呈不规则的片状或囊状，长1 cm~1.5 cm，宽0.5 cm~1 cm。表面紫红色至紫黑色，皱缩，有光泽。顶端有的有圆形宿萼痕，基部有果梗痕。质柔软。气微，味酸、涩、微苦。

【质量标准】炮制品：净选后，杂质率不得超过2%。

【性味与归经】酸、涩，微温。归肝、肾经。

【功能与主治】补益肝肾，收涩固脱。用于眩晕耳鸣、腰膝酸痛、阳痿遗精、遗尿尿频、崩漏带下、大汗虚脱、内热消渴。

【贮藏】置干燥处，防蛀。

酒萸肉

【来源】本品为山茱萸的加工品。

【设备】搅拌机、多功能提取罐，履带式干燥机。

【炮制方法】1.净选：除去杂质和残留果核。

2.酒炙：取净山萸肉，用搅拌机将黄酒拌匀，闷润5小时后用多功能提取罐照酒蒸法蒸4小时，至酒吸尽，再焖润3小时，黄酒用量为药材的12%。

3.烘干：用履带式干燥机78±2℃温度干燥。

【成品性状】本品形如山茱萸，表面紫黑色或黑色，质滋润柔软。微有酒香气。味酸、涩、微苦。

【质量标准】1.净选后，杂质率不得超过2%。

2.酒制后，未蒸透者不得过3%。

3.烘干后，应干湿均匀，水分不得超过16%。

【性味与归经】酸、涩，微温。归肝、肾经。

【功能与主治】补益肝肾，收涩固脱。用于眩晕耳鸣、腰膝酸痛、阳痿遗精、遗尿尿频、崩漏带下、大汗虚脱、内热消渴。

【贮藏】置干燥处，防蛀。

蛇床子

【来源】本品为伞形科植物蛇床的干燥成熟果实。夏、秋二季果实成熟时采收，除去杂质，晒干。

【炮制方法】净选：除去杂质。

【成品性状】本品呈椭圆形，长 2 mm~4 mm，直径约 2 mm。表面灰黄色或灰褐色，果皮松脆，揉搓易脱落。种子细小，灰棕色，显油性。气香，味辛凉，有麻舌感。

【质量标准】炮制品：净选后，杂质率不得超过 2%。

【性味与归经】辛、苦，温；有小毒。归肾经。

【功能与主治】燥湿祛风，杀虫止痒，温肾壮阳。用于阴痒带下、湿疹瘙痒、湿痹腰痛、肾虚阳痿、宫冷不孕。

【贮藏】置干燥处。

柿蒂

【来源】本品为柿树科植物柿的干燥宿萼。冬季果实成熟时采摘，食用时收集，洗净，晒干。

【炮制方法】净选：除去杂质。

【成品性状】本品呈扁圆形，直径 1.5 cm~2.5 cm。中央较厚，微隆起，有果实脱落后的圆形瘢痕，边缘较薄，4 裂，裂片多反卷，易碎；基部有果梗或圆孔状的果梗痕。外表面黄褐色或红棕色，内表面黄棕色，密被细绒毛。质硬而脆。气微，味涩。

【质量标准】炮制品：净选后，杂质率不得超过 2%。

【性味与归经】苦、涩，平。归胃经。

【功能与主治】降逆止呃。用于呃逆。

【贮藏】置通风干燥处，防蛀。

使君子

【来源】本品为使君子科植物使君子的干燥成熟果实。秋季果皮变紫黑色时采收，除去杂质，干燥。

【设备】YB 型压扁机。

【炮制方法】1. 净选：除去杂质。

2. 破碎：过压扁机将药材破碎。

【成品性状】本品呈长椭圆形或纺锤形，长约 2 cm，直径约 1 cm。表面棕褐色或黑褐色，有多数纵皱纹。种皮易剥离，子叶 2，黄白色，有油性，断面有裂隙。气微香，味微甜。

【质量标准】炮制品：1. 净选后，杂质率不得超过 2%。

2. 压扁后，未破碎不得超过 2%。

【性味与归经】甘，温。归脾、胃经。

【功能与主治】杀虫消积。用于蛔虫病、蛲虫病、虫积腹痛、小儿疳积。

【注意】服药时忌饮浓茶。

【贮藏】置通风干燥处，防霉，防蛀。

石莲子

【来源】本品为睡莲科植物莲的老熟果实。

【设备】YB 型压扁机。

【炮制方法】1. 净选：除去杂质。

2. 破碎：用压扁机将药材进行破碎。

【成品性状】本品为卵圆形或椭圆形，两头略尖，长 1.5 cm～1.8 cm，直径 0.5 cm～1.3 cm。表面灰棕色至灰黑色，平滑，被白色粉霜，在放大镜下可见多数小凹点。顶端有一个圆孔状柱痕或残留柱基，基部有果柄痕，其旁有一点状小突起。果皮极坚硬，破开后可见一粒椭圆形种子。种皮黄棕色或红棕色，不易剥离。除去种皮后，内有两瓣肥厚的子叶，乳黄色，中心为暗绿色胚芽（莲心）。气弱，子叶味微甘，胚芽味苦，果皮味涩。

【质量标准】炮制品：1. 净选后，杂质率不得超过 2%。

2. 破碎后，未破碎的不得超过 5%。

【性味与归经】甘、涩，平。归心、脾、胃经。

【功能与主治】清心开胃。用于慢性痢疾、食欲缺乏、噤口痢。

【贮藏】置通风干燥处，防蛀。

石榴皮

【来源】本品为石榴科植物石榴的干燥果皮。秋季果实成熟后收集果皮，晒干。

【设备】YB 型压扁机。

【炮制方法】1. 净选：除去杂质。

2. 破碎：用压扁机将药材进行破碎。

【成品性状】本品呈不规则的块状。外表面红棕色、棕黄色或暗棕色，略有光泽，有多数疣状突起，有时可见筒状宿萼及果梗痕。内表面黄色或红棕色，有种子脱落后的小凹坑及隔瓤残迹。切面黄色或鲜黄色，略显颗粒状。气微，味苦涩。

【质量标准】炮制品：1. 净选后，杂质率不得超过 2%。

2. 破碎后，未破碎的不得超过 10%。

【性味与归经】酸、涩，温。归大肠经。

【功能与主治】涩肠止泻，止血，驱虫。用于久泻、久痢、便血、脱肛、崩漏、带下、虫积腹痛。

【贮藏】置阴凉干燥处。

丝瓜络

【来源】本品为葫芦科植物丝瓜的干燥成熟果实的维管束。夏、秋二季果实成熟、果皮变黄、内部干枯时采摘，除去外皮和果肉，洗净，晒干，除去种子。

【设备】QJY-300 型直切式切药机。

【炮制方法】1. 净选：除去杂质。

2. 切制：将淘洗过后的药材用直切式切药机切 10 mm～15 mm 段。

【成品性状】本品为丝状维管束交织而成，多呈长棱形或长圆筒形，略弯曲，长 30 cm～70 cm，直径 7 cm～10 cm。表面黄白色。体轻，质韧，有弹性，不能折断。横切面可见子房 3 室，呈空洞状。气微，味淡。

【质量标准】炮制品：1. 净选后，杂质率不得超过 2%。

2. 切制后，长度应在 10 mm～15 mm，超出此范围的不得超过 20%。

【性味与归经】甘，平。归肺、胃、肝经。

【功能与主治】祛风，通络，活血，下乳。用于痹痛拘挛、胸胁胀痛、乳汁不通、乳痈肿痛。

【贮藏】置干燥处。

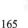

酸枣仁

【来源】本品为鼠李科植物酸枣的干燥成熟种子。秋末冬初采收成熟果实，除去果肉和核壳，收集种子，晒干。

【设备】JD 型切粒机。

【炮制方法】1. 净选：除去杂质。

2. 破碎：将酸枣仁过破碎机进行破碎。

【成品性状】本品呈粗颗粒，破碎者可见黄绿色种仁。

【质量标准】炮制品：1. 净选后，杂质率不得超过 2%。

2. 破碎后，应呈粗粉，未破碎者不得超过 3%。

【性味与归经】甘、酸，平。归肝、胆、心经。

【功能与主治】养心补肝，宁心安神，敛汗，生津。用于虚烦不眠、惊悸多梦、体虚多汗、津伤口渴。

【贮藏】置阴凉干燥处，防蛀。

炒酸枣仁

【来源】本品为酸枣仁的炮制加工品。

【设备】CY 型炒药机、JD 型切粒机。

【炮制方法】1. 净选：除去杂质。

2. 炒制：将净选后的酸枣仁饮片约 45 kg，置加热的炒药锅内，照清炒法炒 15 分钟左右至鼓起，色微变深，略具焦斑时放出。

3. 破碎：将炒制后的炒酸枣仁过切粒机进行破碎。

【成品性状】本品破碎前形如酸枣仁，表面微膨起，色泽加深，质较酥脆；破碎后呈粗粉末状。

【质量标准】炮制品：1. 净选后，杂质率不得超过 2%。

2. 炒制后，表面应鼓起，色微变深，略具焦斑时放出。

3. 未破碎者不得超过 3%。

【性味与归经】甘、酸，平。归肝、胆、心经。

【功能与主治】养心补肝，宁心安神，敛汗，生津。用于虚烦不眠、惊悸多梦、体虚多汗、津伤口渴。

【贮藏】置阴凉干燥处，防蛀。

中药材炮制生产技术教程

娑罗子

【来源】本品为七叶树科植物七叶树的干燥成熟种子。秋季果实成熟时采收，除去果皮，晒干最低温干燥。

【设备】JD 型切粒机。

【炮制方法】1. 净选：除去杂质。

2. 切制：将药材用切粒机切碎。

【成品性状】本品呈破碎的粗颗粒状。具粉性，气微，味先苦后甜。

【质量标准】炮制品：1. 净选后，杂质率不得超过 2%。

2. 切制后，未破碎的不得超过 3%。

【性味与归经】甘，温。归肝、胃经。

【功能与主治】疏肝理气，和胃止痛。用于肝胃气滞、胸腹胀闷、胃脘疼痛。

【贮藏】置干燥处，防霉，防蛀。

桃奴

【来源】本品为蔷薇科植物桃或山桃的干燥未成熟果实。立秋后将桃树上发育不良、长不大的桃子，在尚未完全硬化时采下，晒干。

【设备】YB 型压扁机。

【炮制方法】1. 净选：除去杂质。

2. 破碎：用压扁机将药材进行破碎。

【成品性状】本品呈破碎的粗颗粒状。表面黄绿色，密被短柔毛，质坚实，不易折断。

【质量标准】炮制品：1. 净选后，杂质率不得超过 2%。

2. 破碎后，未破碎的不得超过 2%。

【性味与归经】苦，微温。归肝、心经。

【功能与主治】止汗，止血。用于盗汗、遗精、吐血、妊娠下血。

【贮藏】置通风干燥处，防蛀。

桃仁

【来源】本品为蔷薇科植物桃的干燥成熟种子。果实成熟后采收，除去果肉和核壳，取出种子，晒干。

【设备】YB 型压扁机。

【炮制方法】1.净选：除去杂质。

2.压扁：将桃仁过压扁机进行破碎。

【成品性状】本品呈破碎状种皮黄棕色至红棕色，种仁类白色，富油性。气微，味微苦。

【质量标准】炮制品：1.净选后，杂质率不得超过2%。

2.破碎后，未破碎的不得超过5%。

【性味与归经】苦、甘，平。归心、肝、大肠经。

【功能与主治】活血祛瘀，润肠通便，止咳平喘。用于经闭痛经、癥瘕痞块、肺痈肠痈、跌扑损伤、肠燥便秘、咳嗽气喘。

【贮藏】置阴凉干燥处，防蛀。

炒桃仁

【来源】本品为桃仁的炮制加工品。

【设备】可倾式敞口反应锅、XTJ-250A型脱皮机、CT-G型热风循环烘箱、YB型压扁机、CY型炒药机。

【炮制方法】1.净选：除去杂质。

2.燀制：将桃仁放至10倍量沸水中翻动，煮7~10分钟至种皮胀起呈皱缩状手捏之，种仁容易剥离时立即捞出，放在冷水中。

3.去皮：将燀制、冷却后的桃仁用笊篱捞起放入去皮机进料口，进行脱皮。

4.烘干：将去皮后的桃仁用CT-G型热风循环烘箱80±5℃温度干燥，烘干过程及时倒炕。

5.净选：将烘干后的桃仁再次进行净选，去除走油、霉变等发黑的种仁。

6.炒制：将去皮壳的燀桃仁约36 kg至加热的炒锅内，设置温度270℃、频率10Hz,照清炒法炒15~25分钟表面黄色,微带焦斑时取出放凉，装入洁净容器内。

7.破碎：将炒制后的桃仁用压扁机进行破碎。

【成品性状】本品呈不规则的粗颗粒。表面黄色至棕黄色，可见焦斑。一端尖，中部膨大，另端钝圆稍偏斜，边缘较薄。子叶2，富油性。气微香，味微苦。

【质量标准】炮制品：1.净选后，杂质率不得超过2%。

2.燀后，应种皮胀起呈皱缩状，手捏之，种仁容易剥离。

3.去皮后，注意挑拣净种仁。必要时，将种皮进行漂洗，分离种仁。

4.烘干后，应干湿均匀，水分不得超过5%。

5.炒制后，表面黄色至棕黄色，可见焦斑，不得焦糊。

6.破碎后，未破碎者不得超过2%。

【性味与归经】苦、甘，平。归心、肝、大肠经。

【功能与主治】活血祛瘀，润肠通便，止咳平喘。用于经闭痛经、癥瘕痞块、肺痈肠痈、跌扑损伤、肠燥便秘、咳嗽气喘。

【注意】孕妇慎用。

【贮藏】置阴凉干燥处，防蛀。

甜瓜子

【来源】本品为葫芦科植物甜瓜的干燥成熟种子。夏、秋二季果实成熟时收集，洗净，晒干。

【设备】YB 型压扁机。

【炮制方法】1.净选：除去杂质。

2.破碎：将药材用压扁机进行破碎。

【成品性状】本品呈破碎的扁平长卵形颗粒。表面黄白色、浅棕红色或棕黄色，平滑，微有光泽。一端稍尖，另端钝圆。种皮较硬而脆，内有膜质胚乳和子叶 2 片。气微，味淡。

【质量标准】炮制品：1.净选后，杂质率不得超过 2%。

2.破碎后，未破碎的不得超过 5%。

【性味与归经】甘，寒。归肺、胃、大肠经。

【功能与主治】清肺，润肠，化瘀，排脓，疗伤止痛。用于肺热咳嗽、便秘、肺痈、肠痈、跌打损伤、筋骨折伤。

【贮藏】置通风干燥处，防霉，防蛀。

葶苈子

【来源】本品为十字花科植物播娘蒿的干燥成熟种子。

【炮制方法】净选：除去杂质和灰屑。

【成品性状】本品呈长圆形略扁。表面棕色或红棕色，微有光泽，具纵沟 2 条，其中 1 条较明显。一端钝圆，另端微凹或较平截，种脐类白色，位于凹入端或平截处。气微，味微辛、苦，略带黏性。

【质量标准】炮制品：净选后，杂质率不得超过 2%。

【性味与归经】辛、苦，大寒。归肺、膀胱经。

【功能与主治】泻肺平喘，行水消肿。用于痰涎壅肺、喘咳痰多、胸胁胀满、不得平卧、胸腹水肿、小便不利。

【贮藏】置干燥处。

炒葶苈子

【来源】本品为葶苈子的炮制加工品。

【设备】CY 型炒药机。

【炮制方法】1. 净选：除去杂质和灰屑。

2. 炒制：取净葶苈子 50 kg 左右，控制 CY 型炒药机温度 230℃、频率 15Hz，照清炒法炒 10~15 分钟，至有爆裂声时，取出，放凉。

【成品性状】本品形如葶苈子，微鼓起，表面棕黄色。有油香气，不带黏性。

【质量标准】炮制品：1. 净选后，杂质率不得超过 2%。

2. 炒制后，表面棕黄色，微鼓起，有香气。

【性味与归经】辛、苦，大寒。归肺、膀胱经。

【功能与主治】泻肺平喘，行水消肿。用于痰涎壅肺、喘咳痰多、胸胁胀满、不得平卧、胸腹水肿、小便不利。

【贮藏】置干燥处。

菟丝子

【来源】本品为旋花科植物南方菟丝子的干燥成熟种子。秋季果实成熟时采收植株，晒干，打下种子，除去杂质。

【设备】YB 型压扁机。

【炮制方法】1. 净选：除去杂质。

2. 破碎：将药材用压扁机进行破碎。

【成品性状】本品呈破碎的粗颗粒状，未破碎部分呈类球形。表面灰棕色至棕褐色，粗糙，种脐线形或扁圆形。质坚实，不易以指甲压碎。气微，味淡。

【质量标准】炮制品：1. 净选后，杂质率不得超过 2%。

2. 破碎后，未破碎者不得超过 20%。

【性味与归经】辛、甘，平。归肝、肾、脾经。

【功能与主治】补益肝肾，固精缩尿，安胎，明目，止泻。外用消风祛斑。用于肝肾不足、腰膝酸软、阳痿遗精、遗尿尿频、肾虚胎漏、胎动不安、目昏耳鸣、脾肾虚泻。外治白癜风。

【贮藏】置通风干燥处。

盐菟丝子

【来源】本品为菟丝子的炮制加工品。

【设备】CY 型炒药机、YB 型压扁机。

【炮制方法】1.净选：除去杂质。

2.盐炙：将菟丝子饮片 40 kg，用盐水拌匀，闷润至盐水被吸尽，用 CY 型炒药机控制温度 110～120℃、频率 20Hz，照盐炙法炒至微鼓起，表面棕黄色，裂开，略有焦香气时取出，晾凉。

每 100 kg 菟丝子用食盐 2 kg。

3.破碎：将盐炙后的菟丝子用压扁机进行破碎。

【成品性状】本品呈破碎的粗颗粒状，表面棕黄色，略有香气。

【质量标准】炮制品：1.净选后，杂质率不得超过 2%。

2.炒制后，颜色稍深，表面微鼓起，微有咸味，无焦煳残粒。

3.破碎后，未破碎者不得超过 20%。

【性味与归经】辛、甘，平。归肝、肾、脾经。

【功能与主治】补益肝肾、固精缩尿、安胎、明目、止泻。外用消风祛斑。用于肝肾不足、腰膝酸软、阳痿遗精、遗尿尿频、肾虚胎漏、胎动不安、目昏耳鸣、脾肾虚泻。外治白癜风。

【贮藏】置通风干燥处。

王不留行

【来源】本品为石竹科植物麦蓝菜的干燥成熟种子。夏季果实成熟、果皮尚未开裂时采割植株，晒干，打下种子，除去杂质，再晒干。

【设备】YB 型压扁机。

【炮制方法】1.净选：除去杂质。

2.破碎：将药材用压扁机破碎。

【成品性状】本品呈破碎状，可见内部白色，气微，微微苦涩。

【质量标准】炮制品：1.净选后，杂质率不得超过 2%。

2.破碎后，应破碎均匀，未破碎的不得超过 20%。

【性味与归经】苦，平。归肝、胃经。

【功能与主治】活血通经，下乳消肿，利尿通淋。用于闭经、痛经、乳汁不下、乳痈肿痛、淋症涩痛。

【注意】孕妇慎用。

【贮藏】置干燥处。

炒王不留行

【来源】本品为王不留行的炮制加工品。

【设备】CY 型炒药机。

【炮制方法】1.净选：除去杂质。

2.炒制：取净王不留行约 1 kg 至加热倾斜的 CY 型炒药机内，设置五挡，用扫帚不停搅动，照清炒法炒 0.5~1 分钟至大多数爆开白花，立即放出。

【成品性状】本品呈类球形爆花状，表面白色，质松脆。

【质量标准】炮制品：1.净选后，杂质率不得超过 2%。

2.炒制后，未爆花者不得超过 20%。

【性味与归经】苦，平。归肝、胃经。

【功能与主治】活血通经，下乳消肿，利尿通淋。用于经闭、痛经、乳汁不下、乳痈肿痛、淋证涩痛。

【注意】孕妇慎用。

【贮藏】置干燥处。

望江南

【来源】本品为豆科植物望江南的干燥成熟种子。

【炮制方法】净选：除去杂质。

【成品性状】本品为破碎状。表面绿黄色或绿褐色，微具光泽，两表面中央有椭圆形凹斑，边缘有白色放射状或网状条纹。一端扁斜略尖，旁具种脐。质坚硬。气微，味微苦。

【质量标准】炮制品：净选后，杂质率不得超过 2%。

【性味与归经】甘、苦，平。归肝、胃、大肠经。

【功能与主治】清肝明目，健胃，通便，解毒。用于目赤肿痛、头晕头胀、消化不良、胃痛、腹痛、痢疾、便秘。

【贮藏】置通风干燥处。

无花果

【来源】本品为桑科植物无花果的成熟或近成熟内藏花和瘦果的花序托。秋季采摘，置沸水中略烫，立即捞起，干燥或纵切厚片后干燥。

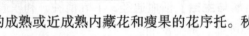

【设备】JD 型切粒机。

【炮制方法】1. 净选：除去杂质。

2. 破碎：将药材用切粒机进行破碎。

【成品性状】本品为破碎状。果皮淡黄棕色或暗褐色，有弯曲的纵棱线；切面黄白色，内壁着生多数细小的瘦果，有时上部尚见枯萎的雄花。瘦果卵形或三棱状卵形，淡黄色。气微，味甜。

【质量标准】炮制品：1. 净选后，杂质率不得超过 2%。

2. 破碎后，未破碎的不得超过 20%。

【性味与归经】甘，平。归肺、脾、胃经。

【功能与主治】健脾益胃，解毒消肿，润肺止咳。用于食欲缺乏、脘腹胀痛、痔疮便秘、咽喉肿痛、热淋、咳嗽多痰。

【贮藏】置干燥处，防霉，防蛀。

乌梅

【来源】本品为蔷薇科植物梅的干燥近成熟果实。夏季果实近成熟时采收，低温烘干后闷至色变黑。

【炮制方法】净选：除去杂质。

【成品性状】本品呈类球形或扁球形，直径 1.5 cm～3 cm。表面乌黑色或棕黑色，皱缩不平，基部有圆形果梗痕。果核坚硬，椭圆形，棕黄色，表面有凹点。种子扁卵形，淡黄色。气微，味极酸。

【质量标准】炮制品：净选后，杂质率不得超过 2%。

【性味与归经】酸、涩，平。归肝、脾、肺、大肠经。

【功能与主治】敛肺，涩肠，生津，安蛔。用于肺虚久咳、久泻久痢、虚热消渴、蛔厥呕吐腹痛。

【贮藏】置阴凉干燥处，防潮。

醋乌梅

【来源】本品为乌梅的炮制加工品。

【设备】XY 型中药材淘药机、QJY-300 型直切式切药机、CT-G 型热风循环烘箱、CY 型炒药机。

【炮制方法】1. 净选：除去杂质。

2. 淘洗：过淘药机将药材淘洗干净。

3. 切制：将淘洗过后的药材用直切式切药机切成 4 mm～6 mm 厚片。

4. 烘干：用 CT-G 型热风循环烘箱 60±5℃温度干燥，烘干过程及时倒炕。

5、炒制：将乌梅肉与醋拌匀，闷润至醋尽，取出。

每 100 kg 乌梅肉，用醋 18 kg。

6、烘干：用 CT-G 型热风循环烘箱 60±5℃温度干燥，烘干过程及时倒炕。

【成品性状】本品为不规则形的果肉，乌黑色，质较柔润。略有醋气，味极酸。

【质量标准】炮制品：1. 净选后，杂质率不得超过 2%。

2. 切制后，长度应在 10 mm～15 mm，超出此范围的不得超过 20%。

3. 烘干后，应干湿均匀，水分不得超过 14%。

【性味与归经】酸、涩，平。归肝、脾、肺、大肠经。

【功能与主治】敛肺，涩肠，生津，安蛔。用于肺虚久咳、久泻久痢、虚热消渴、蛔厥呕吐腹痛。

【贮藏】置阴凉干燥处，防潮。

梧桐子

【来源】本品为梧桐科植物梧桐的干燥成熟种子。

【设备】YB 型压扁机。

【炮制方法】1. 净选：除去杂质。

2. 破碎：用压扁机将药材进行破碎。

【成品性状】本品为圆球形或类圆球形，直径 6 mm～8 mm。表面黄棕色至深棕色，有明显的网状纹理。外层种皮薄而脆，内层种皮坚韧，有子叶 2 片，肥厚。气香，味微甜。

【质量标准】炮制品：1. 净选后，杂质率不得超过 2%。

2. 破碎后，未破碎的不得超过 20%。

【性味与归经】甘，平。归心、肺、肾经。

【功能与主治】顺气，和胃，消食。用于伤食、胃痛、疝气、小儿口疮。

【贮藏】置通风干燥处。

五味子

【来源】本品为木兰科植物五味子的干燥成熟果实。习称"北五味子"。秋季果实成熟时采摘，晒干或蒸后晒干，除去果梗和杂质。

【设备】YB 型压扁机。

【炮制方法】1. 净选：除去杂质。

2. 压扁：将药材过压扁机进行破碎。

【成品性状】本品呈粗颗粒，表面红色、紫红色或暗红色，皱缩，显油润。种子破碎后，有香气，味辛、微苦。

【质量标准】炮制品：1.净选后，杂质率不得超过2%。

2.压扁后，破碎率不得低于80%。

【性味与归经】酸、甘、温。归肺、心、肾经。

【功能与主治】收敛固涩，益气生津，补肾宁心。用于久咳虚喘、梦遗滑精、遗尿尿频、久泻不止、自汗盗汗、津伤口渴、内热消渴、心悸失眠。

【贮藏】置通风干燥处，防霉。

醋五味子

【来源】本品为五味子的炮制加工品。

【设备】多功能提取罐、CT-G型热风循环烘箱、YB型压扁机。

【炮制方法】1.净选：除去杂质。

2.蒸煮：将药材与规定量米醋拌匀，装入多功能提取罐中用直汽蒸2小时，焖润2小时。

每100 kg药材，用醋20 kg。

3.烘干：用CT-G型热风循环烘箱80±2℃温度干燥，烘干过程及时倒炕。

4.压扁：将烘干的醋五味子饮片过压扁机进行破碎。

【成品性状】本品形如五味子，表面乌黑色，油润，稍有光泽。有醋香气。

【质量标准】炮制品：1.净选后，杂质率不得超过2%。

2.蒸煮后：应色泽均匀，表面乌黑色，油润，稍有光泽。有醋香气。

3.烘干后，应干湿均匀，水分不得超过16%。

4.压扁后，破碎率不得低于80%。

【性味与归经】酸、甘，温。归肺、心、肾经。

【功能与主治】收敛固涩，益气生津，补肾宁心。用于久咳虚喘、梦遗滑精、遗尿尿频、久泻不止、自汗盗汗、津伤口渴、内热消渴、心悸失眠。

【贮藏】置通风干燥处，防霉。

吴茱萸

【来源】本品为芸香科植物吴茱萸、石虎或疏毛吴茱萸的干燥近成熟果实。
8～11月果实尚未开裂时，剪下果枝，晒干或低温干燥，除去枝、叶、果梗等杂质。

【炮制方法】净选：除去杂质。

【成品性状】本品呈球形或略呈五角状扁球形，表面暗黄绿色至褐色，粗糙，有多数点状突起或凹下的油点。顶端有五角星状的裂隙，基部残留被有黄色茸毛的果梗。气芳香浓郁，味辛辣而苦。

【质量标准】炮制品：净选后，杂质率不得超过 2%。

【性味与归经】辛、苦，热；有小毒。归肝、脾、胃、肾经。

【功能与主治】散寒止痛，降逆止呕，助阳止泻。用于厥阴头痛、寒疝腹痛、寒湿脚气、经行腹痛、脘腹胀痛、呕吐吞酸、五更泄泻。

【贮藏】置阴凉干燥处。

制吴茱萸

【来源】本品为吴茱萸的炮制加工品。

【设备】CY 型炒药机。

【炮制方法】1. 净选：除去杂质。

2. 炒制：取甘草捣碎，加适量水，煎汤，去渣，加入净吴茱萸，闷润吸尽后，用 CY 型炒药机设置四挡，控制温度 110~120℃、频率 20Hz，炒约 5 分钟至表面微干，取出。

每 100 kg 吴茱萸，用甘草 6 kg。

【成品性状】本品形如吴茱萸，表面棕褐色至暗褐色。

【质量标准】炮制品：净选后，杂质率不得超过 2%。

【性味与归经】辛、苦，热；有小毒。归肝、脾、胃、肾经。

【功能与主治】散寒止痛，降逆止呕，助阳止泻。用于厥阴头痛、寒疝腹痛、寒湿脚气、经行腹痛、脘腹胀痛、呕吐吞酸、五更泄泻。

【贮藏】置阴凉干燥处。

西青果

【来源】本品为使君子科植物诃子的干燥幼果。

【设备】JD 型切粒机。

【炮制方法】1. 净选：除去杂质。

2. 破碎：过切粒机将药材破碎。

【成品性状】本品呈破碎状粗颗粒，表面黑褐色，具有明显的纵皱纹，断面褐色，有胶质样光泽，果核不明显，常有空心。气微，味苦涩，微甘。

【质量标准】炮制品：1. 净选后，杂质率不得超过 2%。

2. 破碎后，未破碎的不得超过 5%。

【性味与归经】苦、酸、涩，平。归肺、大肠经。

【功能与主治】清热生津，解毒。用于阴虚白喉。

喜树果

【来源】本品为蓝果树科植物喜树的干燥果实。

【炮制方法】净选：除去杂质。

【成品性状】本品为披针形，长 2 cm~2.5 cm，宽 5 mm~7 mm。表面棕色至棕黑色，微有光泽，有纵皱纹，有时可见数条角棱和黑色斑点；先端尖，有柱头残基；基部变狭，可见着生在花盘上的椭圆形凹点痕，两边有翅。质韧，不易折断，断面纤维性，内有种子1粒，干缩成细条状。气微，味苦。

【质量标准】炮制品：净选后，杂质率不得超过 2%。

【性味与归经】苦，寒；有毒。归脾、胃、肝经。

【功能与主治】解毒，杀虫，抗癌。用于痈疖肿毒、顽癣、各种癌症、急慢性白血病等。

【注意】出现食欲缺乏、恶心呕吐、尿痛、血尿、白细胞减少等毒性反应，须立即停药。

【贮藏】置通风干燥处，防蛀。

香橼

【来源】本品为芸香科植物枸橼或香圆的干燥成熟果实。秋季果实成熟时采收，趁鲜切片，晒干或低温干燥。香圆亦可整个或对剖两半后，晒干或低温干燥。

【设备】XY 型中药材淘药机、QJY-300 型直切式切药机、CT-G 型热风循环烘箱。

【炮制方法】1.净选：除去杂质。

2.淘洗：过淘药机淘洗干净。

3.切制：将香橼过直切式切药机切丝。

4.烘干：用 CT-G 型热风循环烘箱 60±5℃温度干燥，烘干过程及时倒炕。

【成品性状】本品呈丝状，横切片外果皮黄色或黄绿色，质柔韧。气清香，味微甜而苦辛。

【质量标准】炮制品：1.净选后，杂质率不得超过 2%。

2.切制后，应大小均一。

【性味与归经】辛、苦、酸，温。归肝、脾、肺经。

【功能与主治】疏肝理气，宽中，化痰。用于肝胃气滞、胸胁胀痛、脘腹痞满、呕吐噫气、痰多咳嗽。

【贮藏】置阴凉干燥处，防霉，防蛀。

小茴香

【来源】本品为伞形科植物茴香的干燥成熟果实。秋季果实初熟时采割植株，晒干，打下果实，除去杂质。

【炮制方法】净选：除去杂质。

【成品性状】本品呈圆柱形，有的稍弯曲，长 4 mm～8 mm，直径 1.5 mm～2.5 mm。表面黄绿色或淡黄色，两端略尖，顶端残留有黄棕色凸起的柱基，基部有时有细小的果梗。分果呈长椭圆形，背面有纵棱 5 条，接合面平坦而较宽。横切面略呈五边形，背面的四边约等长。有特异香气，味微甜、辛。

【质量标准】炮制品：净选后，杂质率不得超过 2%。

【性味与归经】辛，温。归肝、肾、脾、胃经。

【功能与主治】散寒止痛，理气和胃。用于寒疝腹痛、睾丸偏坠、痛经、少腹冷痛、脘腹胀痛、食少吐泻。盐小茴香暖肾散寒止痛。用于寒疝腹痛、睾丸偏坠、经寒腹痛。

【贮藏】置阴凉干燥处。

盐小茴香

【来源】本品为小茴香的炮制加工品。

【设备】CY 型炒药机。

【炮制方法】1.净选：除去杂质。

2.盐炙：取净小茴香 30 kg 左右，与规定量盐水拌匀后，照盐水炙法控制 4 挡，炒 10～15 分钟至微黄色时取出，放凉。

【成品性状】本品形如小茴香，微鼓起，色泽加深，偶有焦斑。味微咸。

【质量标准】炮制品：1.净选后，杂质率不得超过 2%。

2.盐炙后，表面微黄色，微鼓起，偶有焦斑。

【性味与归经】辛，温。归肝、肾、脾、胃经。

【功能与主治】盐小茴香暖肾散寒止痛。用于寒疝腹痛、睾丸偏坠、经寒腹痛。

【贮藏】置阴凉干燥处。

小麦

【来源】本品为禾本科植物小麦的干燥成熟果实。全国各地均产。春、夏二季果实成熟时采收，除去杂质，干燥。

【炮制方法】净选：除去杂质。

【成品性状】本品呈椭圆形，长约 7 mm，直径约 3 mm。表面黄棕色或灰白色，饱满。顶端具黄白色短柔毛，背面近基部处有椭圆形略下凹的胚，负面具一深纵沟。质硬，断面白色，富粉性。气微，味淡、微甘。

【质量标准】炮制品：净选后，杂质率不得超过 2%。

【性味与归经】甘、平。

【功能与主治】养心安神，止汗。用于神志不宁、失眠心悸、自汗、盗汗。

【贮藏】置于阴凉干燥处，防蛀。

薏苡仁

【来源】本品为禾本科植物薏苡的干燥成熟种仁。秋季果实成熟时采割植株，晒干，打下果实，再晒干，除去外壳、黄褐色种皮和杂质，收集种仁。

【炮制方法】净选：除去杂质。

【成品性状】本品呈宽卵形或长椭圆形，长 4 mm~8 mm，宽 3 mm~6 mm。表面乳白色，光滑，偶有残存的黄褐色种皮；一端钝圆，另端较宽而微凹，有一淡棕色点状种脐；背面圆凸，腹面有一条较宽而深的纵沟。质坚实，断面白色，粉性。气微，味微甜。

【质量标准】炮制品：净选后，杂质率不得超过 2%。

【性味与归经】甘、淡，凉。归脾、胃、肺经。

【功能与主治】利水渗湿，健脾止泻，除痹，排脓，解毒散结。用于水肿、脚气、小便不利、脾虚泄泻、湿痹拘挛、肺痈、肠痈、赘疣、癌肿。

【贮藏】置通风干燥处，防蛀。

麸炒薏苡仁

【来源】本品为薏苡仁的炮制加工品。

【设备】CY 型炒药机。

【炮制方法】1.净选：除去杂质。

2.麸炒：将麸皮置加热的 CY 型炒药机内设置五挡，待冒烟时立即投入薏苡仁约 45 kg，照麸炒法炒 10~20 分钟至微鼓起，表面微黄色时取出，筛去麸皮。每 100 kg 薏苡仁，用麦麸 10 kg。

【成品性状】本品形如薏苡仁，微鼓起，表面微黄色。

【质量标准】炮制品：1.净选后，杂质率不得超过 2%。

2.炮制后，表面微黄色，应无焦糊残片，麸皮应筛除干净。

【性味与归经】甘、淡，凉。归脾、胃、肺经。

【功能与主治】利水渗湿，健脾止泻，除痹，排脓，解毒散结。用于水肿、脚气、小便不利、脾虚泄泻、湿痹拘挛、肺痈、肠痈、赘疣、癌肿。

【贮藏】置通风干燥处，防蛀。

益智仁

【来源】本品为姜科植物益智的干燥成熟果实。夏、秋间果实由绿变红时采收，晒干或低温干燥。

【设备】JD 型切粒机。

【炮制方法】1.破碎：用切粒机将药材进行破碎。

2.净选：除去杂质及皮壳，收集种仁。

【成品性状】本品种子集结成团，破碎后可将种子分为 3 瓣。种子呈不规则的扁圆形，略有钝棱，直径约 3 mm，表面灰褐色或灰黄色，外被淡棕色膜质的假种皮；质硬，胚乳白色。有特异香气，味辛、微苦。

【质量标准】炮制品：1.破碎后，无未破碎的果实。

2.净选后，杂质率不得超过 5%。

【性味与归经】辛，温。归脾、肾经。

【功能与主治】暖肾固精缩尿，温脾止泻摄唾。用于肾虚遗尿、小便频数、遗精白浊、脾寒泄泻、腹中冷痛、口多唾涎。

【贮藏】置阴凉干燥处。

盐益智仁

【来源】本品为益智仁的炮制加工品。

【设备】JD 型切粒机、CY 型炒药机。

【炮制方法】1.破碎：用前处理五楼破碎机破碎后用簸箕筛去外壳。

2.净选：除去杂质及皮壳，收集种仁。

3.盐制：用规定量食盐水与益智仁搅拌均匀，稍润，将约 35 kg 益智仁至已加热的 CY 型炒药机内设置四挡照盐水炙法炒 20~30 分钟至干，味微咸，有特异香气时取出。

每 100 kg 药材，用食盐 2 kg。

【成品性状】本品呈不规则的扁圆形，略有钝棱，直径约 3 mm。外表棕褐至黑褐色，质硬，胚乳白色。有特异香气。味辛、微咸。

【质量标准】炮制品：1.净选后，杂质率不得超过 2%。

2.盐炙后，味微咸，有特殊香气，应无焦煳残片。

【性味与归经】辛，温。归脾、肾经。

【功能与主治】暖肾固精缩尿，温脾止泻摄唾。用于肾虚遗尿、小便频数、遗精白浊、脾寒泄泻、腹中冷痛、口多唾涎。

【贮藏】置阴凉干燥处。

郁李仁

【来源】本品为蔷薇科植物郁李的干燥成熟种子。夏、秋二季采收成熟果实，除去果肉和核壳，取出种子，干燥。

【设备】YB 型压扁机。

【炮制方法】1.净选：除去杂质。

2.压扁：将郁李仁过压扁机进行破碎。

【成品性状】本品呈破碎状，表面黄白色或浅棕色，一端尖，另端钝圆。尖端一侧有线形种脐，圆端中央有深色合点，自合点处向上具多条纵向维管束脉纹。种皮薄，子叶乳白色，富油性。气微，味微苦。

【质量标准】炮制品：1.净选后，杂质率不得超过 2%。

2.破碎后，未破碎的不得超过 5%。

【性味与归经】辛、苦、甘，平。归脾、大肠、小肠经。

【功能与主治】润肠通便，下气利水。用于津枯肠燥、食积气滞、腹胀便秘、水肿、脚气、小便不利。

【贮藏】置阴凉干燥处，防蛀。

玉米须

【来源】本品为禾本科植物玉蜀黍的干燥花柱和柱头。

【炮制方法】净选：取原药材，除去杂质，筛去灰屑。

【成品性状】本品为须状而弯曲，常缠结成团。花柱长可达 20 cm，淡黄色至棕色，有光泽。柱头短，2 裂，偶见。质柔软。气微，味微淡。

【质量标准】炮制品：净选后，杂质率不得超过 2%。

【性味与归经】甘，平。归脾、肾经。

【功能与主治】利水消肿，降血压。用于肾性水肿、小便不利、湿热黄疸、高血压病。

【贮藏】置通风干燥处。

预知子

【来源】本品为木通科植物木通、三叶木通或白木通的干燥近成熟果实。夏、秋二季果实绿黄时采收，晒干，或置沸水中略烫后晒干。

【设备】XY 型中药材淘药机、JD 型切粒机。

【炮制方法】1. 淘洗：将预知子放入淘药机内清洗干净。

2. 破碎：将洗净的预知子用切粒机破碎成粗颗粒。

【成品性状】本品呈不规则的粗颗粒。表面黄棕色或黑褐色，果瓤淡黄色或黄棕色；种子多数，扁长卵形，黄棕色或紫褐色，具光泽，有条状纹理。气微香，味苦。

【质量标准】炮制品：破碎后，未破碎的不得超过 2%。

【性味与归经】苦，寒。归肝、胆、胃、膀胱经。

【功能与主治】疏肝理气，活血止痛，散结，利尿。用于脘胁胀痛、痛经经闭、痰核痞块、小便不利。

【贮藏】置通风干燥处。

枳椇子

【来源】本品为鼠李科植物北枳椇、枳椇的干燥成熟种子。

【设备】JD 型切粒机。

【炮制方法】1. 净选：除去杂质。

2. 破碎：用切粒机将药材进行破碎。

【成品性状】本品为破碎的不规则颗粒状。表面红棕色至红褐色，光滑有光泽。基部有椭圆形点状种脐，顶端有微凸的合点，背面稍隆起，腹面较平，有一条纵行而隆起的种脊。种皮坚硬，胚乳乳白色，子叶淡黄色，肥厚，均富油质。气微，味微涩。

【质量标准】炮制品：1. 净选后，杂质率不得超过 2%。

2. 破碎后，未破碎的不得超过 2%。

【性味与归经】甘，平。归心、脾经。

【功能与主治】清热利尿，止渴除烦，解酒毒，利二便。用于烦热、口渴、呕吐、酒醉、二便不利。

【贮藏】置通风干燥处。

枳壳

【来源】本品为芸香科植物酸橙及其栽培变种的干燥未成熟果实。7月果皮尚绿时采收，自中部横切为两半，晒干或低温干燥。

【设备】JD型切粒机。

【炮制方法】1. 净选：除去杂质。

2. 破碎：用切粒机将药材进行破碎，过16号筛。

【成品性状】本品呈不规则枳壳碎块。外果皮棕褐色至褐色，有颗粒状突起，中果皮黄白色至黄棕色，近外缘有1~2列点状油室，内侧有的有少量紫褐色瓤囊。质坚硬，不易折断。气清香，味苦、微酸。

【质量标准】炮制品：1. 净选后，杂质率不得超过2%。

2. 破碎后，未破碎的不得超过2%，能过16号筛。

【性味与归经】苦、辛、酸，微寒。归脾、胃经。

【功能与主治】理气宽中，行滞消胀。用于胸胁气滞、胀满疼痛、食积不化、痰饮内停、脏器下垂。

【贮藏】置阴凉干燥处，防蛀。

果实种子类

麸炒枳壳

【来源】本品为枳壳的炮制加工品。

【设备】JD型切粒机、CY型炒药机。

【炮制方法】1. 净选：除去杂质。

2. 破碎：用切粒机将药材进行破碎，过8号筛。

3. 炒制：将规定量麸皮置CY型炒药机内炒至冒烟时，投入枳壳饮片约30 kg，炒10~20分钟至老黄色时取出，筛去麸皮。

每100 kg用麸皮10 kg~15 kg。

【成品性状】本品为不规则的碎块，色较深，偶有焦斑。

【质量标准】炮制品：1. 净选后，杂质率不得超过2%。

2. 破碎后，未破碎的不得超过2%。

3. 炒制后，表面浅黄色，偶有焦斑，质脆易折断，气清香，味较弱。

【性味与归经】苦、辛、酸，微寒。归脾、胃经。

【功能与主治】理气宽中，行滞消胀。用于胸胁气滞、胀满疼痛、食积不化、痰饮内停、脏器下垂。

【注意】孕妇慎用。

【贮藏】置阴凉干燥处，防蛀。

枳实

【来源】本品为芸香科植物酸橙及其栽培变种的干燥幼果。5~6月收集自落的果实，除去杂质，自中部横切为两半，晒干或低温干燥。

【设备】JD型切粒机。

【炮制方法】1.净选：除去杂质。

2.破碎：用切粒机将药材进行破碎，过8 mm筛。

【成品性状】本品呈不规则的枳实碎块。切面外果皮黑绿色至暗棕绿色，中果皮部分黄白色至黄棕色，近外缘有1~2列点状油室，可见残留的瓤囊。气清香，味苦、微酸。

【质量标准】炮制品：1.净选后，杂质率不得超过2%。

2.破碎后，未破碎的不得超过2%，能过8 mm筛。

【性味与归经】苦、辛、酸，微寒。归脾、胃经。

【功能与主治】破气消积，化痰散痞。用于积滞内停、痞满胀痛、泻痢后重、大便不通、痰滞气阻、胸痹、结胸、脏器下垂。

【贮藏】置阴凉干燥处，防蛀。

麸炒枳实

【来源】本品为枳实的炮制加工品。

【设备】JD型切粒机、CY型炒药机。

【炮制方法】1.净选：除去杂质。

2.破碎：用切粒机将药材进行破碎，过8 mm筛。

3.炒制：将规定量麸皮置CY型炒药机内炒至冒烟时，投入破碎后的枳实约30 kg，炒10~20分钟至老黄色时取出，筛去麸皮。

每100 kg待炮制品用麸皮10 kg。

【成品性状】本品为不规则的碎块。色较深，有的有焦斑。气焦香，味微苦，微酸。

【质量标准】炮制品：1.净选后，杂质率不得超过2%。

2.破碎后，未破碎的不得超过2%，全部过8 mm筛。

3.炒制后，应均匀，可见焦斑，有焦香气。

【性味与归经】苦、辛、酸，微寒。归脾、胃经。

【功能与主治】破气消积，化痰散痞。用于积滞内停、痞满胀痛、泻痢后重、大便不通、痰滞气阻、胸痹、结胸、脏器下垂。麸炒枳实增强其消积健胃的作用。

中药材炮制生产技术教程

【注意】孕妇慎用。

【贮藏】置阴凉干燥处，防蛀。

栀子

【来源】本品为茜草科植物栀子的干燥成熟果实。9~11月果实成熟呈红黄色时采收，除去果梗和杂质，蒸至上气或置沸水中略烫，取出，干燥。

【设备】CS型粗碎机。

【炮制方法】1.净选：除去杂质。

2.破碎：将药材过粗碎机进行破碎。

【成品性状】本品呈不规则的碎块。果皮表面红黄色或棕红色，有的可见翅状纵横。种子多数，扁卵圆形，深红色或红黄色。气微，味微酸而苦。

【质量标准】炮制品：1.净选后，杂质率不得超过2%。

2.粗碎后，破碎率不得低于80%。

【性味与归经】苦，寒。归心、肺、三焦经。

【功能与主治】泻火除烦，清热利湿，凉血解毒。外用消肿止痛。用于热病心烦、湿热黄疸、淋证涩痛、血热吐衄、目赤肿痛、火毒疮疡。外治扭挫伤痛。

【贮藏】置通风干燥处。

炒栀子

【来源】本品为栀子的炮制加工品。

【设备】CS型粗碎机、CY型炒药机。

【炮制方法】1.净选：除去杂质。

2.破碎：将药材过粗碎机进行破碎。

3.炒制：将破碎后的栀子药材30 kg左右，控制CY型炒药机温度270℃、频率20Hz，照清炒法炒8~10分钟，表面黄褐色。

【成品性状】本品呈不规则的碎块，黄褐色。

【质量标准】炮制品：1.净选后，杂质率不得超过2%。

2.粗碎后，破碎率不得低于80%。

3.炒制后，炒焦者不得过2%，应无焦煳残片。

【性味与归经】苦，寒。归心、肺、三焦经。

【功能与主治】泻火除烦，清热利湿，凉血解毒。外用消肿止痛。用于热病心烦、湿热黄疸、淋证涩痛、血热吐衄、目赤肿痛、火毒疮疡。外治扭挫伤痛。

【贮藏】置通风干燥处。

焦栀子

【来源】本品为栀子的炮制加工品。

【设备】CS 型粗碎机、CY 型炒药机。

【炮制方法】1. 净选：除去杂质。

2. 破碎：将药材过粗碎机进行破碎

3. 炒制：将破碎后的栀子药材 30 kg 左右，控制 CY 型炒药机温度 270℃、频率 15Hz，照清炒法炒 20 分钟左右，表面焦褐色。

【成品性状】本品形状同栀子的碎块，表面焦褐色或焦黑色。果皮内表面棕色，种子表面为黄棕色或棕褐色。气微，味微酸而苦。

【质量标准】炮制品：1. 净选后，杂质率不得超过 2%。

2. 粗碎后，破碎率不得低于 80%。

3. 炒制后，炒焦者不得过 2%，应无焦煳残片。

【性味与归经】苦，寒。归心、肺、三焦经。

【功能与主治】泻火除烦，清热利湿，凉血解毒。外用消肿止痛。用于热病心烦、湿热黄疸、淋证涩痛、血热吐衄、目赤肿痛、火毒疮疡。外治扭挫伤痛。

【贮藏】置通风干燥处。

紫苏子

【来源】本品为唇形科植物紫苏的干燥成熟果实。秋季果实成熟时采收，除去杂质，晒干。

【设备】YB 型压扁机。

【炮制方法】1. 净选：除去杂质。

2. 破碎：将药材用压扁机进行破碎。

【成品性状】本品呈不规则的破碎状粗颗粒。表面灰棕色或灰褐色，有微隆起的暗紫色网纹，基部稍尖，有灰白色点状果梗痕。果皮薄而脆，易压碎。种子黄白色，种皮膜质，子叶类白色，有油性。压碎有香气，味微辛。

【质量标准】炮制品：1. 净选后，杂质率不得超过 2%。

2. 破碎时，要轻轧，种子裂口即可。

【性味与归经】辛，温。归肺经。

【功能与主治】降气化痰，止咳平喘，润肠通便。用于痰壅气逆、咳嗽气喘、肠燥便秘。

【贮藏】置通风干燥处，防蛀。

中药材炮制生产技术教程

炒紫苏子

【来源】本品为紫苏子的炮制加工品。

【设备】CY 型炒药机、YB 型压扁机。

【炮制方法】1.净选：除去杂质。

2.炒制：取净紫苏子饮片 40 kg 左右，控制 CY 型炒药机温度 120℃、频率 18Hz，照清炒法炒 8~11 分钟，至有爆声时取出，放凉。

3.破碎：用压扁机将炒紫苏子进行破碎。

【成品性状】本品形如紫苏子，表面灰褐色，有细裂口，有焦香气，破碎后呈粗颗粒状。

【质量标准】炮制品：1.净选后，杂质率不得超过 2%。

2.炒制后，表面有裂隙，无焦煳。

3.破碎时，要轻轧，种子破碎即可。

【性味与归经】辛，温。归肺经。

【功能与主治】降气化痰，止咳平喘，润肠通便。用于痰壅气逆、咳嗽气喘、肠燥便秘。

【贮藏】置通风干燥处，防蛀。

果实种子类

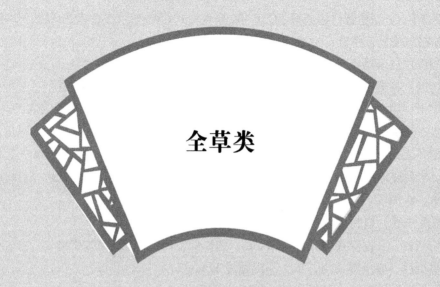

全草类

矮地茶

【来源】本品为紫金牛科植物紫金牛的干燥全草。春、秋二季茎叶茂盛时采挖，除去泥沙，干燥。

【设备】XY 型中药材淘药机、QJY-300 型直切式切药机、CT-G 型热风循环烘箱。

【炮制方法】1. 净选：除去杂质。

2. 淘洗：过淘药机将药材淘洗干净。

3. 切制：将淘洗过后的药材用直切式切药机切成 10 mm～15 mm 段。

4. 烘干：用 CT-G 型热风循环烘箱 60±5℃温度干燥，烘干过程及时倒炕。

【成品性状】本品呈不规则的段。根茎圆柱形而弯曲，疏生须根。茎略呈扁圆柱形，表面红棕色，具细纵纹，有的具分枝和互生叶痕。切面中央有淡棕色髓部。叶多破碎，灰绿色至棕绿色，顶端较尖，基部楔形，边缘具细锯齿，近革质。气微，味微涩。

【质量标准】炮制品：1. 净选后，杂质率不得超过 2%。

2. 切制后，长度应在 10 mm～15 mm，超出此范围的不得超过 20%。

3. 烘干后，应干湿均匀，水分不得超过 11%。

【性味与归经】辛、微苦，平。归肺、肝经。

【功能与主治】化痰止咳，清利湿热，活血化瘀。用于新久咳嗽、喘满痰多、湿热黄疸、经闭瘀阻、风湿痹痛、跌打损伤。

【贮藏】置阴凉干燥处。

白花蛇舌草

【来源】本品为茜草科植物白花蛇舌草的干燥全草。夏、秋二季采收，除去杂质，晒干。

【设备】XY 型中药材淘药机、QJY-300 型直切式切药机、CT-G 型热风循环烘箱。

【炮制方法】1. 净选：除去杂质。

2. 淘洗：过淘药机将药材淘洗干净。

3. 切制：将淘洗过后的药材用直切式切药机切 10 mm～15 mm 段。

4. 烘干：用 CT-G 型热风循环烘箱 80±2℃温度干燥，烘干过程及时倒炕。

【成品性状】本品为不规则的段，茎、叶、花、果混合。茎纤细，扁圆柱形，具纵棱，淡棕色。叶对生，皱缩破碎，灰棕色。蒴果扁球形，两侧各有一条纵沟，萼宿存，种子黄色，细小。气微，味淡。

【质量标准】炮制品：1. 净选后，杂质率不得超过 2%。

2. 切制后，长度应在 10 mm～15 mm，超出此范围的不得超过 20%。

3. 烘干后，应干湿均匀，水分不得超过 13%。

【性味与归经】甘、淡、凉。归胃、大肠、小肠经。

【功能与主治】清热解毒，利湿消痈。用于咽喉肿痛、肠痈、疮疖肿毒、湿热黄疸、小便不利、毒蛇咬伤。

【贮藏】置通风干燥处。

败酱草

【来源】本品为败酱科植物黄花败酱或白花败酱的干燥全草。夏季花开前采收，除去杂质、泥沙，干燥。

【设备】XY 型中药材淘药机、QJY-300 型直切式切药机、CT-G 型热风循环烘箱。

【炮制方法】1. 净选：除去杂质。

2. 淘洗：过淘药机将药材淘洗干净。

3. 切制：将淘洗过后的药材用直切式切药机切 10 mm～15 mm 段。

4. 烘干：用 CT-G 型热风循环烘箱 60±5℃温度干燥，烘干过程及时倒炕。

【成品性状】本品为不规则的段，根茎、茎、叶混合。根茎圆柱形，表面暗棕色至紫棕色，有节，节上有细根。茎圆柱形，表面黄绿色或黄棕色，节明显，常有倒生的毛；质脆，切面中部有髓或呈空洞。叶片薄，多卷缩、破碎，叶分裂或部分裂，边缘有粗锯齿，上表面深绿色或黄棕色，下表面色较浅，两面疏生白色茸毛。气特异，味微苦。

【质量标准】炮制品：1. 净选后，杂质率不得超过 2%。

2. 切制后，长度应在 10 mm～15 mm，超出此范围的不得超过 20%。

3. 烘干后，应干湿均匀，水分不得超过 13%。

【性味与归经】辛、苦，凉。归胃、大肠、肝经。

【功能与主治】清热解毒，祛瘀排脓。用于阑尾炎、痢疾、肠炎、肝炎、眼结膜炎、产后瘀血腹痛、痈肿疔疮。

【贮藏】置阴凉干燥处。

百蕊草

【来源】本品为檀香科植物百蕊草或其变种长梗百蕊草的干燥全草。夏、秋二季采挖全草，除去杂质、泥土，干燥。

【设备】XY 型中药材淘药机、QJY-300 型直切式切药机、CT-G 型热风循环烘箱。

【炮制方法】1. 净选：除去杂质。

2. 淘洗：过淘药机将药材淘洗干净。

3. 切制：将淘洗过后的药材用直切式切药机切 10 mm～15 mm 段。

4. 烘干：用 CT-G 型热风循环烘箱 80±2℃温度干燥，烘干过程及时倒炕。

【成品性状】本品为不规则的段，根、茎、叶、花、果实混合。根圆锥形，表面灰黄色，具纵皱纹及支根。茎枝柔细，淡绿色，有棱，质脆，易折断，断面中空。叶互生，线状披针形，全缘，灰绿色，无柄。花单生于叶腋。坚果类球形，直径约 2 mm，表面灰绿色，具网状皱纹，顶端有花被残基，基部有宿存小苞片。气微，味淡。

【质量标准】炮制品：1. 净选后，杂质率不得超过 2%。

2. 切制后，长度应在 10 mm～15 mm，超出此范围的不得超过 20%。

3. 烘干后，应干湿均匀，水分不得超过 13%。

【性味与归经】辛、苦、涩，凉。归肺经。

【功能与主治】清热解毒，止咳化痰。用于肺炎、气管炎、急慢性咽喉炎、鼻炎、急性膀胱炎、感冒、中暑、淋巴结核。

【贮藏】置通风干燥处。

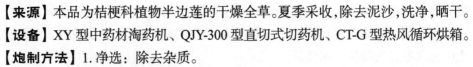

半边莲

【来源】本品为桔梗科植物半边莲的干燥全草。夏季采收，除去泥沙，洗净，晒干。

【设备】XY 型中药材淘药机、QJY-300 型直切式切药机、CT-G 型热风循环烘箱。

【炮制方法】1. 净选：除去杂质。

2. 淘洗：过淘药机将药材淘洗干净。

3. 切制：将淘洗过后的药材用直切式切药机切 10 mm～15 mm 段。

4. 烘干：用 CT-G 型热风循环烘箱 80±2℃温度干燥，烘干过程及时倒炕。

【成品性状】本品呈不规则的段。根及根茎细小，表面淡棕黄色或黄色。茎细，灰绿色，节明显。叶无柄，叶片多皱缩，绿褐色，狭披针形，边缘具疏而浅的齿或全缘。气味特异，味微甘而辛。

【质量标准】炮制品：1. 净选后，杂质率不得超过 2%。

2. 切制后，长度应在 10 mm～15 mm，超出此范围的不得超过 20%。

3. 烘干后，应干湿均匀，水分不得超过 10%。

【性味与归经】辛，平。归心、小肠、肺经。

【功能与主治】清热解毒，利尿消肿。用于痈肿疔疮、蛇虫咬伤、臌胀水肿、湿热黄疸、湿疹湿疮。

【贮藏】置干燥处。

中药材炮制生产技术教程

半枝莲

【来源】本品为唇形科植物半枝莲的干燥全草。夏、秋二季茎叶茂盛时采挖，洗净，晒干。

【设备】XY 型中药材淘药机、QJY-300 型直切式切药机、CT-G 型热风循环烘箱。

【炮制方法】1. 净选：除去杂质。

2. 淘洗：过淘药机将药材淘洗干净。

3. 切制：将淘洗过后的药材用直切式切药机切 10 mm~15 mm 段。

4. 烘干：用 CT-G 型热风循环烘箱 80±2℃温度干燥，烘干过程及时倒炕。

【成品性状】本品呈不规则的段。茎方柱形，中空，表面暗紫色或棕绿色。叶对生，多破碎，上表面暗绿色，下表面灰绿色。花萼下唇裂片钝或较圆；花冠唇形，棕黄色或浅蓝紫色，被毛。果实扁球形，浅棕色。气微，味微苦。

【质量标准】炮制品：1. 净选后，杂质率不得超过 2%。

2. 切制后，长度应在 10 mm~15 mm，超出此范围的不得超过 20%。

3. 烘干后，应干湿均匀，水分不得超过 12%。

【性味与归经】辛、苦，寒。归肺、肝、肾经。

【功能与主治】清热解毒，化瘀利尿。用于疔疮肿毒、咽喉肿痛、跌扑伤痛、水肿、黄疸、蛇虫咬伤。

【贮藏】置干燥处。

北刘寄奴

【来源】本品为玄参科植物阴行草的干燥全草。秋季采收，除去杂质，晒干。

【设备】XY 型中药材淘药机、QJY-300 型直切式切药机、CT-G 型热风循环烘箱。

【炮制方法】1. 净选：除去杂质。

2. 淘洗：过淘药机将药材淘洗干净。

3. 切制：将淘洗过后的药材用直切式切药机切 10 mm~15 mm 段。

4. 烘干：用 CT-G 型热风循环烘箱 80±2℃温度干燥，烘干过程及时倒炕。

【成品性状】本品呈不规则的段。茎呈圆柱形，有棱，表面棕褐色或黑棕色，被短毛。切面黄白色，中空或有白色髓。花萼长筒状，黄棕色至黑棕色，有明显 10 条纵棱，先端 5 裂。蒴果狭卵状椭圆形，较萼稍短，棕黑色，种子细小。

【质量标准】炮制品：1. 净选后，杂质率不得超过 2%。

2. 切制后，长度应在 10 mm~15 mm，超出此范围的不得超过 20%。

3. 烘干后，应干湿均匀，水分不得超过 12%。

【性味与归经】苦，寒。归脾、胃、肝、胆经。

【功能与主治】活血祛瘀，通经止痛，凉血，止血，清热利湿。用于跌打损伤、外伤出血、瘀血经闭、月经不调、产后瘀痛、癥瘕积聚、血痢、血淋、湿热黄疸、水肿腹胀、白带过多。

【贮藏】置干燥处。

萹蓄

【来源】本品为蓼科植物萹蓄的干燥地上部分。夏季叶茂盛时采收，除去根和杂质，晒干。

【设备】XY 型中药材淘药机、QJY-300 型直切式切药机、CT-G 型热风循环烘箱。

【炮制方法】1. 净选：除去杂质。

2. 淘洗：过淘药机将药材淘洗干净。

3. 切制：将淘洗过后的药材用直切式切药机切成 10 mm~15 mm 段。

4. 烘干：用 CT-G 型热风循环烘箱 80±2℃温度干燥，烘干过程及时倒炕。

【成品性状】本品呈不规则的段。茎呈圆柱形而略扁，表面灰绿色或棕红色，有细密微突起的纵纹；节部稍膨大，有浅棕色膜质的托叶鞘。切面髓部白色。叶片多破碎，完整者展平后呈披针形，全缘。气微，味微苦。

【质量标准】炮制品：1. 净选后，杂质率不得超过 2%。

2. 切制后，长度应在 10 mm~15 mm，超出此范围的不得超过 20%。

3. 烘干后，应干湿均匀，水分不得超过 12%。

【性味与归经】苦，微寒。归膀胱经。

【功能与主治】利尿通淋，杀虫，止痒。用于热淋涩痛、小便短赤、虫积腹痛、皮肤湿疹、阴痒带下。

【贮藏】置干燥处。

薄荷

【来源】本品为唇形科植物薄荷的干燥地上部分。夏、秋二季茎叶茂盛或花开至三轮时，选晴天，分次采割，晒干或阴干。

【设备】QJY-300 型直切式切药机、CT-G 型热风循环烘箱。

【炮制方法】1. 净选：除去杂质。

2. 冲洗：将药材冲洗干净。

3. 切制：将冲洗过后的药材用直切式切药机切成 5 mm~10 mm 段。

4. 烘干：用 CT-G 型热风循环烘箱 60±2℃温度干燥，烘干过程及时倒炕。

【成品性状】本品呈不规则的段。茎方柱形，表面紫棕色或淡绿色，具纵棱线，棱角处具茸毛。切面白色，中空。叶多破碎，上表面深绿色，下表面灰绿色，稀被茸毛。轮伞花序腋生，花萼钟状，先端 5 齿裂，花冠淡紫色。揉搓后有特殊清凉香气，味辛凉。

【质量标准】炮制品：1. 净选后，杂质率不得超过 2%。

2. 切制后，长度应在 5 mm～10 mm，超出此范围的不得超过 20%。

3. 烘干后，应干湿均匀，水分不得超过 13%。

【性味与归经】辛，凉。归肺、肝经。

【功能与主治】疏散风热，清利头目，利咽，透疹，疏肝行气。用于风热感冒、风温初起、头痛、目赤、喉痹、口疮、风疹、麻疹、胸胁胀闷。

【贮藏】置阴凉干燥处。

车前草

【来源】本品为车前科植物车前或平车前的干燥全草。夏季采挖，除去泥沙，晒干。

【设备】XY 型中药材淘药机、QJY-300 型直切式切药机、CT-G 型热风循环烘箱。

【炮制方法】1. 净选：除去杂质。

2. 淘洗：过淘药机将药材淘洗干净。

3. 切制：将淘洗过后的药材用直切式切药机切 10 mm～15 mm 段。

4. 烘干：用 CT-G 型热风循环烘箱 80±2℃温度干燥，烘干过程及时倒炕。

【成品性状】本品为不规则的段。根须状或直而长。叶片皱缩，多破碎，表面灰绿色或污绿色，脉明显。可见穗状花序。气微，味微苦。

【质量标准】炮制品：1. 净选后，杂质率不得超过 2%。

2. 切制后，长度应在 10 mm～15 mm，超出此范围的不得超过 20%。

3. 烘干后，应干湿均匀，水分不得超过 13%。

【性味与归经】甘，寒。归肝、肾、肺、小肠经。

【功能与主治】清热利尿通淋，祛痰，凉血，解毒。用于热淋涩痛、水肿尿少、暑湿泄泻、痰热咳嗽、吐血衄血、痈肿疮毒。

【贮藏】置通风干燥处。

穿心莲

【来源】本品为爵床科植物穿心莲的干燥地上部分。秋初茎叶茂盛时采割,晒干。

【设备】XY 型中药材淘药机、QJY-300 型直切式切药机、CT-G 型热风循环烘箱。

【炮制方法】1.净选：除去杂质。

2.淘洗：过淘药机将药材淘洗干净。

3.切制：将淘洗过后的药材用直切式切药机切 10 mm～15 mm 段。

4.烘干：用 CT-G 型热风循环烘箱 80±2℃温度干燥，烘干过程及时倒炕。

【成品性状】本品呈不规则的段。茎方柱形，节稍膨大。切面不平坦，具类白色髓。叶片多皱缩或破碎，完整者展平后呈披针形或卵状披针形，先端渐尖，基部楔形下延，全缘或波状；上表面绿色，下表面灰绿色，两面光滑。气微，味极苦。

【质量标准】炮制品：1.净选后，杂质率不得超过 2%。叶不得少于 25%。

2.切制后，长度应在 10 mm～15 mm，超出此范围的不得超过 20%。

3.烘干后，应干湿均匀，水分不得超过 13%。

【性味与归经】苦，寒。归心、肺、大肠、膀胱经。

【功能与主治】清热解毒，凉血，消肿。用于感冒发热、咽喉肿痛、口舌生疮、顿咳劳嗽、泄泻痢疾、热淋涩痛、痈肿疮疡、蛇虫咬伤。

【贮藏】置干燥处。

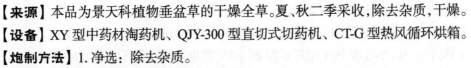

垂盆草

【来源】本品为景天科植物垂盆草的干燥全草。夏、秋二季采收，除去杂质，干燥。

【设备】XY 型中药材淘药机、QJY-300 型直切式切药机、CT-G 型热风循环烘箱。

【炮制方法】1.净选：除去杂质。

2.淘洗：过淘药机将药材淘洗干净。

3.切制：将淘洗过后的药材用直切式切药机切 10 mm～15 mm 段。

4.烘干：用 CT-G 型热风循环烘箱 80±2℃温度干燥，烘干过程及时倒炕。

【成品性状】本品为不规则的段。部分节上可见纤细的不定根。3 叶轮生，叶片倒披针形至矩圆形，绿色。气微，味微苦。

【质量标准】炮制品：1.净选后，杂质率不得超过 2%。

2.切制后，长度应在 10 mm～15 mm，超出此范围的不得超过 20%。

3.烘干后，应干湿均匀，水分不得超过 13%。

【性味与归经】甘、淡，凉。归肝、胆、小肠经。

【功能与主治】利湿退黄，清热解毒。用于湿热黄疸、小便不利、痈肿疮疡。

【贮藏】置干燥处。

中药材炮制生产技术教程

大蓟

【来源】本品为菊科植物蓟的干燥地上部分。夏、秋二季花开时采割地上部分，除去杂质，晒干。

【设备】XY 型中药材淘药机、QJY-300 型直切式切药机、CT-G 型热风循环烘箱。

【炮制方法】1.净选：除去杂质。

2.淘洗：过淘药机将药材淘洗干净。

3.切制：将淘洗过后的药材用直切式切药机切 10 mm~15 mm 段。

4.烘干：用 CT-G 型热风循环烘箱 80±2℃温度干燥，烘干过程及时倒炕。

【成品性状】本品呈不规则的段。茎短圆柱形，表面绿褐色，有数条纵棱，被丝状毛；切面灰白色，髓部疏松或中空。叶皱缩，多破碎，边缘具不等长的针刺；两面均具灰白色丝状毛。头状花序多破碎。气微，味淡。

【质量标准】炮制品：1.净选后，杂质率不得超过 2%。

2.切制后，长度应在 10 mm~15 mm，超出此范围的不得超过 20%。

3.烘干后，应干湿均匀，水分不得超过 13%。

【性味与归经】甘、苦，凉。归心、肝经。

【功能与主治】凉血止血，散瘀解毒消痈。用于衄血、吐血、尿血、便血、崩漏、外伤出血、痈肿疮毒。

【贮藏】置通风干燥处。

大蓟炭

【来源】本品为大蓟的炮制加工品。

【设备】XY 型淘药机、QJY-300 型直切式切药机、CT-G 型热风循环烘箱。

【炮制方法】1.净选：除去杂质。

2.淘洗：过淘药机将药材淘洗干净。

3.切制：将淘洗过后的药材用直切式切药机切 10 mm~15 mm 段。

4.烘干：用 CT-G 型热风循环烘箱 80±2℃温度干燥，烘干过程及时倒炕。

5.炒制：设置 CY 型炒药机温度 270℃、频率 10Hz，锅体加热后，每次放入大蓟约 20 kg，照炒炭法炒 30 分钟左右，炒至表面焦黑色。

【成品性状】本品呈不规则的段。表面黑褐色。质地疏脆，断面棕黑色。气焦香。

【质量标准】炮制品：1.净选后，杂质率不得超过 2%。

2.切制后，长度应在 10 mm~15 mm，超出此范围的不得超过 20%。

3.烘干后，应干湿均匀，水分不得超过 13%。

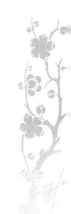

4. 炒制后,表面黑褐色。质地疏脆,断面棕黑色。气焦香。

【性味与归经】苦、涩,凉。归心、肝经。

【功能与主治】凉血止血。用于衄血、吐血、尿血、便血、崩漏、外伤出血。

【贮藏】置阴凉干燥处。

倒扣草

【来源】本品为苋科植物倒扣草的全草。夏、秋二季花果期采收,除去杂质,晒干。

【设备】QJY-300 型直切式切药机。

【炮制方法】1. 净选:除去杂质。

2. 切制:用直切式切药机切 10 mm～15 mm 段。

【成品性状】本品呈不规则的段,茎、叶、花、果混合。茎呈圆柱形,表面褐绿色或紫棕色,有纵棱,嫩枝被柔毛,节膨大;质脆,易折断,断面黄绿色。叶对生,有柄;叶片多皱缩,完整者展平后呈长圆状倒卵形、倒卵形或椭圆形,两面均被粗毛。穗状花序,花反折如倒钩。胞果卵形,黑色。气微,味甘。

【质量标准】炮制品:1. 净选后,杂质率不得超过 2%。

2. 切制后,长度应在 10 mm～15 mm,超出此范围的不得超过 20%。

【性味与归经】甘、淡,凉。归肝、肺、膀胱经。

【功能与主治】解表清热,利湿。用于外感发热、咽喉肿痛、烦渴、风湿性关节痛。

【贮藏】置干燥处。

灯芯草

【来源】本品为灯芯草科植物灯芯草的干燥茎髓。夏末至秋季割取茎,晒干,取出茎髓,理直,扎成小把。

【设备】QJY-300 型直切式切药机。

【炮制方法】1. 净选:除去杂质。

2. 切制:将淘洗过后的药材用直切式切药机切 10 mm～15 mm 段。

【成品性状】本品呈段状。体轻,质软,断面白色。气微,味淡。

【质量标准】炮制品:1. 净选后,杂质率不得超过 2%。

2. 切制后,长度应在 10 mm～15 mm,超出此范围的不得超过 20%。

【性味与归经】甘、淡,微寒。归心、肺、小肠经。

【功能与主治】清心火,利小便。用于心烦失眠、尿少涩痛、口舌生疮。

【贮藏】置干燥处。

地耳草

【**来源**】本品为藤黄科植物地耳草的干燥全草。夏、秋二季采收，洗净，晒干或鲜用。

【**设备**】XY 型中药材淘药机、QJY-300 型直切式切药机、CT-G 型热风循环烘箱。

【**炮制方法**】1.净选：除去杂质。

2.淘洗：过淘药机将药材淘洗干净。

3.切制：将淘洗过后的药材用直切式切药机切 10 mm～15 mm 段。

4.烘干：用 CT-G 型热风循环烘箱 80±2℃温度干燥，烘干过程及时倒炕。

【**成品性状**】本品为不规则的段，根、茎、叶、花混合。根须状，黄褐色。茎有四棱，表面黄绿色或黄棕色；质脆，易折断，断面中空。叶多皱缩，破碎，完整者卵形或卵圆形，全缘，具腺点，基出脉 3~5 条。聚伞花序，花小，橙黄色或黄色，萼片、花瓣均为 5 片。气微，味微苦。

【**质量标准**】炮制品：1.净选后，杂质率不得超过 2%。

2.切制后，长度应在 10 mm～15 mm，超出此范围的不得超过 20%。

3.烘干后，应干湿均匀，水分不得超过 13%。

【**性味与归经**】苦、辛，平。归肝、脾经。

【**功能与主治**】清利湿热，散瘀消肿。用于急慢性肝炎、疮疖痈肿。

【**贮藏**】置通风干燥处。

地锦草

【**来源**】本品为大戟科植物地锦或斑地锦的干燥全草。夏、秋二季采收，除去杂质，晒干。

【**设备**】XY 型中药材淘药机、QJY-300 型直切式切药机、CT-G 型热风循环烘箱。

【**炮制方法**】1.净选：除去杂质。

2.淘洗：过淘药机将药材淘洗干净。

3.切制：将淘洗过后的药材用直切式切药机切成 10 mm～15 mm 段。

4.烘干：用 CT-G 型热风循环烘箱 80±2℃温度干燥，烘干过程及时倒炕。

【**成品性状**】本品呈段状。根细小。茎细，呈叉状分枝，表面黄绿色或紫红色，光滑无毛或疏生白色细柔毛；质脆，易折断，断面黄白色，中空。单叶对生，具淡红色短柄或几无柄；叶片多皱缩或已脱落；绿色或带紫红色，通常无毛或疏生细柔毛；先端钝圆，基部偏斜，边缘具小锯齿或呈微波状。可见蒴果三棱状球形，表面光滑。种子细小，卵形，褐色。气微，味微涩。

全草类

199

【质量标准】炮制品：1.净选后，杂质率不得超过 2%。

2.切制后，长度应在 10 mm～15 mm，超出此范围的不得超过 20%。

3.烘干后，应干湿均匀，水分不得超过 10%。

【性味与归经】辛，平。归肝、大肠经。

【功能与主治】清热解毒，凉血止血，利湿退黄。用于痢疾、泄泻、咯血、尿血、便血、崩漏、疮疖痈肿、湿热黄疸。

【贮藏】置通风干燥处。

冬凌草

【来源】本品为唇形科植物碎米桠的干燥地上部分。夏、秋二季茎叶茂盛时采割，晒干。

【设备】QJY-300 型直切式切药机、CT-G 型热风循环烘箱。

【炮制方法】1.净选：除去杂质。

2.冲洗：将药材冲洗干净。

3.切制：将冲洗过后的药材用直切式切药机切 10 mm～15 mm 段。

4.烘干：用 CT-G 型热风循环烘箱 80±2℃温度干燥，烘干过程及时倒炕。

【成品性状】本品为不规则的段茎、叶、花混合。茎近圆形或方柱形。质硬脆，断面淡黄色。叶片多皱缩或破碎。气微香，味苦、甘。

【质量标准】炮制品：1.净选后，杂质率不得超过 2%。

2.切制后，长度应在 10 mm～15 mm，超出此范围的不得超过 20%。

3.烘干后，应干湿均匀，水分不得超过 12%。

【性味与归经】苦、甘，微寒。归肺、胃、肝经。

【功能与主治】清热解毒，活血止痛。用于咽喉肿痛、癥瘕痞块、蛇虫咬伤。

【贮藏】置干燥处。

鹅不食草

【来源】本品为菊科植物鹅不食草的干燥全草。夏、秋二季花开时采收，洗去泥沙，晒干。

【设备】XY 型中药材淘药机、QJY-300 型直切式切药机、CT-G 型热风循环烘箱。

【炮制方法】1.净选：除去杂质。

2.淘洗：过淘药机将药材淘洗干净。

3.切制：将淘洗过后的药材用直切式切药机切 10 mm～15 mm 段。

4.烘干：用 CT-G 型热风循环烘箱 80±2℃温度干燥，烘干过程及时倒炕。

【成品性状】本品不规则段状。须根纤细，淡黄色。茎细，多分枝；质脆，易折断，断面黄白色。叶小，近无柄；叶片多皱缩、破碎，完整者展平后呈匙形，表面灰绿色或棕褐色，边缘有 3~5 个锯齿。头状花序黄色或黄褐色。气微香，久嗅有刺激感，味苦、微辛。

【质量标准】炮制品：1. 净选后，杂质率不得超过 2%。

2. 切制后，长度应在 10 mm~15 mm，超出此范围的不得超过 20%。

3. 烘干后，应干湿均匀，水分不得超过 12%。

【性味与归经】辛，温。归肺经。

【功能与主治】发散风寒，通鼻窍，止咳。用于风寒头痛、咳嗽痰多、鼻塞不通、鼻渊流涕。

【贮藏】置通风干燥处。

翻白草

【来源】本品为蔷薇科植物翻白草的干燥全草。夏、秋二季开花前采挖，除去泥沙和杂质，干燥。

【设备】XY 型中药材淘药机、QJY-300 型直切式切药机、CT-G 型热风循环烘箱。

【炮制方法】1. 净选：除去杂质。

2. 淘洗：过淘药机将药材淘洗干净。

3. 切制：将淘洗过后的药材用直切式切药机切 10 mm~15 mm 段。

4. 烘干：用 CT-G 型热风循环烘箱 60±5℃温度干燥，烘干过程及时倒炕。

【成品性状】本品为不规则的段。根呈圆柱形，表面黄棕色或暗褐色；切面灰白色或黄白色，质硬而脆。叶多皱缩卷曲，上表面暗绿色或灰绿色，下表面密被白色绒毛，边缘有粗锯齿。气微，味甘、微涩。

【质量标准】炮制品：1. 净选后，杂质率不得超过 2%。

2. 切制后，长度应在 10 mm~15 mm，超出此范围的不得超过 20%。

3. 烘干后，应干湿均匀，水分不得超过 10%。

【性味与归经】甘、微苦，平。归肝、胃、大肠经。

【功能与主治】清热解毒，止痢，止血。用于湿热泻痢、痈肿疮毒、血热吐衄、便血、崩漏。

【贮藏】置于阴凉干燥处，防潮，防蛀。

凤尾草

【来源】本品为凤尾蕨科植物凤尾草的干燥全草。

【设备】QJY-300 型直切式切药机。

【炮制方法】1. 净选：除去杂质。

2. 切制：用直切机切 10 mm～15 mm 段。

【成品性状】本品为不规则的段，根茎、叶及孢子囊混合。根茎短，密生棕褐色披针形的鳞片及弯曲的细根。叶灰绿色或绿色；有的叶着生棕色的孢子囊群，线形，覆有膜质的囊群盖；叶柄细而有棱，禾秆色或棕绿色。气微，味淡或稍涩。

【质量标准】炮制品：1. 净选后，杂质率不得超过 2%。

2. 切制后，长度应在 10 mm～15 mm，超出此范围的不得超过 20%。

【性味与归经】微苦，凉。归肝、胃、大肠经。

【功能与主治】清利湿热，凉血止血，消肿解毒。用于黄疸、痢疾、泄泻、淋浊、带下、吐血、便血、崩漏、尿血、湿疹、痈肿疮毒。

【贮藏】置通风干燥处。

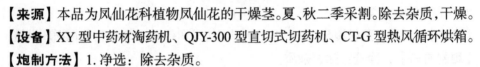

凤仙透骨草

【来源】本品为凤仙花科植物凤仙花的干燥茎。夏、秋二季采割。除去杂质，干燥。

【设备】XY 型中药材淘药机、QJY-300 型直切式切药机、CT-G 型热风循环烘箱。

【炮制方法】1. 净选：除去杂质。

2. 淘洗：过淘药机将药材淘洗干净。

3. 切制：将淘洗过后的药材用直切式切药机切 10 mm～15 mm 段。

4. 烘干：用 CT-G 型热风循环烘箱 80±2℃温度干燥，烘干过程及时倒炕。

【成品性状】本品呈不规则的段。表面黄棕色至红棕色，具纵沟纹，节膨大，有深棕的叶痕。体轻，质脆，易折断，断面中空或有髓。气微，味微酸。

【质量标准】炮制品：1. 净选后，杂质率不得超过 2%。

2. 切制后，长度应在 10 mm～15 mm，超出此范围的不得超过 20%。

3. 烘干后，应干湿均匀，水分不得超过 13%。

【性味与归经】苦、辛，平；有小毒。归肝、膀胱经。

【功能与主治】祛风湿，活血，止痛。用于风湿性关节痛、屈伸不利。

【贮藏】置干燥处。

浮萍

【来源】本品为浮萍科植物紫萍的干燥全草。6～9 月采收，洗净，除去杂质，晒干。

【设备】XY 型中药材淘药机、QJY-300 型直切式切药机、CT-G 型热风循环烘箱。

【炮制方法】1. 净选：除去杂质。

中药材炮制生产技术教程

2. 淘洗：过淘药机将药材淘洗干净。

3. 切制：将淘洗过后的药材用直切式切药机切 10 mm~15 mm 段。

4. 烘干：用 CT-G 型热风循环烘箱 80±2℃温度干燥，烘干过程及时倒炕。

【成品性状】本品为不规则段状。上表面淡绿色至灰绿色，偏侧有一小凹陷，边缘整齐或微卷曲。下表面紫绿色至紫棕色，着生数条须根。体轻，手捻易碎。气微，味淡。

【质量标准】炮制品：1. 净选后，杂质率不得超过 2%。

2. 切制后，长度应在 10 mm~15 mm，超出此范围的不得超过 20%。

3. 烘干后，应干湿均匀，水分不得超过 8%。

【性味与归经】辛，寒。归肺经。

【功能与主治】宣散风热，透疹，利尿。用于麻疹不透、风疹瘙痒、水肿尿少。

【贮藏】置通风干燥处，防潮。

杠板归

【来源】本品为蓼科植物杠板归的干燥地上部分。夏季开花时采割，晒干。

【设备】XY 型中药材淘药机、QJY-300 型直切式切药机、CT-G 型热风循环烘箱。

【炮制方法】1. 净选：除去杂质。

2. 淘洗：过淘药机将药材淘洗干净。

3. 切制：将淘洗过后的药材用直切式切药机切 10 mm~15 mm 段。

4. 烘干：用 CT-G 型热风循环烘箱 80±2℃温度干燥，烘干过程及时倒炕。

【成品性状】本品呈不规则段状。表面紫红色或紫棕色，棱角上有倒生钩刺，节略膨大，节间长 2 cm~6 cm，断面纤维性，黄白色，有髓或中空。叶互生，有长柄，盾状着生；叶片多皱缩，展平后呈近等边三角形，灰绿色至红棕色，下表面叶脉和叶柄均有倒生钩刺；托叶鞘包于茎节上或脱落。短穗状花序顶生或生于上部叶腋，苞片圆形，花小，多萎缩或脱落。气微，茎味淡，叶味酸。

【质量标准】炮制品：1. 净选后，杂质率不得超过 2%。

2. 切制后，长度应在 10 mm~15 mm，超出此范围的不得超过 20%。

3. 烘干后，应干湿均匀，水分不得超过 13%。

【性味与归经】酸，微寒。归肺、膀胱经。

【功能与主治】清热解毒，利水消肿，止咳。用于咽喉肿痛、肺热咳嗽、小儿顿咳、水肿尿少、湿热泻痢、湿疹、疔肿、蛇虫咬伤。

【贮藏】置干燥处。

广藿香

【来源】本品为唇形科植物广藿香的干燥地上部分。枝叶茂盛时采割,日晒夜闷,反复至干。

【设备】QJY-300 型直切式切药机、CT-G 型热风循环烘箱。

【炮制方法】1. 净选:除去残根和杂质,先抖下叶,筛净另放。

2. 冲洗:将茎放在带孔料斗内用水冲洗干净。

3. 切制:将茎用 QJY-300 型直切式切药机切成 10 mm~15 mm 的段。

4. 烘干:用 CT-G 型热风循环烘箱 60±2℃温度干燥,烘干过程及时倒炕。将叶和茎分别使用或混合均匀(依据处方要求为准)。

【成品性状】本品呈不规则的段。茎略呈方柱形,表面灰褐色、灰黄色或带红棕色,被柔毛。切面有白色髓。叶破碎,两面均被灰白色绒毛;基部楔形或钝圆,边缘具大小不规则的钝齿;叶柄细,被柔毛。气香特异,味微苦。

【质量标准】1. 净选后,杂质率不得超过 2%。

2. 切制后,长度应在 10 mm~15 mm,超出此范围的不得超过 20%。

3. 烘干后,应干湿均匀,水分不得超过 14%。

【性味与归经】辛,微温。归脾、胃、肺经。

【功能与主治】芳香化浊,和中止呕,发表解暑。用于湿浊中阻、脘痞呕吐、暑湿表证、湿温初起、发热倦怠、胸闷不舒、寒湿闭暑、腹痛吐泻、鼻渊头痛。

【贮藏】置阴凉干燥处,防潮。

鬼针草

【来源】本品为菊科植物婆婆针的干燥地上部分。夏、秋两季采收,除去杂质,洗净,干燥。

【设备】XY 型中药材淘药机、QJY-300 型直切式切药机、CT-G 型热风循环烘箱。

【炮制方法】1. 净选:除去杂质。

2. 淘洗:过淘药机将药材淘洗干净。

3. 切制:将淘洗过后的药材用直切式切药机切 10 mm~15 mm 段。

4. 烘干:用 CT-G 型热风循环烘箱 80±2℃温度干燥,烘干过程及时倒炕。

【成品性状】本品为不规则的段,茎、叶、花、果实混合。茎略呈方柱形,幼茎有短柔毛。叶纸质而脆,多卷曲、破碎,边缘具不规则的细尖齿或钝齿。头状花序有梗,总苞杯状,总苞片条状椭圆形,先端尖或钝,被细短毛。瘦果长线形或条形,3~4 棱,有短毛,顶端冠毛芒状,3~4 枚。气微,味淡。

中药材炮制生产技术教程

【质量标准】炮制品：1.净选后，杂质率不得超过 2%。

2.切制后，长度应在 10 mm~15 mm，超出此范围的不得超过 20%。

3.烘干后，应干湿均匀，水分不得超过 13%。

【性味与归经】苦，平。归肝、脾、大肠经。

【功能与主治】清热解毒，活血消肿，止泻。用于咽喉肿痛、泄泻、痢疾、黄疸、肠痈、疔疮肿毒、蛇虫咬伤、跌打损伤。

【贮藏】置通风干燥处。

虎耳草

【来源】本品为虎耳草科植物虎耳草的干燥全草。

【设备】XY 型中药材淘药机、QJY-300 型直切式切药机、CT-G 型热风循环烘箱。

【炮制方法】1.净选：除去杂质。

2.淘洗：过淘药机将药材淘洗干净。

3.切制：将淘洗过后的药材用直切式切药机切 10 mm~15 mm 段。

4.烘干：用 CT-G 型热风循环烘箱 80±2℃温度干燥，烘干过程及时倒炕。

【成品性状】本品为不规则的段，根、茎、叶、花、果实混合。根须状，灰褐色。根茎短，基生叶皱缩，多破碎，完整者展平后呈圆形至肾形，边缘有不规则锯齿，上表面有斑纹，被毛；下表面紫红色，无毛，密生小球形的细点。花茎顶端有圆锥状花序。蒴果卵圆形。气微，味微苦。

【质量标准】炮制品：1.净选后，杂质率不得超过 2%。

2.切制后，长度应在 10 mm~15 mm，超出此范围的不得超过 20%。

3.烘干后，应干湿均匀，水分不得超过 13%。

【性味与归经】辛、苦、寒；有小毒。归肺经。

【功能与主治】疏风清热，凉血解毒。用于风热咳嗽、肺痈、吐血、聤耳流脓、风火牙痛、风疹瘙痒、痈肿丹毒、痔疮肿痛、烫伤和外伤出血。

【贮藏】贮通风干燥处。

鸡骨草

【来源】本品为豆科植物广州相思子的干燥全株。全年均可采挖，除去泥沙，干燥。

【设备】XY 型中药材淘药机、QJY-300 型直切式切药机、CT-G 型热风循环烘箱。

【炮制方法】1.净选：除去杂质。

2.淘洗：过淘药机将药材淘洗干净。

3. 切制：将淘洗过后的药材用直切式切药机切 10 mm～15 mm 段。

4. 烘干：用 CT-G 型热风循环烘箱 80±2℃温度干燥，烘干过程及时倒炕。

【质量标准】炮制品：1. 净选后，杂质率不得超过 2%。

2. 切制后，长度应在 10 mm～15 mm，超出此范围的不得超过 20%。

【性味与归经】甘、微苦，凉。归肝、胃经。

【功能与主治】利湿退黄，清热解毒，疏肝止痛。用于湿热黄疸、胁肋不舒、胃脘胀痛、乳痈肿痛。

【贮藏】置干燥处。

鸡矢藤

【来源】本品为茜草科植物鸡矢藤的全草，夏、秋两季采收全草，除去杂质，晒干。

【设备】XY 型中药材淘药机、QJY-300 型直切式切药机、CT-G 型热风循环烘箱。

【炮制方法】1. 净选：除去杂质。

2. 淘洗：过淘药机将药材淘洗干净。

3. 切制：将淘洗过后的药材用直切式切药机切 10 mm～15 mm 段。

4. 烘干：用 CT-G 型热风循环烘箱 80±2℃温度干燥，烘干过程及时倒炕。

【成品性状】本品呈不规则段，断面灰白色或浅绿色。气特异，味甘、涩。

【质量标准】炮制品：1. 净选后，杂质率不得超过 2%。

2. 切制后，长度应在 10 mm～15 mm，超出此范围的不得超过 20%。

3. 烘干后，应干湿均匀，水分不得超过 13%。

【性味与归经】味甘、酸，性平。归心、肝、脾、肾经。

【功能与主治】祛风利湿，止痛解毒，消食化积，活血消肿之功效。用于风湿筋骨痛、跌打损伤、外伤性疼痛、肝胆及胃肠绞痛、消化不良、小儿疳积、支气管炎。外用于皮炎、湿疹及疮疡肿毒。

【贮藏】置干燥处。

积雪草

【来源】本品为伞形科植物积雪草的干燥全草。夏、秋二季采收，除去泥沙，晒干。

【设备】XY 型中药材淘药机、QJY-300 型直切式切药机、CT-G 型热风循环烘箱。

【炮制方法】1. 净选：除去杂质。

2. 淘洗：过淘药机将药材淘洗干净。

3. 切制：将淘洗过后的药材用直切式切药机切 10 mm～15 mm 段。

4. 烘干：用 CT-G 型热风循环烘箱 80±2℃温度干燥，烘干过程及时倒炕。

【成品性状】本品呈不规则的段。根圆柱形，表面浅黄色或灰黄色。茎细，黄棕色，有细纵皱纹，可见节，节上常着生须状根。叶片多皱缩、破碎，完整者展平后呈近圆形或肾形，灰绿色，边缘有粗钝齿。伞形花序短小。双悬果扁圆形，有明显隆起的纵棱及细网纹。气微，味淡。

【质量标准】炮制品：1.净选后，杂质率不得超过2%。

2.切制后，长度应在10 mm~15 mm，超出此范围的不得超过20%。

3.烘干后，应干湿均匀，水分不得超过12%。

【性味与归经】苦、辛，寒。归肝、脾、肾经。

【功能与主治】清热利湿，解毒消肿。用于湿热黄疸、中暑腹泻、石淋血淋、痈肿疮毒、跌扑损伤。

【贮藏】置干燥处。

绞股蓝

【来源】本品为葫芦科植物绞股蓝的干燥全草。秋季花期采收，干燥。

【设备】XY型中药材淘药机、QJY-300型直切式切药机、CT-G型热风循环烘箱。

【炮制方法】1.净选：除去杂质。

2.淘洗：过淘药机将药材淘洗干净。

3.切制：将淘洗过后的药材用直切式切药机切10 mm~15 mm段。

4.烘干：用CT-G型热风循环烘箱80±2℃温度干燥，烘干过程及时倒炕。

【成品性状】本品为不规则的段。茎具细纵棱，黄绿色或褐绿色，表面被短柔毛或近无毛。卷须侧生于叶柄基部，2歧或单一。叶片多皱缩或破碎，薄纸质或膜质，小叶片边缘有锯齿，黄绿色，被短毛。圆锥花序纤细，花细小。浆果球形，成熟时呈黑色，种子宽卵形，两面具乳头状凸起。气微，味苦微甘。

【质量标准】炮制品：1.净选后，杂质率不得超过2%。

2.切制后，长度应在10 mm~15 mm，超出此范围的不得超过20%。

3.烘干：烘干后，应干湿均匀，水分不得超过12%。

【性味与归经】苦、寒。归肺、脾、肾经。

【功能与主治】清热解毒，止咳祛痰，健脾益气。用于体虚乏力、虚劳失精、白细胞减少症、高脂血症、慢性支气管炎、传染性肝炎、肾盂肾炎、肠胃炎、心血管病。

【贮藏】置通风干燥处。

金钱草

【来源】本品为报春花科植物过路黄的干燥全草。夏、秋二季采收，除去杂质，晒干。

【设备】QJY-300 型直切式切药机、CT-G 型热风循环烘箱。

【炮制方法】1. 净选：除去杂质。

2. 冲洗：抢水洗干净。

3. 切制：将冲洗过后的药材用直切式切药机切 10 mm～15 mm 段。

4. 烘干：用 CT-G 型热风循环烘箱 80±2℃温度干燥，烘干过程及时倒炕。

【成品性状】本品为不规则的段。茎棕色或暗棕红色，有纵纹，实心。叶对生，展平后呈宽卵形或心形，上表面灰绿色或棕褐色，下表面色较浅，主脉明显突出，用水浸后，对光透视可见黑色或褐色的条纹。偶见黄色花，单生叶腋。气微，味淡。

【质量标准】炮制品：1. 净选后，杂质率不得超过 2%。

2. 切制后，长度应在 10 mm～15 mm，超出此范围的不得超过 20%。

3. 烘干后，应干湿均匀，水分不得超过 13%。

【性味与归经】甘、咸，微寒。归肝、胆、肾、膀胱经。

【功能与主治】利湿退黄，利尿通淋，解毒消肿。用于湿热黄疸、胆胀胁痛、石淋、热淋、小便涩痛、痈肿疔疮、蛇虫咬伤。

【贮藏】置干燥处。

荆芥

【来源】本品为唇形科植物荆芥的干燥地上部分。夏、秋二季花开到顶、穗绿时采割，除去杂质，晒干。

【设备】QJY-300 型直切式切药机、CT-G 型热风循环烘箱。

【炮制方法】1. 净选：除去杂质。

2. 冲洗：将药材冲洗干净。

3. 切制：将药材用直切式切药机切成 10 mm～15 mm 的段。

4. 烘干：用 CT-G 型热风循环烘箱 60±2℃温度干燥，烘干过程及时倒炕。

【成品性状】本品呈不规则的段。茎呈方柱形，表面淡黄绿色或淡紫红色，被短柔毛。切面类白色。叶多已脱落。穗状轮伞花序。气芳香，味微涩而辛凉。

【质量标准】1. 净选后，杂质率不得超过 2%。

2. 切制后，长度应在 10 mm～15 mm，超出此范围的不得超过 20%。

3. 烘干后，应干湿均匀，水分不得超过 12%。

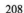

【**性味与归经**】辛，微温。归肺、肝经。

【**功能与主治**】解表散风，透疹，消疮。用于感冒、头痛、麻疹、风疹、疮疡初起。

【**贮藏**】置阴凉干燥处。

荆芥炭

【**来源**】本品为荆芥的炮制加工品。

【**设备**】XY 型中药材淘药机、QJY-300 型直切式切药机、CT-G 型热风循环烘箱、CY 型炒药机。

【**炮制方法**】1. 净选：除去杂质。

2. 冲洗：将药材冲洗干净。

3. 切制：将淘洗过后的药材用直切式切药机切 10 mm～15 mm 段。

4. 烘干：用 CT-G 型热风循环烘箱 60±2℃温度干燥，烘干过程及时倒炕。

5. 炒炭：将荆芥饮片 20 kg 左右投入已加热的 CY 型炒药机内，控制温度 270℃、频率 10Hz，照炒炭法炒 25～30 分钟左右至表面焦黑色，内部焦黄色，喷淋清水少许，熄灭火星，取出，晾干。

【**成品性状**】本品呈不规则段。全体黑褐色。茎方柱形，体轻，质脆，断面焦褐色。叶对生，多已脱落。花冠多脱落，宿萼钟状。略具焦香气，味苦而辛。

【**质量标准**】1. 净选后，杂质率不得超过 2%。

2. 切制后，长度应在 10 mm～15 mm，超出此范围的不得超过 20%。

3. 烘干后，应干湿均匀，水分不得超过 12%。

4. 炒炭后，全体黑褐色，体轻，质脆，断面焦褐色。略具焦香气，味苦而辛。

【**性味与归经**】辛、涩，微温。归肺、肝经。

【**功能与主治**】收敛止血。用于便血、崩漏、产后血晕。

【**贮藏**】置阴凉干燥处。

卷柏

【**来源**】本品为卷柏科植物卷柏或垫状卷柏的干燥全草。全年均可采收，除去须根和泥沙，晒干。

【**设备**】XY 型淘药机、QJY-300 型直切式切药机、CT-G 型热风循环烘箱。

【**炮制方法**】1. 净选：除去杂质。

2. 淘洗：过淘药机将药材淘洗干净。

3. 切制：将淘洗过后的药材用直切式切药机切 10 mm～15 mm 段。

4. 烘干：用 CT-G 型热风循环烘箱 80±2℃温度干燥，烘干过程及时倒炕。

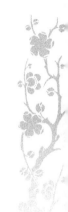

【成品性状】本品呈卷缩的段状，枝扁而有分枝，绿色或棕黄色，向内卷曲，枝上密生鳞片状小叶。叶先端具长芒。中叶（腹叶）两行，卵状矩圆形或卵状披针形，斜向或直向上排列，叶缘膜质，有不整齐的细锯齿或全缘；背叶（侧叶）背面的膜质边缘常呈棕黑色。气微，味淡。

【质量标准】炮制品：1. 净选后，杂质率不得超过 2%。

2. 切制后，长度应在 10 mm～15 mm，超出此范围的不得超过 20%。

3. 烘干后，应干湿均匀，水分不得超过 10%。

【性味与归经】辛，平。归肝、心经。

【功能与主治】活血通经，用于经闭痛经，癥瘕痞块，跌扑损伤。卷柏炭化瘀止血，用于吐血、崩漏、便血、脱肛。

【注意】孕妇慎用。

【贮藏】置干燥处。

老鹳草

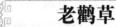

【来源】本品为牻牛儿苗科植物牻牛儿苗、老鹳草或野老鹳草的干燥地上部分，前者习称"长嘴老鹳草"，后两者习称"短嘴老鹳草"，夏、秋二季果实近成熟时采割，捆成把，晒干。

【设备】XY 型中药材淘药机、QJY-300 型直切式切药机、CT-G 型热风循环烘箱。

【炮制方法】1. 净选：除去杂质。

2. 淘洗：过淘药机将药材淘洗干净。

3. 切制：将淘洗过后的药材用直切式切药机切 10 mm～15 mm 段。

4. 烘干：用 CT-G 型热风循环烘箱 60±5℃温度干燥，烘干过程及时倒炕。

【成品性状】本品呈不规则的段。茎表面灰绿色或带紫色，节膨大。切面黄白色，有时中空。叶对生，卷曲皱缩，灰褐色，具细长叶柄。果实长圆形或球形，宿存花柱形似鹳喙。气微，味淡。

【质量标准】炮制品：1. 净选后，杂质率不得超过 2%。

2. 切制后，长度应在 10 mm～15 mm，超出此范围的不得超过 20%。

3. 烘干后，应干湿均匀，水分不得超过 12%。

【性味与归经】辛、苦，平。归肝、肾、脾经。

【功能与主治】祛风湿，通经络，止泻痢。用于风湿痹痛、麻木拘挛、筋骨酸痛、泄泻痢疾。

【贮藏】置阴凉干燥处。

六月雪

【来源】本品为茜草科植物白马骨或六月雪的干燥全株。全年可采挖,除去杂质、泥沙,干燥。

【设备】XY 型中药材淘药机、QJY-300 型直切式切药机、CT-G 型热风循环烘箱。

【炮制方法】1. 净选:除去杂质。

2. 淘洗:过淘药机将药材淘洗干净。

3. 切制:将淘洗过后的药材用直切式切药机切 10 mm~15 mm 段。

4. 烘干:用 CT-G 型热风循环烘箱 80±2℃温度干燥,烘干过程及时倒炕。

【成品性状】本品为不规则的段,根、茎、叶、花、果实混合。根细,灰白色。茎圆柱形,表面深灰色,有纵裂隙,外皮易剥离;嫩枝灰色,微有茸毛。叶对生或丛生,有短柄;叶片卵形、长卵圆形或狭卵形,绿黄色,全缘。小花无梗,白色。核果近球形。气微,味淡。

【质量标准】炮制品:1. 净选后,杂质率不得超过 2%。

2. 切制后,长度应在 10 mm~15 mm,超出此范围的不得超过 20%。

3. 烘干后,应干湿均匀,水分不得超过 13%。

【性味与归经】淡、微辛,凉。归肝、脾经。

【功能与主治】健脾利湿,疏肝活血。用于小儿疳积、急慢性肝炎、经闭、白带、风湿腰痛。

【贮藏】置通风干燥处。

零陵香

【来源】本品为报春花科植物灵香草的干燥全草。

【设备】QJY-300 型直切式切药机、CT-G 型热风循环烘箱。

【炮制方法】1. 净选:除去杂质。

2. 冲洗:将净选后的药材冲洗干净。

3. 切制:将净制后药材用直切式切药机切成 10 mm~15 mm 的段。

4. 烘干:用 CT-G 型热风循环烘箱 60±2℃温度干燥,烘干过程及时倒炕。

【成品性状】为不规则段。茎呈类圆柱形。表面灰绿色或暗绿色,直径约 3 mm,有纵纹及棱翅,翅边多向内卷,茎下部节上生有细根;质脆,易折断,断面类圆形,黄白色。叶多皱缩、破碎。花黄色。蒴果球形,果皮薄,种子细小,黑褐色。气浓香,味微辛、苦。

【质量标准】炮制品:1. 净选后,杂质率不得超过 2%。

2.切制后，长度应在 10 mm～15 mm，超出此范围的不得超过 20%。

3.烘干后，应干湿均匀，水分不得超过 13%。

【性味与归经】辛、甘，平。归肺、胃经。

【功能与主治】祛风寒，闭秽浊。用于风寒感冒、头痛、胸腹胀满、鼻塞、牙痛。

【贮藏】置阴凉干燥处。

龙葵

【来源】本品为茄科植物龙葵的干燥全草。夏、秋二季采收，除去杂质，干燥。

【设备】XY 型中药材淘药机、QJY-300 型直切式切药机、CT-G 型热风循环烘箱。

【炮制方法】1.净选：除去杂质。

2.淘洗：过淘药机将药材淘洗干净。

3.切制：将淘洗过后的药材用直切式切药机切 10 mm～15 mm 段。

4.烘干：用 CT-G 型热风循环烘箱 80±2℃温度干燥，烘干过程及时倒炕。

【成品性状】本品为不规则的段，茎、叶、花、果实混合。茎呈圆柱形，表面绿色或黄绿色，具纵皱纹；质硬而脆，切面黄白色，中空。叶对生，叶片多皱缩或破碎，完整者展平后呈卵形，暗绿色，全缘或有不规则的波状粗齿；两面光滑或疏被短柔毛。聚伞花序侧生，花萼杯状，棕褐色，花冠棕黄色。浆果球形，紫黑色或棕褐色，皱缩。种子多数，棕色。气微，味淡。

【质量标准】炮制品：1.净选后，杂质率不得超过 2%。

2.切制后，长度应在 10 mm～15 mm，超出此范围的不得超过 20%。

3.烘干后，应干湿均匀，水分不得超过 13%。

【性味与归经】苦、微甘，寒；有小毒。归心、肾、膀胱经。

【功能与主治】清热解毒，消肿散结，消炎利尿。用于疮疖肿痛、尿路感染、小便不利、肿瘤。

【贮藏】置干燥处。

鹿衔草

【来源】本品为鹿蹄草科植物鹿蹄草或普通鹿蹄草的干燥全草。全年均可采挖，除去杂质，晒至叶片较软时，堆置至叶片变紫褐色，晒干。

【设备】XY 型中药材淘药机、QJY-300 型直切式切药机、CT-G 型热风循环烘箱。

【炮制方法】1.净选：除去杂质。

2.淘洗：过淘药机将药材淘洗干净。

3.切制：将淘洗过后的药材用直切式切药机切 10 mm～15 mm 段。

4.烘干：用CT-G型热风循环烘箱80±2℃温度干燥，烘干过程及时倒炕。

【成品性状】本品为不规则的段或碎片。茎圆柱形，表面棕褐色至黑褐色，有的具纵棱。叶多破碎，完整者长卵圆形或近圆形，表面黄褐色至紫褐色，先端圆或稍尖，全缘或有稀疏的小锯齿，边缘略反卷，上表面有时沿脉具白色的斑纹。气微，味淡、微苦。

【质量标准】炮制品：1.净选后，杂质率不得超过2%。

2.切制后，长度应在10 mm~15 mm，超出此范围的不得超过20%。

3.烘干后，应干湿均匀，水分不得超过13%。

【性味与归经】甘、苦，温。归肝、肾经。

【功能与主治】祛风湿，强筋骨，止血，止咳。用于风湿痹痛、肾虚腰痛、腰膝无力、月经过多、久咳劳嗽。

【贮藏】置干燥处，防潮。

葎草

【来源】本品为桑科植物葎草的干燥全草。

【设备】XY型中药材淘药机、QJY-300型直切式切药机、CT-G型热风循环烘箱。

【炮制方法】1.净选：除去杂质。

2.淘洗：过淘药机将药材淘洗干净。

3.切制：将淘洗过后的药材用直切式切药机切10 mm~15 mm段。

4.烘干：用CT-G型热风循环烘箱80±2℃温度干燥，烘干过程及时倒炕。

【成品性状】本品为不规则的段，茎、叶、花混合。茎具棱，棕褐色或黄褐色，有倒钩或钩刺脱落的痕迹；质脆易碎，断面中控。叶多破碎，深绿色或棕褐色，完整者展平后呈近肾形五角状，掌状深裂，裂片5~7，边缘有粗锯齿，两面均有毛茸。偶见黄绿色小花。气微，味涩，有刺舌感。

【质量标准】炮制品：1.净选后，杂质率不得超过2%。

2.切制后，长度应在10 mm~15 mm，超出此范围的不得超过20%。

3.烘干后，应干湿均匀，水分不得超过13%。

【性味与归经】甘、苦，寒。归肺、肾经。

【功能与主治】清热解毒，利尿通淋。用于肺热咳嗽、肺痈、虚热烦渴、热淋、水肿、小便不利、湿热泻痢、热毒疮疡、皮肤瘙痒。

【贮藏】置通风干燥处。

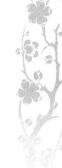

213

马齿苋

【来源】本品为马齿苋科植物马齿苋的干燥地上部分。夏、秋二季采收，除去残根和杂质，洗净，略蒸或烫后晒干。

【设备】XY型中药材淘药机、QJY-300型直切式切药机、CT-G型热风循环烘箱。

【炮制方法】1.净选：除去杂质。

2.淘洗：过淘药机将药材淘洗干净。

3.切制：将淘洗过后的药材用直切式切药机切10 mm～15 mm段。

4.烘干：用CT-G型热风循环烘箱80±2℃温度干燥，烘干过程及时倒炕。

【成品性状】本品呈不规则的段。茎圆柱形，表面黄褐色，有明显纵沟纹。叶多破碎，完整者展平后呈倒卵形，先端钝平或微缺，全缘。蒴果圆锥形，内含多数细小种子。气微，味微酸。

【质量标准】炮制品：1.净选后，杂质率不得超过2%。

2.切制后，长度应在10 mm～15 mm，超出此范围的不得超过20%。

3.烘干后，应干湿均匀，水分不得超过12%。

【性味与归经】酸，寒。归肝、大肠经。

【功能与主治】清热解毒，凉血止血，止痢。用于热毒血痢、痈肿疔疮、湿疹、丹毒、蛇虫咬伤、便血、痔血、崩漏下血。

【贮藏】置通风干燥处，防潮。

墨旱莲

【来源】本品为菊科植物鳢肠的干燥地上部分。花开时采割，晒干。

【设备】QJY-300型直切式切药机、CT-G型热风循环烘箱。

【炮制方法】1.净选：除去杂质。

2.冲洗：将药材快速冲洗干净。

3.切制：将淘洗过后的药材用直切式切药机切10 mm～15 mm段。

4.烘干：用CT-G型热风循环烘箱80±2℃温度干燥，烘干过程及时倒炕。

【成品性状】本品呈不规则的段。茎圆柱形，表面绿褐色或墨绿色，具纵棱，有白毛，切面中空或有白色髓。叶多皱缩或破碎，墨绿色，密生白毛，展平后，可见边缘全缘或具浅锯齿。头状花序。气微，味微咸。

【质量标准】炮制品：1.净选后，杂质率不得超过2%。

2.切制后，长度应在10 mm～15 mm，超出此范围的不得超过20%。

3.烘干后，应干湿均匀，水分不得超过13%。

【性味与归经】甘、酸，寒。归肾、肝经。

【功能与主治】滋补肝肾，凉血止血。用于肝肾阴虚、牙齿松动、须发早白、眩晕耳鸣、腰膝酸软、阴虚血热之吐血、衄血、尿血、血痢、崩漏下血、外伤出血。

【贮藏】置通风干燥处。

木贼

【来源】本品为木贼科植物木贼的干燥地上部分。夏、秋二季采割，除去杂质，晒干或阴干。

【设备】XY 型中药材淘药机、QJY-300 型直切式切药机、CT-G 型热风循环烘箱。

【炮制方法】1. 净选：除去杂质。

2. 淘洗：过淘药机将药材淘洗干净。

3. 切制：将淘洗过后的药材用直切式切药机切 10 mm～15 mm 段。

4. 烘干：用 CT-G 型热风循环烘箱 80±2℃温度干燥，烘干过程及时倒炕。

【成品性状】本品呈管状的段。表面灰绿色或黄绿色，有 18～30 条纵棱，棱上有多数细小光亮的疣状突起；节明显，节上着生筒状鳞叶，叶鞘基部和鞘齿黑棕色，中部淡棕黄色。切面中空，周边有多数圆形的小空腔。气微，味甘淡、微涩，嚼之有沙粒感。

【质量标准】炮制品：1. 净选后，杂质率不得超过 2%。

2. 切制后，长度应在 10 mm～15 mm，超出此范围的不得超过 20%。

3. 烘干后，应干湿均匀，水分不得超过 13%。

【性味与归经】甘、苦，平。归肺、肝经。

【功能与主治】疏散风热，明目退翳。用于风热目赤、迎风流泪、目生云翳。

【贮藏】置干燥处。

佩兰

【来源】本品为菊科植物佩兰的干燥地上部分。夏、秋二季分两次采割，除去杂质，晒干。

【设备】XY 型中药材淘药机、QJY-300 型直切式切药机、CT-G 型热风循环烘箱。

【炮制方法】1. 净选：除去杂质。

2. 淘洗：过淘药机将药材淘洗干净。

3. 切制：将淘洗过后的药材用直切式切药机切 10 mm～15 mm 段。

4. 烘干：用 CT-G 型热风循环烘箱 60±2℃温度干燥，烘干过程及时倒炕。

【成品性状】本品呈不规则的段。茎圆柱形，表面黄棕色或黄绿色，有的带紫色，有明显的节和纵棱线。切面髓部白色或中空。叶对生，叶片多皱缩、破碎，绿褐色。气芳香，味微苦。

【质量标准】炮制品：1. 净选后，杂质率不得超过 2%。

2. 切制后，长度应在 10 mm～15 mm，超出此范围的不得超过 20%。

3. 烘干后，应干湿均匀，水分不得超过 11%。

【性味与归经】辛，平。归脾、胃、肺经。

【功能与主治】芳香化湿，醒脾开胃，发表解暑。用于湿浊中阻、脘痞恶呕、口中甜腻、口臭、多涎、暑湿表证、湿温初起、发热倦怠、胸闷不舒。

【贮藏】置阴凉干燥处。

蒲公英

【来源】本品为菊科植物蒲公英、碱地蒲公英或同属数种植物的干燥全草。春至秋季花初开时采挖，除去杂质，洗净，晒干。

【设备】QJY-300 型直切式切药机、CT-G 型热风循环烘箱。

【炮制方法】1. 净选：除去杂质。

2. 冲洗：将药材用水冲洗干净。

3. 切制：将药材用直切式切药机切成 10 mm～15 mm 的段。

4. 烘干：用 CT-G 型热风循环烘箱 80±2℃温度干燥，烘干过程及时倒炕。

【成品性状】本品为不规则的段。根表面棕褐色，抽皱；根头部有棕褐色或黄白色的茸毛，有的已脱落。叶多皱缩破碎，绿褐色或暗灰绿色，完整者展平后呈倒披针形，先端尖或钝，边缘浅裂或羽状分裂，基部渐狭，下延呈柄状。头状花序，总苞片多层，花冠黄褐色或淡黄白色。有时可见具白色冠毛的长椭圆形瘦果。气微，味微苦。

【质量标准】炮制品：1. 净选后，杂质率不得超过 2%。

2. 切制后，长度应在 10 mm～15 mm，超出此范围的不得超过 20%。

3. 烘干后，应干湿均匀，水分不得超过 10%。

【性味与归经】苦、甘，寒。归肝、胃经。

【功能与主治】清热解毒，消肿散结，利尿通淋。用于疔疮肿毒、乳痈、瘰疬、目赤、咽痛、肺痈、肠痈、湿热黄疸、热淋涩痛。

【贮藏】置通风干燥处，防潮，防蛀。

千里光

【来源】本品为菊科植物千里光的干燥地上部分。全年均可采收，除去杂质，阴干。

【设备】QJY-300 型直切式切药机、CT-G 型热风循环烘箱。

【炮制方法】1. 净选：除去杂质。

2. 冲洗：将药材用水冲洗干净。

3. 切制：将药材用直切式切药机切成 10 mm～15 mm 的段。

4. 烘干：用 CT-G 型热风循环烘箱 80±2℃温度干燥，烘干过程及时倒炕。

【成品性状】本品呈段状；茎表面灰绿色、黄棕色或紫褐色，具纵棱，密被灰白色柔毛。叶互生，多皱缩破碎，边缘有不规则锯齿，基部戟形或截形，两面有细柔毛。头状花序；总苞钟形；花黄色至棕色，冠毛白色。气微，味苦。

【质量标准】炮制品：1. 净选后，杂质率不得超过 2%。

2. 切制后，长度应在 10 mm～15 mm，超出此范围的不得超过 20%。

3. 烘干后，应干湿均匀，水分不得超过 14%。

【性味与归经】苦，寒。归肺、肝经。

【功能与主治】清热解毒，明目，利湿。用于痈肿疮毒、感冒发热、目赤肿痛、泄泻痢疾、皮肤湿疹。

【贮藏】置通风干燥处。

青蒿

【来源】本品为菊科植物黄花蒿的干燥地上部分。秋季花盛开时采割，除去老茎，阴干。

【设备】XY 型中药材淘药机、QJY-300 型直切式切药机、CT-G 型热风循环烘箱。

【炮制方法】1. 净选：除去杂质。

2. 淘洗：过淘药机将药材淘洗干净。

3. 切制：将淘洗过后的药材用直切式切药机切 10 mm～15 mm 段。

4. 烘干：用 CT-G 型热风循环烘箱 60±5℃温度干燥，烘干过程及时倒炕。

【成品性状】本品呈圆柱形段，表面黄绿色或棕黄色，具纵棱线；质略硬，易折断，断面中部有髓。气香特异，味微苦。

【质量标准】炮制品：1. 净选后，杂质率不得超过 2%。

2. 切制后，长度应在 10 mm～15 mm，超出此范围的不得超过 20%。

3. 烘干后，应干湿均匀，水分不得超过 14%。

【性味与归经】苦、辛，寒。归肝、胆经。

【功能与主治】清虚热、除骨蒸、解暑热，截疟，退黄。用于温邪伤阴、夜热早凉、阴虚发热、骨蒸劳热、暑邪发热、疟疾寒热、湿热黄疸。

【贮藏】置阴凉干燥处。

瞿麦

【来源】本品为石竹科植物瞿麦或石竹的干燥地上部分。夏、秋二季花果期采割，除去杂质，干燥。

【设备】QJY-300 型直切式切药机、CT-G 型热风循环烘箱。

【炮制方法】1. 净选：除去杂质。

2. 冲洗：将药材冲洗干净。

3. 切制：将淘洗过后的药材用直切式切药机切 10 mm～15 mm 段。

4. 烘干：用 CT-G 型热风循环烘箱 80±2℃温度干燥，烘干过程及时倒炕。

【成品性状】本品呈不规则段。茎圆柱形，表面淡绿色或黄绿色，节明显，略膨大。切面中空。叶多破碎。花萼筒状，苞片 4～6。蒴果长筒形，与宿萼等长。种子细小，多数。气微，味淡。

【质量标准】炮制品：1. 净选后，杂质率不得超过 2%。

2. 切制后，长度应在 10 mm～15 mm，超出此范围的不得超过 20%。

3. 烘干后，应干湿均匀，水分不得超过 12%。

【性味与归经】苦，寒。归心、小肠经。

【功能与主治】利尿通淋，活血通经。用于热淋、血淋、石淋、小便不通、淋漓涩痛、经闭瘀阻。

【贮藏】置通风干燥处。

蛇莓

【来源】本品为蔷薇科植物蛇莓的全草。夏、秋二季采收，除去杂质，晒干或鲜用。

【设备】XY 型中药材淘药机、QJY-300 型直切式切药机、CT-G 型热风循环烘箱。

【炮制方法】1. 净选：除去杂质。

2. 淘洗：过淘药机将药材淘洗干净。

3. 切制：将淘洗过后的药材用直切式切药机切 10 mm～15 mm 段。

4. 烘干：用 CT-G 型热风循环烘箱 80±2℃温度干燥，烘干过程及时倒炕。

【成品性状】本品为不规则的段。茎细，表面灰绿色或黄棕色，被白色柔毛。三出复叶，完整小叶片展平呈菱状卵圆形，边缘具钝锯齿，表面黄绿色，两面

中药材炮制生产技术教程

218

散生柔毛或上面近无毛。花单生于叶腋。聚合果长圆状卵形，棕红色。气微，味淡。

【质量标准】炮制品：1.净选后，杂质率不得超过 2%。

2. 切制后，长度应在 10 mm～15 mm，超出此范围的不得超过 20%。

3. 烘干后，应干湿均匀，水分不得超过 13%。

【性味与归经】甘、苦，寒。归脾、肺经。

【功能与主治】清热解毒，破瘀消肿。用于热病惊痫、咳嗽、咽喉肿痛、痢疾、腮腺炎、黄疸型肝炎、痈肿、疔疮、蛇虫咬伤。

【贮藏】置干燥处。

伸筋草

【来源】本品为石松科植物石松的干燥全草。夏、秋二季茎叶茂盛时采收，除去杂质，晒干。

【设备】XY 型中药材淘药机、QJY-300 型直切式切药机、CT-G 型热风循环烘箱。

【炮制方法】1.净选：除去杂质。

2. 淘洗：过淘药机将药材淘洗干净。

3. 切制：将淘洗过后的药材用直切式切药机切 10 mm～15 mm 段。

4. 烘干：用 CT-G 型热风循环烘箱 80±2℃温度干燥，烘干过程及时倒炕。

【成品性状】本品呈不规则的段，茎呈圆柱形，略弯曲。叶密生茎上，螺旋状排列，皱缩弯曲，线形或针形，黄绿色至淡黄棕色，先端芒状，全缘。切面皮部浅黄色，木部类白色。气微，味淡。

【质量标准】炮制品：1.净选后，杂质率不得超过 2%。

2. 切制后，长度应在 10 mm～15 mm，超出此范围的不得超过 20%。

3. 烘干后，应干湿均匀，水分不得超过 10%。

【性味与归经】微苦、辛，温。归肝、脾、肾经。

【功能与主治】祛风除湿，舒筋活络。用于关节酸痛、屈伸不利。

【贮藏】置干燥处。

石见穿

【来源】本品为唇形科植物华鼠尾草的地上部分。夏、秋二季花期采收，除去杂质，干燥。

【设备】XY 型中药材淘药机、QJY-300 型直切式切药机、CT-G 型热风循环烘箱。

【炮制方法】1.净选：除去杂质。

2. 淘洗：过淘药机将药材淘洗干净。

3. 切制：将淘洗过后的药材用直切式切药机切 10 mm～15 mm 段。

4. 烘干：用 CT-G 型热风循环烘箱 80±2℃温度干燥，烘干过程及时倒炕。

【成品性状】本品为不规则的段，茎、叶、花混合。茎呈方柱形，表面灰绿色至暗紫色，被白色柔毛；质脆，易折断；切面黄白色。叶对生，有柄，为单叶或三出复叶；叶片多皱缩、破碎，完整者展平后呈卵形或披针形，边缘有钝圆齿，两面被白色柔毛。轮伞花序多轮，花冠二唇形，蓝紫色，多已脱落。气微，味微苦涩。

【质量标准】炮制品：1. 净选后，杂质率不得超过 2%。

2. 切制后，长度应在 10 mm～15 mm，超出此范围的不得超过 20%。

3. 烘干后，应干湿均匀，水分不得超过 13%。

【性味与归经】苦、辛，平。归肝、脾经。

【功能与主治】清热解毒，活血利气，止痛。用于脘胁胀痛、痈肿。

【贮藏】置通风干燥处。

石上柏

【来源】本品为卷柏科卷柏属植物深绿卷柏的干燥全草。

【设备】XY 型中药材淘药机、QJY-300 型直切式切药机、CT-G 型热风循环烘箱。

【炮制方法】1. 净选：除去杂质。

2. 淘洗：过淘药机将药材淘洗干净。

3. 切制：将淘洗过后的药材用直切式切药机切成 5 mm～10 mm 段。

4. 烘干：用 CT-G 型热风循环烘箱 80±2℃温度干燥，烘干过程及时倒炕。

【成品性状】本品呈短段状。根极少，纤细，黄褐色。茎较少，扁柱形，具棱。表面黄绿色至淡黄棕色，有的可见分枝，具稀疏而整齐排列的叶或叶痕。叶为羽状复叶，上表面深绿色，下表面淡绿色，多卷曲。体轻，质稍韧。气微，味淡。

【质量标准】炮制品：1. 净选后，杂质率不得超过 2%。

2. 切制后，长度应在 5 mm～10 mm，超出此范围的不得超过 20%。

3. 烘干后，应干湿均匀，水分不得超过 13%。

【性味与归经】苦，寒。归肝、胆、肺经。

【功能与主治】清热解毒,利湿。用于肺热咳喘、咽喉肿痛、目赤肿痛、湿热黄疸、热淋涩痛、风湿热痹、水火烫伤。

【贮藏】置干燥处。

中药材炮制生产技术教程

通天草

【来源】本品为莎草科植物荸荠的干燥地上部分。秋季采收，干燥。

【设备】XY 型中药材淘药机、QJY-300 型直切式切药机、CT-G 型热风循环烘箱。

【炮制方法】1. 净选：除去杂质。

2. 淘洗：过淘药机将药材淘洗干净。

3. 切制：将淘洗过后的药材用直切式切药机切 10 mm~15 mm 段。

4. 烘干：用 CT-G 型热风循环烘箱 80±2℃温度干燥，烘干过程及时倒炕。

【成品性状】本品呈段状。全体浅棕黄色。茎压扁呈长方形的薄片状，具细纵纹和隐约可见的短横纹，中空，剖开后内壁具多数白色极薄的节片状髓。气微，味微咸。

【质量标准】炮制品：1. 净选后，杂质率不得超过 2%。

2. 切制后，长度应在 10 mm~15 mm，超出此范围的不得超过 20%。

3. 烘干后，应干湿均匀，水分不得超过 13%。

【性味与归经】苦，平。入脾、肾经。

【功能与主治】利水消肿。用于水肿、小便不利。

【贮藏】置干燥处。

瓦松

【来源】本品为景天科植物瓦松的干燥地上部分。夏、秋二季花开时采收，除去根及杂质，晒干。

【设备】XY 型中药材淘药机、QJY-300 型直切式切药机。

【炮制方法】1. 净选：除去杂质。

2. 切制：将药材用直切式切药机切 10 mm~15 mm 段。

【成品性状】本品呈不规则段。表面灰棕色，具多数凸起的残留叶基，有明显的纵棱线。叶多脱落，破碎或卷曲，灰绿色。圆锥花序穗状，小花白色或粉红色，花梗长约 5 mm。体轻，质脆，易碎。气微，味酸。

【质量标准】炮制品：1. 净选后，杂质率不得超过 2%。

2. 切制后，长度应在 10 mm~15 mm，超出此范围的不得超过 20%。

【性味与归经】酸、苦，凉。归肝、肺、脾经。

【功能与主治】凉血止血，解毒，敛疮。用于血痢、便血、痔血、疮口久不愈合。

【贮藏】置通风干燥处。

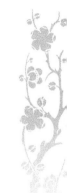

仙鹤草

【来源】本品为蔷薇科植物龙芽草的干燥地上部分。夏、秋二季茎叶茂盛时采割，除去杂质，干燥。

【设备】XY 型中药材淘药机、QJY-300 型直切式切药机、CT-G 型热风循环烘箱。

【炮制方法】1.净选：除去杂质。

2.淘洗：过淘药机将药材淘洗干净。

3.切制：将淘洗过后的药材用直切式切药机切 10 mm～15 mm 段。

4.烘干：用 CT-G 型热风循环烘箱 80±2℃温度干燥，烘干过程及时倒炕。

【成品性状】本品为不规则的段，茎多数方柱形，有纵沟和棱线，有节。切面中空。叶多破碎，暗绿色，边缘有锯齿；托叶抱茎。有时可见黄色花或带钩刺的果实。气微，味微苦。

【质量标准】炮制品：1.净选后，杂质率不得超过 2%。

2.切制后，长度应在 10 mm～15 mm，超出此范围的不得超过 20%。

3.烘干后，应干湿均匀，水分不得超过 12%。

【性味与归经】苦、涩，平。归心、肝经。

【功能与主治】收敛止血，截疟，止痢，解毒，补虚。用于咯血、吐血、崩漏下血、疟疾、血痢、痈肿疮毒、阴痒带下、脱力劳伤。

【贮藏】置通风干燥处。

香薷

【来源】本品为唇形科植物江香薷的干燥地上部分，习称"江香薷"。夏季茎叶茂盛、花盛时择晴天采割，除去杂质，阴干。

【设备】XY 型中药材淘药机、QJY-300 型直切式切药机、CT-G 型热风循环烘箱。

【炮制方法】1.净选：除去杂质。

2.淘洗：过淘药机将药材淘洗干净。

3.切制：将淘洗过后的药材用直切式切药机切 10 mm～15 mm 段。

4.烘干：用 CT-G 型热风循环烘箱 60±5℃温度干燥，烘干过程及时倒炕。

【成品性状】本品为不规则的段，表面黄绿色，质较柔软。边缘有 5～9 疏浅锯齿。果实直径 0.9 mm～1.4 mm，表面具疏网纹。

【质量标准】炮制品：1.净选后，杂质率不得超过 2%。

2.切制后，长度应在 10 mm～15 mm，超出此范围的不得超过 20%。

3.烘干后，应干湿均匀，水分不得超过 12%。

【性味与归经】辛，微温。归肺、胃经。

【功能与主治】发汗解表，化湿和中。用于暑湿感冒、恶寒发热、头痛无汗、腹痛吐泻、水肿、小便不利。

【贮藏】置阴凉干燥处。

小蓟

【来源】本品为菊科植物刺儿菜的干燥地上部分。夏、秋二季花开时采割，除去杂质，晒干。

【设备】XY 型中药材淘药机、QJY-300 型直切式切药机、CT-G 型热风循环烘箱。

【炮制方法】1.净选：除去杂质。

2.淘洗：过淘药机将药材淘洗干净。

3.切制：将淘洗过后的药材用直切式切药机切 10 mm～15 mm 段。

4.烘干：用 CT-G 型热风循环烘箱 80±2℃温度干燥，烘干过程及时倒炕。

【成品性状】本品呈不规则的段。茎呈圆柱形，表面灰绿色或带紫色，具纵棱和白色柔毛。切面中空。叶片多皱缩或破碎，叶齿尖具针刺；两面均具白色柔毛。头状花序，总苞钟状；花紫红色。气微，味苦。

【质量标准】炮制品：1.净选后，杂质率不得超过 2%。

2.切制后，长度应在 10 mm～15 mm，超出此范围的不得超过 20%。

3.烘干后，应干湿均匀，水分不得超过 12%。

【性味与归经】甘、苦，凉。归心、肝经。

【功能与主治】凉血止血，散瘀解毒消痈。用于衄血、吐血、尿血、血淋、便血、崩漏、外伤出血、痈肿疮毒。

【贮藏】置通风干燥处。

寻骨风

【来源】本品为马兜铃科植物寻骨风的干燥全草。夏、秋二季花开前采收，除去杂质、泥沙，干燥。

【设备】XY 型中药材淘药机、QJY-300 型直切式切药机、CT-G 型热风循环烘箱。

【炮制方法】1.净选：除去杂质。

2.淘洗：过淘药机将药材淘洗干净。

3.切制：将淘洗过后的药材用直切式切药机切 10 mm～15 mm 段。

4.烘干：用 CT-G 型热风循环烘箱 60±2℃温度干燥，烘干过程及时倒炕。

【成品性状】本品为不规则的段，根、茎、叶混合。根茎呈细圆柱形，表面棕黄色，有细纵纹及节，节处有须根，有的具芽痕；质韧，断面黄白色，有放射状纹理。茎淡绿色，密被白柔毛。叶灰绿色，多皱缩破碎，完整者呈卵圆形或卵状心形，先端钝圆或短尖，基部心形，两面密被白柔毛，下表面更多，全缘，脉网状。气微香，味苦而辛。

【质量标准】炮制品：1. 净选后，杂质率不得超过 2%。

2. 切制后，长度应在 10 mm～15 mm，超出此范围的不得超过 20%。

3. 烘干后，应干湿均匀，水分不得超过 13%。

【性味与归经】辛、苦，平。归肝经。

【功能与主治】祛风，活络，止痛。用于风湿痹痛、关节酸痛。

【注意】本品含马兜铃酸，量不宜大，不宜久服。肾功能不全者慎服。

【贮藏】置阴凉干燥处。

鸭跖草

【来源】本品为鸭跖草科植物鸭跖草的干燥地上部分。夏、秋二季采收，晒干。

【设备】XY 型中药材淘药机、QJY-300 型直切式切药机、CT-G 型热风循环烘箱。

【炮制方法】1. 净选：除去杂质。

2. 淘洗：过淘药机将药材淘洗干净。

3. 切制：将淘洗过后的药材用直切式切药机切 10 mm～15 mm 段。

4. 烘干：用 CT-G 型热风循环烘箱 80±2℃温度干燥，烘干过程及时倒炕。

【成品性状】本品呈不规则的段。茎有纵棱，节稍膨大。切面中心有髓。叶互生，多皱缩、破碎，完整叶片展平后呈卵状披针形或披针形，全缘，基部下延成膜质叶鞘，抱茎，叶脉平行。气微，味淡。

【质量标准】炮制品：1. 净选后，杂质率不得超过 2%。

2. 切制后，长度应在 10 mm～15 mm，超出此范围的不得超过 20%。

3. 烘干后，应干湿均匀，水分不得超过 13%。

【性味与归经】甘、淡，寒。归肺、胃、小肠经。

【功能与主治】清热泻火，解毒，利水消肿。用于感冒发热、热病烦渴、咽喉肿痛、水肿尿少、热淋涩痛、痈肿疔毒。

【贮藏】置通风干燥处，防霉。

叶下珠

【来源】本品为大戟科植物叶下珠的干燥全草。夏、秋二季采收，除去泥土，晒干。

【设备】XY 型中药材淘药机、QJY-300 型直切式切药机、CT-G 型热风循环烘箱。

【炮制方法】1.净选：除去杂质。

2.淘洗：过淘药机将药材淘洗干净。

3.切制：将淘洗过后的药材用直切式切药机切 10 mm～15 mm 段。

4.烘干：用 CT-G 型热风循环烘箱 80±2℃温度干燥，烘干过程及时倒炕。

【成品性状】本品为不规则的段。茎细，灰棕色或棕红色。叶常皱缩，多破碎。完整的叶片展平后呈长椭圆形，上表面黄绿色，下表面灰绿色或淡紫色。蒴果扁球形，红棕色，在放大镜下观察可见瘤状小突起。

【质量标准】炮制品：1.净选后，杂质率不得超过 2%。

2.切制后，长度应在 10 mm～15 mm，超出此范围的不得超过 20%。

3.烘干后，应干湿均匀，水分不得超过 13%。

【性味与归经】微苦，凉。归肝、肺经。

【功能与主治】清热利尿，明目，消积。用于眼结膜炎、夜盲症、肾炎水肿、泌尿系统感染、结石、黄疸型肝炎、咽炎、肺炎、小儿消化不良、肠炎痢疾、小儿疳积、无名肿痛、蛇咬伤等症。

【贮藏】置通风干燥处。

益母草

【来源】本品为唇形科植物益母草的新鲜或干燥地上部分。夏季茎叶茂盛、花未开或初开时采割，晒干，或切段晒干。

【设备】XY 型中药材淘药机、QJY-300 型直切式切药机、CT-G 型热风循环烘箱。

【炮制方法】1.净选：除去杂质。

2.淘洗：过淘药机将药材淘洗干净。

3.切制：将淘洗过后的药材用直切式切药机切 10 mm～15 mm 段。

4.烘干：用 CT-G 型热风循环烘箱 80±2℃温度干燥，烘干过程及时倒炕。

【成品性状】本品呈不规则的段。茎方形，四面凹下成纵沟，灰绿色或黄绿色。切面中部有白髓。叶片灰绿色，多皱缩、破碎。轮伞花序腋生，花黄棕色，花萼筒状，花冠二唇形。气微，味微苦。

【质量标准】炮制品：1.净选后，杂质率不得超过 2%。

2.切制后，长度应在 10 mm～15 mm，超出此范围的不得超过 20%。

3.烘干后，应干湿均匀，水分不得超过 12%。

【性味与归经】苦、辛，微寒。归肝、心包、膀胱经。

【功能与主治】活血调经，利尿消肿，清热解毒。用于月经不调、痛经经闭、恶露不尽、水肿尿少、疮疡肿毒。

【注意】孕妇慎用。

【贮藏】置干燥处。

茵陈

【来源】本品为菊科植物滨蒿或茵陈蒿的干燥地上部分。春季幼苗高 6 cm ~ 10 cm 时采收或秋季花蕾长成至花初开时采割，除去杂质和老茎，晒干。春季采收的习称"绵茵陈"，秋季采割的称"花茵陈"。

【设备】QJY-300 型直切式切药机。

【炮制方法】1.净选：除去杂质。

2.切制：将淘洗过后的药材用直切式切药机切 10 mm ~ 15 mm 段。

【成品性状】本品为不规则段状，多卷曲成团状，灰白色或灰绿色，全体密被白色茸毛，绵软如绒。叶具柄；展平后叶片呈一至三回羽状分裂，叶片长 1 cm ~ 3 cm，宽约 1 cm；小裂片卵形或稍呈倒披针形、条形，先端锐尖。气清香，味微苦。

【质量标准】炮制品：1.净选后，杂质率不得超过 2%。

2.切制后，长度应在 10 mm ~ 15 mm，超出此范围的不得超过 20%。

【性味与归经】苦、辛，微寒。归脾、胃、肝、胆经。

【功能与主治】清利湿热，利胆退黄。用于黄疸尿少、湿温暑湿、湿疮瘙痒。

【贮藏】置阴凉干燥处，防潮。

鱼腥草

【来源】本品为三白草科植物蕺菜的新鲜全草或干燥地上部分。鲜品全年均可采割；干品夏季茎叶茂盛花穗多时采割，除去杂质，晒干。

【设备】XY 型中药材淘药机、QJY-300 型直切式切药机、CT-G 型热风循环烘箱。

【炮制方法】1.净选：除去杂质。

2.淘洗：过淘药机将药材淘洗干净。

3.切制：将淘洗过后的药材用直切式切药机切 10 mm ~ 15 mm 段。

4.烘干：用 CT-G 型热风循环烘箱 60 ± 2℃温度干燥，烘干过程及时倒炕。

【成品性状】本品为不规则的段。茎呈扁圆柱形，表面淡红棕色至黄棕色，有纵棱。叶片多破碎，黄棕色至暗棕色。穗状花序黄棕色。搓碎具鱼腥气，味涩。

【质量标准】炮制品：1.净选后，杂质率不得超过 2%。

2.切制后，长度应在 10 mm ~ 15 mm，超出此范围的不得超过 20%。

3.烘干后，应干湿均匀，水分不得超过 15%。

【性味与归经】辛，微寒。归肺经。

【功能与主治】清热解毒,消痈排脓,利尿通淋。用于肺痈吐脓、痰热喘咳、热痢、热淋、痈肿疮毒。

【贮藏】置干燥处。

泽兰

【来源】本品为唇形科植物毛叶地瓜儿苗的干燥地上部分。夏、秋二季茎叶茂盛时采割,晒干。

【设备】XY 型中药材淘药机、QJY-300 型直切式切药机、CT-G 型热风循环烘箱。

【炮制方法】1. 净选:除去杂质。

2. 淘洗:过淘药机将药材淘洗干净。

3. 切制:将淘洗过后的药材用直切式切药机切 10 mm~15 mm 段。

4. 烘干:用 CT-G 型热风循环烘箱 80±2℃温度干燥,烘干过程及时倒炕。

【成品性状】本品呈不规则的段。茎方柱形,四面均有浅纵沟,表面黄绿色或带紫色,节处紫色明显,有白色茸毛。切面黄白色,中空。叶多破碎,展平后呈披针形或长圆形,边缘有锯齿。有时可见轮伞花序。气微,味淡。

【质量标准】炮制品:1. 净选后,杂质率不得超过 2%。

2. 切制后,长度应在 10 mm~15 mm,超出此范围的不得超过 20%。

3. 烘干后,应干湿均匀,水分不得超过 13%。

【性味与归经】苦、辛,微温。归肝、脾经。

【功能与主治】活血调经,祛瘀消痈,利水消肿。用于月经不调、经闭、痛经、产后瘀血腹痛、疮痈肿毒、水肿腹水。

【贮藏】置通风干燥处。

泽漆

【来源】本品为大戟科植物泽漆的干燥地上部分。

【设备】XY 型中药材淘药机、QJY-300 型直切式切药机、CT-G 型热风循环烘箱。

【炮制方法】1. 净选:除去杂质。

2. 淘洗:过淘药机将药材淘洗干净。

3. 切制:将淘洗过后的药材用直切式切药机切 10 mm~15 mm 段。

4. 烘干:用 CT-G 型热风循环烘箱 80±2℃温度干燥,烘干过程及时倒炕。

【成品性状】为不规则的段,茎、叶、花混合。茎圆柱形,浅灰黄色至棕褐色,表面光滑或具不明显的纵纹;叶片暗绿色,皱缩,破碎。可见暗绿色小花苞及灰绿色的蒴果。味淡。

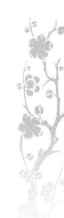

【质量标准】炮制品：1.净选后，杂质率不得超过2%。

2.切制后，长度应在10 mm～15 mm，超出此范围的不得超过20%。

3.烘干后，应干湿均匀，水分不得超过13%。

【性味与归经】辛、微寒；有小毒。归大肠、小肠、脾经。

【功能与主治】逐水消肿，化痰散结，杀虫。用于大腹水肿、咳逆上气、瘰疬结核、神经性皮炎、灭蛆。

【注意】孕妇及体虚者慎服。

【贮藏】置干燥处。

猪殃殃

【来源】本品为茜草科植物猪殃殃的干燥全草。夏季花果期采收，除去泥沙，晒干。

【设备】XY型中药材淘药机、QJY-300型直切式切药机、CT-G型热风循环烘箱。

【炮制方法】1.净选：除去杂质。

2.淘洗：过淘药机将药材淘洗干净。

3.切制：用直切式切药机切10 mm～15 mm段。

4.烘干：用CT-G型热风循环烘箱80±2℃温度干燥，烘干过程及时倒炕。

【成品性状】本品呈不规则段，根、茎、叶、花源合。茎方柱形，多分枝，在四棱上有倒生小刺；表面灰绿色或绿褐色，切面中空。叶片多卷缩、破碎，完整者展平后呈针形或条状倒披针形，下表面中脉倒生小刺。花小，易脱落。果小，常呈半球形，绿褐色，密生白色钩毛。气微，味淡。

【质量标准】炮制品：1.净选后，杂质率不得超过2%。

2.切制后，长度应在10 mm～15 mm，超出此范围的不得超过20%。

3.烘干后，应干湿均匀，水分不得超过12%。

【性味与归经】辛、微苦，微寒。归肝、肾经。

【功能与主治】清热解毒，利尿，消肿。用于水肿、尿路感染、痢疾、跌打损伤、痈肿、疔疮、虫蛇咬伤。

【贮藏】置通风干燥处。

紫花地丁

【来源】本品为堇菜科植物紫花地丁的干燥全草。春、秋二季采收，除去杂质，晒干。

【设备】XY型中药材淘药机、QJY-300型直切式切药机、CT-G型热风循环烘箱。

【炮制方法】1.净选：除去杂质。

2.淘洗：过淘药机将药材淘洗干净。

3.切制：将淘洗过后的药材用直切式切药机切碎。

4.烘干：用CT-G型热风循环烘箱80±2℃温度干燥，烘干过程及时倒炕。

【成品性状】本品破碎状，叶灰绿色，气微，味微苦而稍黏。

【质量标准】炮制品：1.净选后，杂质率不得超过2%。

2.切制后，未切碎的不得超过5%。

3.烘干后，应干湿均匀，水分不得超过13%。

【性味与归经】苦、辛，寒。归心、肝经。

【功能与主治】清热解毒，凉血消肿。用于疔疮肿毒、痈疽发背、丹毒、毒蛇咬伤。

全草类

【贮藏】置干燥处。

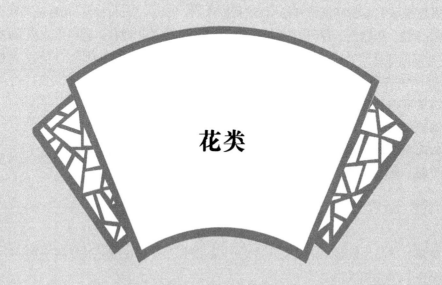

花类

代代花

【来源】本品为芸香科植物代代花的干燥花蕾。5~6月花未开放时分批采摘，及时干燥。

【炮制方法】净选：除去杂质。

【成品性状】本品略呈长卵形，顶端稍膨大，长1 cm~2 cm，有梗。花萼基部联合，先端5裂，灰绿色，有凹陷的小油点。花瓣5，覆瓦状抱合，黄白色或灰黄色，可见棕色油点和纵脉。雄蕊多数，基部联合成数束。子房倒卵形。体轻，质脆。气香，味微苦。

【质量标准】炮制品：净选后，杂质率不得超过2%。

【性味与归经】甘、微苦，平。归肝、胃经。

【功能与主治】理气宽胸，开胃。用于胸脘胀闷、恶心、食欲缺乏。

【贮藏】密闭，置阴凉干燥处，防霉，防蛀。

丁香

【来源】本品为桃金娘科植物丁香的干燥花蕾。当花蕾由绿色转红时采摘，晒干。

【设备】JD型压扁机。

【炮制方法】1.净选：除去杂质。

2.切制：将药材用压扁机进行破碎。

【成品性状】本品略呈研棒状，长1 cm~2 cm。质坚实，破碎后呈粗颗粒状，富油性。气芳香浓烈，味辛辣，有麻舌感。

【质量标准】炮制品：1.净选后，杂质率不得超过2%。

2.切制后，未破碎者不得超过20%。

【性味与归经】辛，温。归脾、胃、肺、肾经。

【功能与主治】温中降逆，补肾助阳。用于脾胃虚寒、呃逆呕吐、食少吐泻、心腹冷痛、肾虚阳痿。

【注意】不宜与郁金同用。

【贮藏】置阴凉干燥处。

佛手花

【来源】本品为芸香科植物佛手的干燥花或花蕾。3~4月采收或及时拾取落花，干燥。

【炮制方法】净选：除去杂质。

【成品性状】本品呈长椭圆形。表面淡黄棕色或淡棕褐色。花柄短，花萼杯状，花冠 5 瓣，长披针形，两边向内卷曲，有棕褐色凹陷油点；雄蕊多数，常带有指状幼小果实。体轻，质脆。气香，味淡、微酸。

【质量标准】炮制品：净选后，杂质率不得超过 2%。

【性味与归经】辛、微苦、酸，温。归肺、脾、胃、肝经。

【功能与主治】平肝理气，开郁和胃。用于肝气不舒、胸腹胀满作痛。

【贮藏】置于阴凉干燥处，防蛀。

葛花

【来源】本品为豆科植物野葛和甘葛藤的干燥花。秋季花未完全开放时采摘，阴干或晒干。

【炮制方法】净选：除去杂质。

【成品性状】本品呈不规则的扁长形或扁肾形，长 0.5 cm~1.5 cm、直径 0.2 cm~0.6 cm。花萼钟状，灰绿色，萼齿被白芍或黄色茸毛。花瓣淡棕色、紫色或蓝紫色，旗瓣近圆形或椭圆形，翼瓣和龙骨瓣近镰刀型。气微，味淡。

【质量标准】炮制品：净选后，杂质率不得超过 2%。

【性味与归经】苦，微寒。归肝、大肠经。

【功能与主治】凉血止血，清肝泻火。用于便血、痔血、血痢、崩漏、吐血、衄血、肝热目赤、头痛眩晕。

【贮藏】置干燥处，防潮，防蛀。

谷精草

【来源】本品为谷精草科植物谷精草的干燥带花茎的头状花序。秋季采收，将花序连同花茎拔出，晒干。

【设备】QJY-300 型直切式切药机、CT-G 型热风循环烘箱。

【炮制方法】1. 净选：除去杂质。

2. 切制：将淘洗过后的药材用直切式切药机切 10 mm~15 mm 段。

3. 烘干：用 CT-G 型热风循环烘箱 80±2℃温度干燥，烘干过程及时倒炕。

【成品性状】本品呈不规则的段。头状花序呈半球形，底部有苞片层层紧密排列，苞片淡黄绿色，有光泽，上部边缘密生白色短毛；花序顶部灰白色。揉碎花序，可见多数黑色花药和细小黄绿色未成熟的果实。花茎纤细，长短不一，直径不及 1 mm，淡黄绿色，有数条扭曲的棱线。质柔软。气微，味淡。

【质量标准】炮制品：1. 净选后，杂质率不得超过 2%。

2. 切制后，长度应在 10 mm～15 mm，超出此范围的不得超过 20%。

【性味与归经】辛、甘，平。归肝、肺经。

【功能与主治】疏散风热，明目退翳。用于风热目赤、肿痛羞明、眼生翳膜、风热头痛。

【贮藏】置通风干燥处。

合欢花

【来源】本品为豆科植物合欢的干燥花序。夏季花开放时择晴天采收或花蕾形成时采收，及时晒干，习称"合欢花"。

【炮制方法】净选：除去杂质。

【成品性状】本品为头状花序，皱缩成团。总花梗长 3 cm～4 cm，有时与花序脱离，黄绿色，有纵纹，被稀疏毛茸。花全体密被毛茸，细长而弯曲，长 0.7 cm～1 cm，淡黄色或黄褐色，无花梗或几无花梗。花萼筒状，先端有 5 小齿；花冠筒长约为萼筒的 2 倍，先端 5 裂，裂片披针形；雄蕊多数，花丝细长，黄棕色至黄褐色，下部合生，上部分离，伸出花冠筒外。气微香，味淡。

【质量标准】炮制品：净选后，杂质率不得超过 2%。

【性味与归经】甘，平。归心、肝经。

【功能与主治】解郁安神。用于心神不安、忧郁失眠。

【贮藏】置通风干燥处。

红花

【来源】本品为菊科植物红花的干燥花。夏季花由黄变红时采摘，阴干或晒干。

【炮制方法】净选：除去杂质。

【成品性状】本品为不带子房的管状花，长 1 cm～2 cm。表面红黄色或红色。质柔软。气微香，味微苦。

【质量标准】炮制品：净选后，杂质率不得超过 2%。

【性味与归经】辛，温。归心、肝经。

【功能与主治】活血通经，散瘀止痛。用于经闭、痛经、恶露不行、癥瘕痞块、胸痹心痛、瘀滞腹痛、胸胁刺痛、跌扑损伤、疮疡肿痛。

【贮藏】置阴凉干燥处，防潮，防蛀。

槐花

【来源】本品为豆科植物槐的干燥花。夏季花开放时采收，及时干燥，除去枝、梗及杂质，习称"槐花"。

【炮制方法】净选：除去杂质。

【成品性状】本品皱缩而卷曲，花瓣多散落。完整者花萼钟状，黄绿色，先端5浅裂；花瓣5，黄色或黄白色，1片较大，近圆形，先端微凹，其余4片长圆形。雄蕊10，其中9个基部连合，花丝细长。雌蕊圆柱形，弯曲。体轻。气微，味微苦。

【质量标准】炮制品：净选后，杂质率不得超过2%。

【性味与归经】苦，微寒。归肝、大肠经。

【功能与主治】凉血止血，清肝泻火。用于便血、痔血、血痢、崩漏、吐血、衄血、肝热目赤、头痛眩晕。

【贮藏】置干燥处，防潮，防蛀。

炒槐花

【来源】本品为槐花的炮制加工品。

【设备】CY型炒药机。

【炮制方法】1.净选：除去杂质。

2.炒制：取净槐花15 kg左右，投入已加热的CY型炒药机内，设置四挡照清炒法炒10分钟左右至表面深黄色时取出，放凉。

【成品性状】本品皱缩而卷曲，花瓣多散落。表面深黄色，体轻，气香，味微苦。

【质量标准】炮制品：1.净选后，杂质率不得超过2%。

2.炒制后，表面深黄色，应无焦煳残片。

【性味与归经】苦，微寒。归肝、大肠经。

【功能与主治】凉血止血，清肝泻火。用于便血、痔血、血痢、崩漏、吐血、衄血、肝热目赤、头痛眩晕。

【贮藏】置干燥处，防潮，防蛀。

蜜槐花

【来源】本品为槐花的炮制加工品。

【设备】CY型炒药机。

【炮制方法】1.净选：除去杂质。

2.炒制：取净槐花用炼蜜拌匀，闷润至蜜被吸尽。用炒药机控制温度270℃、频率20Hz，照蜜炙法炒10~20分钟，至不粘手时，取出放凉。

每100 kg槐花，用炼蜜24 kg。

【成品性状】本品皱缩而卷曲，花瓣多散落。表面微黄色，具光泽、略带黏性，微甜。

【质量标准】炮制品：1.净选后，杂质率不得超过2%。

2.蜜炙后，颜色加深，略带黏性，应无焦煳现象。

【性味与归经】苦，微寒。归肝、大肠经。

【功能与主治】凉血止血，清肝泻火。用于便血、痔血、血痢、崩漏、吐血、衄血、肝热目赤、头痛眩晕。蜜槐花增强润肠作用。

【贮藏】置干燥处，防潮，防蛀。

槐花炭

【来源】本品为槐花的炮制加工品。

【设备】CY型炒药机。

【炮制方法】1.净选：除去杂质。

2.炒制：取净槐花，照炒炭法炒至表面焦褐色时，微喷水，灭尽火星，取出，晾干。

【成品性状】本品形如槐花，表面焦褐色，略具焦气，味苦。

【质量标准】炮制品：1.净选后，杂质率不得超过2%。

2.炒制后，表面焦褐色，不得灰化。

【性味与归经】苦，微寒。归肝、大肠经。

【功能与主治】凉血止血，清肝泻火。用于便血、痔血、血痢、崩漏、吐血、衄血、肝热目赤、头痛眩晕。

【贮藏】置干燥处，防潮，防蛀。

鸡冠花

【来源】本品为苋科植物鸡冠花的干燥花序。秋季花盛开时采收，晒干。

【设备】QJY-300型直切式切药机。

【炮制方法】1.净选：除去杂质和残茎。

2.切制：将药材用直切式切药机切10 mm~15 mm段。

【成品性状】本品为不规则的段状。多扁平而肥厚，呈鸡冠状。表面红色、紫红色或黄白色。可见黑色扁圆肾形的种子。气微，味淡。

【质量标准】炮制品：1.净选后，杂质率不得超过 2%。

2.切制后，长度应在 10 mm ~ 15 mm，超出此范围的不得超过 20%。

【性味与归经】甘、涩，凉。归肝、大肠经。

【功能与主治】收敛止血，止带，止痢。用于吐血、崩漏、便血、痔血、赤白带下、久痢不止。

【贮藏】置通风干燥处。

金莲花

【来源】本品为毛茛科植物金莲花的干燥花。夏季花开时采摘，除去杂质，阴干。以花朵完整、色金黄、香气浓者为佳。

【炮制方法】净选：除去杂质。

【成品性状】本品呈不规则团状。金黄色或橙黄色。花萼花瓣状，通常 10 ~ 13 片，卵圆形或倒卵形，长 1.8 cm ~ 3 cm，宽 0.9 cm ~ 2 cm。花瓣多数，多皱缩成线形。雄蕊淡黄色，多数；雌蕊棕黑色，具短喙。体轻，疏松。气芳香，味微苦。

【质量标准】炮制品：净选后，杂质率不得超过 2%。

【性味与归经】苦，微寒。归肺、膀胱经。

【功能与主治】清热解毒，利水消肿。用于风热外感、咽喉肿痛、小便不利、尿痛、疮疖脓肿。

【贮藏】置干燥处，防潮，防蛀。

金银花

【来源】本品为忍冬科植物忍冬的干燥花蕾或带初开的花。夏初花开放前采收，干燥。

【炮制方法】净选：除去杂质。

【成品性状】本品表面绿白色，外形呈棒状，上粗下细，略弯曲，长 2 cm ~ 3 cm。气清香，味淡、微苦。

【质量标准】金银花炮制品：净选后，杂质率不得超过 2%。

【性味与归经】甘，寒。归肺、心、胃经。

【功能与主治】清热解毒，疏散风热。用于痈肿疔疮、喉痹、丹毒、热毒血痢、风热感冒、温病发热。

【贮藏】置阴凉干燥处，防潮，防蛀。

荆芥穗

【来源】本品为唇形科植物荆芥的干燥花穗。夏、秋二季花开到顶、穗绿时采摘，除去杂质，晒干。

【炮制方法】净选：除去杂质。

【成品性状】本品穗状轮伞花序呈圆柱形，长 3 cm～15 cm，直径约 7 mm。花冠多脱落，宿萼黄绿色，钟形，质脆易碎，内有棕黑色小坚果。气芳香，味微涩而辛凉。

【质量标准】炮制品：净选后，杂质率不得超过 2%。

【性味与归经】辛，微温。归肺、肝经。

【功能与主治】解表散风，透疹，消疮。用于感冒、头痛、麻疹、风疹、疮疡初起。

【贮藏】置阴凉干燥处。

菊花

【来源】本品为菊科植物菊的干燥头状花序。9～11 月花盛开时分批采收，阴干或焙干，或熏、蒸后晒干。药材按产地和加工方法不同，分为"亳菊""滁菊""贡菊""杭菊""怀菊"。

【炮制方法】净选：除去杂质。

【成品性状】呈不规则球形或扁球形，直径 1.5 cm～2.5 cm。多数为舌状花，舌状花类白色或黄色，不规则扭曲，内卷，边缘皱缩，有时可见腺点。管状花大多隐藏。

【质量标准】炮制品：净选后，杂质率不得超过 2%。

【性味与归经】甘、苦，微寒。归肺、肝经。

【功能与主治】散风清热，平肝明目，清热解毒。用于风热感冒、头痛眩晕、目赤肿痛、眼目昏花、疮痈肿毒。

【贮藏】置阴凉干燥处，密闭保存，防霉，防蛀。

款冬花

【来源】本品为菊科植物款冬的干燥花蕾。12 月或地冻前当花尚未出土时采挖，除去花梗和泥沙，阴干。

【炮制方法】净选：除去杂质。

【成品性状】本品呈长圆棒状。单生或 2～3 个基部连生，长 1 cm～2.5 cm，直径 0.5 cm~1 cm。上端较粗，下端渐细或带有短梗，外面被有多数鱼鳞状苞片。苞片外表面紫红色或淡红色，内表面密被白色絮状茸毛。体轻，撕开后可见白色茸毛。气香，味微苦而辛。

【质量标准】炮制品：净选后，杂质率不得超过 2%。

【性味与归经】辛、微苦，温。归肺经。

【功能与主治】润肺下气，止咳化痰。用于新久咳嗽、喘咳痰多、劳嗽咳血。

【贮藏】置干燥处，防潮，防蛀。

蜜款冬花

【来源】本品为款冬花的炮制加工品。

【设备】CY 型炒药机。

【炮制方法】1.净选：除去杂质。

2.蜜炙：将款冬花 25 kg 左右用规定量炼蜜拌匀，闷润至蜜被吸尽。用 CY 型炒药机控制 4 挡，照蜜炙法炒 15~25 分钟，至表面棕黄色或棕褐色，不粘手时取出。

每 100 kg 款冬花，用炼蜜 25 kg。

【成品性状】本品形如款冬花，表面棕黄色或棕褐色，稍带黏性。具蜜香气，味微甜。

【质量标准】炮制品：1.净选后，杂质率不得超过 2%。

2.蜜炙后，表面棕黄色或棕褐色，稍带黏性。具蜜香气，味微甜，疏散不粘手。

【性味与归经】辛、微苦，温。归肺经。

【功能与主治】润肺下气，止咳化痰。用于新久咳嗽、喘咳痰多、劳嗽咳血。

【贮藏】置干燥处，防潮，防蛀。

蜡梅花

【来源】本品为蜡梅科植物蜡梅的干燥花蕾。冬季采摘，晒干或低温干燥。

【炮制方法】净选：除去杂质。

【成品性状】本品呈类球形、长圆形或倒卵形。直径 4 mm~8 mm。花被片叠合，棕黄色，下半部有多数覆瓦状排列的膜质鳞片包被，灰棕色或黄棕色。体轻，质略脆。气香，味微甜、苦。

【质量标准】炮制品：净选后，杂质率不得超过 2%。

【性味与归经】甘、微苦，凉。归肺、胃经。

【功能与主治】解暑生津，顺气散郁。用于热病烦渴、胸腹气闷、咳嗽。外用治烧、烫伤。

【贮藏】置干燥处，防潮。

莲须

【来源】本品为睡莲科植物莲的干燥雄蕊。夏季花开时选晴天采收，盖纸晒干或阴干。

【炮制方法】净选：除去杂质。

【成品性状】本品呈线形。花药扭转，纵裂，长 1.2 cm~1.5 cm，直径约 0.1 cm，淡黄色或棕黄色。花丝纤细，稍弯曲，长 1.5 cm~1.8 cm，淡紫色。质轻。气微香，味涩。

【质量标准】炮制品：净选后，杂质率不得超过 2%。

【性味与归经】甘、涩，平。归心、肾经。

【功能与主治】固肾涩精。用于遗精滑精、带下、尿频。

【贮藏】置通风干燥处，防霉。

凌霄花

【来源】本品为紫葳科植物凌霄的干燥花。夏、秋二季花盛开时采收，干燥。

【炮制方法】净选：除去杂质。

【成品性状】本品多皱缩卷曲，黄褐色至棕褐色，完整花朵长 4 cm~5 cm。萼筒钟状，长 2 cm~2.5 cm，裂片 5，裂至中部，萼筒基部至萼齿尖有 5 条纵棱。花冠先端 5 裂，裂片半圆形，下部联合呈漏斗状，表面可见细脉纹，内表面较明显。雄蕊 4，着生在花冠上，花药个字形，花柱 1，柱头扁平。气清香，味微苦、酸。

【质量标准】炮制品：净选后，杂质率不得超过 2%。

【性味与归经】甘、酸，寒。归肝、心包经。

【功能与主治】活血通经，凉血祛风。用于月经不调、经闭癥瘕、产后乳肿、风疹发红、皮肤瘙痒、痤疮。

【注意】孕妇慎用。

【贮藏】置通风干燥处，防潮。

玫瑰花

【来源】本品为蔷薇科植物玫瑰的干燥花蕾。春末夏初花将开放时分批采摘，

中药材炮制生产技术教程

及时低温干燥。

【炮制方法】净选：除去杂质。

【成品性状】本品略呈半球形或不规则团状，直径 0.7 cm～1.5 cm。残留花梗上被细柔毛，花托半球形，与花萼基部合生；萼片 5，披针形，黄绿色或棕绿色，被有细柔毛；花瓣多皱缩，展平后宽卵形，呈覆瓦状排列，紫红色，有的黄棕色；雄蕊多数，黄褐色；花柱多数，柱头在花托口集成头状，略突出，短于雄蕊。体轻，质脆。气芳香浓郁，味微苦涩。

【质量标准】炮制品：净选后，杂质率不得超过 2%。

【性味与归经】甘、微苦，温。归肝、脾经。

【功能与主治】行气解郁，和血，止痛。用于肝胃气痛、食少呕恶、月经不调、跌扑伤痛。

【注意】孕妇慎用。

【贮藏】密闭，在阴凉干燥处。

玫瑰茄

【来源】本品为锦葵科植物玫瑰茄的干燥花萼和小苞片。春、秋采收，鲜用或晒干。

【炮制方法】净选：除去杂质。

【成品性状】本品全体皱缩或压扁，表面紫红色或紫黑色。小苞片 8~12，披针形，5~10 mm，肉质，近顶端具刺状附属物，基部与花萼合生，疏被长硬毛。花萼杯状，长约 3 cm，厚软革质，5 裂，裂片顶端长渐尖，基部具 1 腺体，疏被小刺和粗毛。

【质量标准】炮制品：净选后，杂质率不得超过 2%。

【性味与归经】酸，凉。归肺、肝经。

【功能与主治】清热解渴，敛肺止咳。用于高血压、咳嗽、中暑、酒醉。

【贮藏】置干燥处。

梅花

【来源】本品为蔷薇科植物梅的干燥花蕾。初春花未开放时采摘，及时低温干燥。

【炮制方法】净选：除去杂质。

【成品性状】本品呈类球形，直径 3 mm～6 mm，有短梗。苞片数层，鳞片状，棕褐色。花萼 5，灰绿色或棕红色。花瓣 5 或多数，黄白色或淡粉红色。雄蕊多数；雌蕊 1，子房密被细柔毛。质轻。气清香，味微苦、涩。

【质量标准】炮制品：净选后，杂质率不得超过 2%。

【性味与归经】微酸，平。归肝、胃、肺经。

【功能与主治】疏肝和中，化痰散结。用于肝胃气痛、郁闷心烦、梅核气、瘰疬疮毒。

【贮藏】置阴凉干燥处，防霉，防蛀。

密蒙花

【来源】本品为马钱科植物密蒙花的干燥花蕾和花序。春季花未开放时采收，除去杂质，干燥。

【炮制方法】净选：除去杂质。

【成品性状】本品多为花蕾密聚的花序小分枝，呈不规则圆锥状，长 1.5 cm～3 cm。表面灰黄色或棕黄色，密被茸毛。花蕾呈短棒状，上端略大，长 0.3 cm～1 cm，直径 0.1 cm～0.2 cm；花萼钟状，先端 4 齿裂；花冠筒状，与萼等长或稍长，先端 4 裂，裂片卵形；雄蕊 4，着生在花冠管中部。质柔软。气微香，味微苦、辛。

【质量标准】炮制品：净选后，杂质率不得超过 2%。

【性味与归经】甘，微寒。归肝经。

【功能与主治】清热泻火，养肝明目，退翳。用于目赤肿痛、多泪羞明、目生翳膜、肝虚目暗、视物昏花。

【贮藏】置通风干燥处，防潮。

茉莉花

【来源】本品为木樨科植物茉莉的干燥花蕾或初开的花。夏、秋二季花未开时采收，低温干燥。

【炮制方法】净选：除去杂质。

【成品性状】本品多皱缩，长 1.5 cm～2 cm，直径约 1 cm，黄色至淡棕色，花冠筒基部颜色略深。未开放的花蕾全体紧密叠合呈类球形。萼筒杯状，有纵皱纹，萼齿 8～10，细长，被稀疏毛；花瓣类椭圆形，先端钝圆，基部联合成管状。体轻，质脆。气芳香，味微涩。

【质量标准】炮制品：净选后，杂质率不得超过 2%。

【性味与归经】辛、苦，温。归脾、胃经。

【功能与主治】和胃行气，健脾止泻。用于胸腹痞满、消化不良、下痢腹痛。

【贮藏】密闭，置阴凉干燥处。

中药材炮制生产技术教程

木槿花

【来源】本品为锦葵科植物木槿或白花重瓣木槿的干燥花。夏季花半开放时采收，晒干。

【炮制方法】净选：除去杂质。

【成品性状】本品皱缩呈卵状或不规则圆柱状，常带有短花梗。全体被毛。长 1.5~3.5 cm，宽 1~2 cm。苞片 6~7 片，线形。花萼钟状，灰黄绿色，先端 5 裂，裂片三角形。花瓣类白色、黄白色或浅棕黄色，单瓣 5 片或重瓣 10 余片。雄蕊多数，花丝连合成筒状。气微香，味淡。

【质量标准】炮制品：净选后，杂质率不得超过 2%。

【性味与归经】甘、淡，凉。归脾、肺经。

【功能与主治】清湿热，凉血。用于痢疾、腹泻、痒疮出血、白带；外治疖肿。

【贮藏】置通风干燥处，防压，防蛀。

蒲黄

【来源】本品为香蒲科植物水烛香蒲的干燥花粉。夏季采收蒲棒上部的黄色雄花序，晒干后碾轧，筛取花粉。

【炮制方法】净选：揉碎结块后，过 120 目筛。

【成品性状】本品为黄色粉末。体轻，放水中则漂浮水面。手捻有滑腻感，易附着手指上。气微，味淡。

【质量标准】炮制品：净选后，能全部通过 120 目筛。

【性味与归经】甘，平。归肝、心包经。

【功能与主治】止血，化瘀，通淋。用于吐血、衄血、咯血、崩漏、外伤出血、经闭痛经、胸腹刺痛、跌扑肿痛、血淋涩痛。

【贮藏】置通风干燥处，防潮，防蛀。

千日红

【来源】本品为苋科植物千日红的干燥头状花序。夏、秋二季花开时采收，晒干。

【炮制方法】净选：除去杂质。

【成品性状】本品为类球形或长圆球形，长 2.0 cm~2.5 cm，直径 1.5 cm~2.0 cm。基部常有叶状总苞片 2 枚，黄绿色，两面均具毛，背面的毛密而长；小花基部有膜质苞片 3 枚，外片短小，内 2 片紫红色；花被紫红色，外面密被白色

细长柔毛。质软。气微,味淡。

【质量标准】炮制品:净选后,杂质率不得超过 2%。

【性味与归经】甘,平。归肝、肺经。

【功能与主治】清肝,散结,祛痰,平喘。用于头风目痛、气喘咳嗽、瘰疬、疮疡。

【贮藏】置通风干燥处,避光。

三七花

【来源】本品为五加科植物三七的干燥未开放的伞形花序。夏季花未开放时采收,干燥。

【炮制方法】净选:除去杂质。

【成品性状】本品为不规则半球形、球形或伞形,直径 0.5 cm~2.5 cm。表面黄绿色或墨绿色。总花梗长 0.5 cm~4.5 cm,具细纵纹。花序密集,花梗细小,每一小花梗基部具鳞毛状苞片一枚。花盘杯状,深绿色,皱缩。花萼 5 裂,呈 5 枚三角状小齿;花冠 5 片,卵状三角形,淡黄绿色,具纵棱线;花药长圆形,黄色;花柱 2 枚,基部合生。不易碎。气清香,味甘、微苦。

【质量标准】炮制品:净选后,杂质率不得超过 2%。

【性味与归经】甘,凉。归肝、胃经。

【功能与主治】清热解毒,平肝明目,生津止渴。用于头昏目眩、耳鸣、失眠,高血压、偏头痛、急性咽炎。

【贮藏】置阴凉干燥处。

夏枯草

【来源】本品为唇形科植物夏枯草的干燥果穗。夏季果穗呈棕红色时采收,除去杂质,晒干。

【炮制方法】净选:除去杂质。

【成品性状】本品呈圆柱形,略扁,长 1.5 cm~8 cm,直径 0.8 cm~1.5 cm;淡棕色至棕红色。全穗由数轮至 10 数轮宿萼与苞片组成,每轮有对生苞片 2 片,呈扇形,先端尖尾状,脉纹明显,外表面有白毛。每一苞片内有花 3 朵,花冠多已脱落,宿萼二唇形,内有小坚果 4 枚,卵圆形,棕色,尖端有白色凸起。体轻。气微,味淡。

【质量标准】炮制品:净选后,杂质率不得超过 2%。

【性味与归经】辛、苦,寒。归肝、胆经。

【功能与主治】清肝泻火,明目,散结消肿。用于目赤肿痛、目珠夜痛、头痛眩晕、瘰疬、瘿瘤、乳痈、乳癖、乳房胀痛。

【贮藏】置干燥处。

辛夷

【来源】本品为木兰科植物望春花的干燥花蕾。冬末春初花未开放时采收，除去枝梗，阴干。

【炮制方法】净选：除去杂质。

【成品性状】本品呈长卵形，似毛笔头，长 1.2 cm~2.5 cm，直径 0.8 cm~1.5 cm。基部常具短梗，长约 5 mm，体轻，质脆。气芳香，味辛凉而稍苦。

【质量标准】炮制品：净选后，杂质率不得超过 2%。

【性味与归经】辛，温。归肺、胃经。

【功能与主治】散风寒，通鼻窍。用于风寒头痛、鼻塞流涕、鼻衄、鼻渊。

【贮藏】置阴凉干燥处。

旋覆花

【来源】本品为菊科植物旋覆花或欧亚旋覆花的干燥头状花序。夏、秋二季花开放时采收，除去杂质，阴干或晒干。

【炮制方法】净选：除去叶、梗及杂质。

【成品性状】本品呈扁球形或类球形，直径 1 cm~2 cm。总苞由多数苞片组成，呈覆瓦状排列，苞片披针形或条形，灰黄色，长 4 mm~11 mm；总苞基部有时残留花梗，苞片及花梗表面被白色茸毛，舌状花 1 列，黄色，长约 1 cm，多卷曲，常脱落，先端 3 齿裂；管状花多数，棕黄色，长约 5 mm，先端 5 齿裂；子房顶端有多数白色冠毛，长 5 mm~6 mm。有的可见椭圆形小瘦果。体轻，易散碎。气微，味微苦。

【质量标准】炮制品：净选后，杂质率不得超过 2%。

【性味与归经】苦、辛、咸，微温。归肺、脾、胃、大肠经。

【功能与主治】降气、消痰，行水，止呕。用于风寒咳嗽、痰饮蓄结、胸膈痞闷、喘咳痰多、呕吐噫气、心下痞硬。

野菊花

【来源】本品为菊科植物野菊的干燥头状花序。秋、冬二季花初开放时采摘，晒干，或蒸后晒干。

【炮制方法】净选：除去杂质。

【成品性状】本品呈类球形，直径 0.3 cm～1 cm，棕黄色。总苞由 4～5 层苞片组成，外层苞片卵形或条形，外表面中部灰绿色或浅棕色，通常被白毛，边缘膜质；内层苞片长椭圆形，膜质，外表面无毛。总苞基部有的残留总花梗。舌状花 1 轮，黄色至棕黄色，皱缩卷曲；管状花多数，深黄色。体轻。气芳香，味苦。

【质量标准】炮制品：净选后，杂质率不得超过 2%。

【性味与归经】苦、辛，微寒。归肝、心经。

【功能与主治】清热解毒，泻火平肝。用于疔疮痈肿、目赤肿痛、头痛眩晕。

【贮藏】置阴凉干燥处，防潮，防蛀。

芫花

【来源】本品为瑞香科植物芫花的干燥花蕾。春季花未开放时采收，除去杂质，干燥。

【炮制方法】净选：除去杂质。

【成品性状】本品常 3～7 朵簇生于短花轴上，基部有苞片 1～2 片，多脱落为单朵。单朵呈棒槌状，多弯曲，长 1 cm～1.7 cm，直径约 1.5 mm；花被筒表面淡紫色或灰绿色，密被短柔毛，先端 4 裂，裂片淡紫色或黄棕色。质软。气微，味甘、微辛。

【质量标准】炮制品：净选后，杂质率不得超过 2%。

【性味与归经】苦、辛，温；有毒。归肺、脾、肾经。

【功能与主治】泻水逐饮。外用杀虫疗疮。用于水肿胀满、胸腹积水、痰饮积聚、气逆咳喘、二便不利。外治疥癣秃疮、痈肿、冻疮。

【注意】孕妇禁用，不宜与甘草同用。

【贮藏】置通风干燥处，防霉，防蛀。

中药材炮制生产技术教程

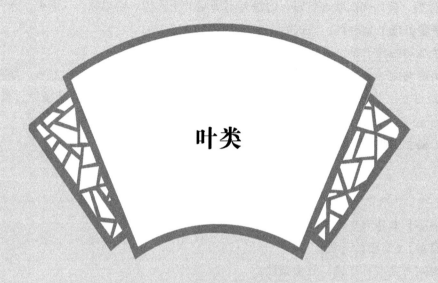

叶类

艾叶

【来源】本品为菊科植物艾的干燥叶。夏季花未开时采摘，除去杂质，晒干。

【炮制方法】净选：除去杂质。

【成品性状】本品多皱缩、破碎，有短柄。完整叶片展平后呈卵状椭圆形，羽状深裂，裂片椭圆状披针形，边缘有不规则的粗锯齿。质柔软。气清香，味苦。

【质量标准】炮制品：净选后，杂质率不得超过 2%。

【性味与归经】辛、苦，温；有小毒。归肝、脾、肾经。

【功能与主治】温经止血，散寒止痛。外用祛湿止痒。用于吐血、衄血、崩漏、月经过多、胎漏下血、少腹冷痛、经寒不调、宫冷不孕。外治皮肤瘙痒。醋艾炭温经止血、用于虚寒性出血。

【贮藏】置阴凉干燥处。

醋艾炭

【来源】本品为艾叶的炮制加工品。

【设备】CY 型炒药机。

【炮制方法】1. 净选：除去杂质。

2. 炒制：将艾叶饮片置于 CY 型炒药机内，控制温度 270℃、频率 10Hz，照炒炭法炒至表面焦黑色，喷醋，炒干。

每 100 kg 艾叶，用醋 15 kg。

【成品性状】本品呈不规则的碎片，表面黑褐色，有细条状叶柄。具醋香气。

【质量标准】炮制品：1. 净选后，杂质率不得超过 2%。

2. 炒制后，应表面黑褐色，不得灰化。具醋香味。

【性味与归经】辛、苦，温；有小毒。归肝、脾、肾经。

【功能与主治】温经止血，散寒止痛。外用祛湿止痒。用于吐血、衄血、崩漏、月经过多、胎漏下血、少腹冷痛、经寒不调、宫冷不孕。外治皮肤瘙痒。醋艾炭温经止血，用于虚寒性出血。

【贮藏】置阴凉干燥处。

侧柏叶

【来源】本品为柏科植物侧柏的干燥枝梢和叶。多在夏、秋二季采收，阴干。

【炮制方法】净选：除去杂质。

【成品性状】本品多分枝，小枝扁平。叶细小鳞片状，交互对生，贴伏于枝上，深绿色或黄绿色。质脆，易折断。气清香，味苦涩、微辛。

【质量标准】炮制品：净选后，杂质率不得超过 2%。

【性味与归经】苦、涩，寒。归肺、肝、脾经。

【功能与主治】凉血止血，化痰止咳，生发乌发。用于吐血、衄血、咯血、便血、崩漏下血、肺热咳嗽、血热脱发、须发早白。

【贮藏】置干燥处。

侧柏炭

【来源】本品为侧柏叶的炮制加工品。

【设备】CY 型炒药机。

【炮制方法】1.净选：除去杂质。

2.炒制：将侧柏叶饮片约 30 kg，置加热的 CY 型炒药机内照炒炭法炒 15~25 分钟，至表面黑褐色。质脆，易折断，断面焦黄色时取出放凉。

【成品性状】本品形如侧柏叶，表面黑褐色。质脆，易折断，断面焦黄色。气香，味微苦涩。

【质量标准】炮制品：1.净选后，杂质率不得超过 2%。

2.炒制后，应表面黑褐色。质脆，易折断，断面焦黄色。气香，味微苦涩。

【性味与归经】苦、涩，寒。归肺、肝、脾经。

【功能与主治】凉血止血，化痰止咳，生发乌发。用于吐血、衄血、咯血、便血、崩漏下血、肺热咳嗽、血热脱发、须发早白。

【贮藏】置干燥处。

臭梧桐叶

【来源】本品为马鞭草科植物海州常山的干燥叶。夏季结果前采摘，晒干。

【设备】QJY-300 型直切式切药机、CT-G 型热风循环烘箱。

【炮制方法】1.净选：除去杂质。

2.润制：将净臭梧桐叶喷淋清水，稍润。

3.切制：将淘洗过后的药材用直切式切药机切 10 mm~15 mm 段。

4.烘干：用 CT-G 型热风循环烘箱 80±5℃温度干燥，烘干过程及时倒炕。

【成品性状】本品为丝片状，多皱缩、卷曲。表面灰绿色或黄棕色，两面均被茸毛，下表面叶脉处为多；叶柄具纵沟，密被茸毛。气清香，味苦、涩。

【质量标准】炮制品：1.净选后，杂质率不得超过 2%。

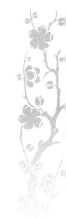

2. 切制后，长度应在 10 mm～15 mm，超出此范围的不得超过 20%。

3. 烘干后，应干湿均匀，水分不得超过 13%。

【性味与归经】甘、苦，平。

【功能与主治】祛风湿，止痛，降血压。用于风湿痹痛、高血压症。

【贮藏】置通风干燥处。

大青叶

【来源】本品为十字花科植物菘蓝的干燥叶。夏、秋二季分 2～3 次采收，除去杂质，晒干。

【设备】QJY-300 型直切式切药机、CT-G 型热风循环烘箱。

【炮制方法】1. 净选：除去杂质。

2. 冲洗：将药材冲洗干净。

3. 切制：将淘洗过后的药材用直切式切药机切碎。

4. 烘干：用 CT-G 型热风循环烘箱 80±2℃温度干燥，烘干过程及时倒炕。

【成品性状】本品为不规则的碎段。叶片暗灰绿色，叶上表面有的可见色较深稍突起的小点；叶柄碎片淡棕黄色。质脆。气微，味微酸、苦、涩。

【质量标准】炮制品：1. 净选后，杂质率不得超过 2%。

2. 切制后，应切碎，未切碎者不得超过 20%。

3. 烘干后，应干湿均匀，水分不得超过 10%。

【性味与归经】苦，寒。归心、胃经。

【功能与主治】清热解毒，凉血消斑。用于温病高热、神昏、发斑发疹、痄腮、喉痹、丹毒、痈肿。

【贮藏】置通风干燥处，防霉。

淡竹叶

【来源】本品为禾本科植物淡竹叶的干燥茎叶。夏季未抽花穗前采割，晒干。

【设备】XY 型中药材淘药机、QJY-300 型直切式切药机、CT-G 型热风循环烘箱。

【炮制方法】1. 净选：除去杂质。

2. 淘洗：过淘药机将药材淘洗干净。

3. 切制：将淘洗过后的药材用直切式切药机切成 5 mm～10 mm 丝。

4. 烘干：用 CT-G 型热风循环烘箱 80±2℃温度干燥，烘干过程及时倒炕。

【成品性状】本品呈丝状。叶片披针形，有的皱缩卷曲，表面浅绿色或黄绿色。叶脉平行，具横行小脉，形成长方形的网格状，下表面尤为明显。体轻，质柔韧。

中药材炮制生产技术教程

气微，味淡。

【**质量标准**】炮制品：1.净选后，杂质率不得超过 2%。

2.切制后，宽度应在 5 mm～10 mm，超出此范围的不得超过 20%。

3.烘干后，应干湿均匀，水分不得超过 13%。

【**性味与归经**】甘、淡，寒。归心、胃、小肠经。

【**功能与主治**】清热泻火，除烦止渴，利尿通淋。用于热病烦渴、小便短赤涩痛、口舌生疮。

【**贮藏**】置干燥处。

功劳叶

【**来源**】本品为小檗科植物阔叶十大功劳的干燥小叶。全年均可采摘,除去杂质,干燥。

【**设备**】QJY-300 型直切式切药机、CT-G 型热风循环烘箱。

【**炮制方法**】1.净选：除去杂质。

2.淘洗：过淘药机将药材淘洗干净。

3.润制：将净功劳叶喷淋清水，稍润。

4.切制：将润后的功劳叶用直切式切药机切 10 mm～15 mm 段。

5.烘干：用 CT-G 型热风循环烘箱 80±5℃温度干燥，烘干过程及时倒炕。

【**成品性状**】本品呈不规则的丝条状，革质。两面黄绿色至黄棕色；叶缘向下反卷，有的具锐刺；上表面可见明显叶脉，微有光泽，下表面主脉隆起。质脆。气微，味苦。

【**质量标准**】炮制品：1.净选后，杂质率不得超过 2%。

2.切制后，长度应在 10 mm～15 mm，超出此范围的不得超过 20%。

3.烘干后，应干湿均匀，水分不得超过 13%。

【**性味与归经**】苦，凉。归肺、肝、肾经。

【**功能与主治**】清虚热，燥湿，解毒。用于肺痨咯血、骨蒸潮热、头晕耳鸣、腰膝酸软、湿热黄疸、痢疾、目赤肿痛、痈肿疮疡、带下、风热感冒。

【**贮藏**】置通风干燥处。

荷梗

【**来源**】本品为睡莲科植物莲的叶柄。与叶同时采收，剪下叶柄，晒干。

【**设备**】XY 型中药材淘药机、QJY-300 型直切式切药机、CT-G 型热风循环烘箱。

【**炮制方法**】1.净选：除去杂质。

2. 淘洗：过淘药机将药材淘洗干净。

3. 切制：将淘洗过后的药材用直切式切药机切 10 mm～15 mm 段。

4. 烘干：用 CT-G 型热风循环烘箱 80±5℃温度干燥，烘干过程及时倒炕。

【成品性状】本品呈段状，表面棕黄或黄褐色。气微，味淡。

【质量标准】炮制品：1. 净选后，杂质率不得超过 2%。

2. 切制后，长度应在 10 mm～15 mm，超出此范围的不得超过 20%。

3. 烘干后，应干湿均匀，水分不得超过 14%。

【性味与归经】苦，平。归脾、膀胱经。

【功能与主治】解暑清热，理气化湿，通气宽胸，和胃安胎。用于暑湿胸闷不舒、泄泻、痢疾、淋病、带下、妊娠呕吐、胎动不安。

【贮藏】置通风干燥处。

荷叶

【来源】本品为睡莲科植物莲的干燥叶。夏、秋二季采收，晒至七八成干时，除去叶柄，折成半圆形或折扇形，干燥。

【设备】XY 型中药材淘药机、QJY-300 型直切式切药机、CT-G 型热风循环烘箱。

【炮制方法】1. 净选：除去杂质。

2. 冲洗：将药材冲洗干净。

3. 切制：将淘洗过后的药材用直切式切药机切成 5 mm～10 mm 丝。

4. 烘干：用 CT-G 型热风循环烘箱 80±2℃温度干燥，烘干过程及时倒炕。

【成品性状】本品呈不规则的丝状。上表面深绿色或黄绿色，较粗糙；下表面淡灰棕色，较光滑，叶脉明显突起。质脆，易破碎。稍有清香气，味微苦。

【质量标准】炮制品：1. 净选后，杂质率不得超过 2%。

2. 切制后，宽度应在 5 mm～10 mm，超出此范围的不得超过 20%。

3. 烘干后，应干湿均匀，水分不得超过 15%。

【性味与归经】苦，平。归肝、脾、胃经。

【功能与主治】清暑化湿，升发清阳，凉血止血。用于暑热烦渴、暑湿泄泻、脾虚泄泻、血热吐衄、便血崩漏。荷叶炭收涩化瘀止血，用于出血症和产后血晕。

【贮藏】置通风干燥处，防蛀。

橘叶

【来源】为芸香科植物橘及其栽培变种的叶。冬季采收，低温干燥。

【设备】QJY-300 型直切式切药机、CT-G 型热风循环烘箱。

【炮制方法】1. 净选：除去杂质。

2. 抢洗：将净橘叶冲洗干净。

3. 切制：将洗净的药材用直切式切药机切 10 mm～15 mm 段。

4. 烘干：用 CT-G 型热风循环烘箱 60±5℃ 温度干燥，烘干过程及时倒炕。

【成品性状】本品呈不规则的宽丝状，革质。两面黄绿色或灰绿色，上表面光滑，下表面主脉隆起，侧脉明显上展，对光可见透明油点。气香，味苦、微辛。

【质量标准】炮制品：1. 净选后，杂质率不得超过 2%。

2. 切制后，长度应在 10 mm～15 mm，超出此范围的不得超过 20%。

3. 烘干后，应干湿均匀，水分不得超过 15%。

【性味与归经】苦、辛，平。归肝经。

【功能与主治】疏肝、行气，化痰，消肿毒。用于胁痛、乳痈、肺痈、咳嗽、胸膈痞满、疝气。

【贮藏】置通风干燥处，防霉。

罗布麻叶

【来源】本品为夹竹桃科植物罗布麻的干燥叶。夏季采收，除去杂质，干燥。

【炮制方法】净选：除去杂质。

【成品性状】本品多皱缩卷曲，有的破碎，完整叶片展平后呈椭圆状披针形或卵圆状披针形，长 2 cm～5 cm，宽 0.5 cm～2 cm。淡绿色或灰绿色，先端钝，有小芒尖，基部钝圆或楔形，边缘具细齿，常反卷，两面无毛，叶脉于下表面突起；叶柄细，长约 4 mm。质脆。气微，味淡。

【质量标准】炮制品：净选后，杂质率不得超过 2%。

【性味与归经】甘、苦，凉。归肝经。

【功能与主治】平肝安神，清热利水。用于肝阳眩晕、心悸失眠、浮肿尿少。

【贮藏】置阴凉干燥处。

枇杷叶

【来源】本品为蔷薇科植物枇杷的干燥叶。全年均可采收，晒至七八成干时，扎成小把，再晒干。

【设备】QJY-300 型直切式切药机、CT-G 型热风循环烘箱。

【炮制方法】1. 净选：除去杂质，刷去绒毛。

2. 冲洗：将药材冲洗干净，喷润。

3. 切制：将润洗后的药材用直切式切药机切成 5 mm～10 mm 的丝。

4.烘干：用 CT-G 型热风循环烘箱 80±5℃温度干燥，烘干过程及时倒炕。

【成品性状】本品呈不规则的丝条状。表面灰绿色、黄棕色或红棕色，较光滑。下表面可见绒毛，主脉突出。革质而脆。气微，味微苦。

【质量标准】炮制品：1.净选后，杂质率不得超过 2%。

2.切制后，宽度应在 5 mm～10 mm，超出此范围的不得超过 20%。

3.烘干后，应干湿均匀，水分不得超过 10%。

【性味与归经】苦，微寒。归肺、胃经。

【功能与主治】清肺止咳，降逆止呕。用于肺热咳嗽、气逆喘急、胃热呕逆、烦热口渴。

【贮藏】置干燥处。

蜜枇杷叶

【来源】本品为枇杷叶的炮制加工品。

【设备】QJY-300 型直切式切药机、CT-G 型热风循环烘箱、CY 型炒药机。

【炮制方法】1.净选：除去杂质。

2.冲洗：将药材冲洗干净，喷润。

3.切制：将淘洗过后的药材用直切式切药机切成 5 mm～10 mm 丝。

4.烘干：用 CT-G 型热风循环烘箱 80±2℃温度干燥，烘干过程及时倒炕。

5.蜜炙：将枇杷叶饮片约 25 kg，用规定量炼蜜拌匀，闷润，用 CY 型炒药机控制温度 270℃、频率 20Hz，照蜜炙法炒 10～20 分钟，至不粘手。

每 100 kg 枇杷叶丝，用炼蜜 20 kg。

【成品性状】本品形如枇杷叶丝，表面黄棕色或红棕色，微显光泽，略带黏性；具蜜香气，味微甜。

【质量标准】炮制品：1.净选后，杂质率不得超过 2%。

2.切制后，宽度应在 5 mm～10 mm，超出此范围的不得超过 20%。

3.蜜炙后，应表面黄棕色或红棕色，微显光泽，略带黏性。具蜜香气，味微甜。

【性味与归经】苦，微寒。归肺、胃经。

【功能与主治】清肺止咳，降逆止呕。用于肺热咳嗽、气逆喘急、胃热呕逆、烦热口渴。

【贮藏】置干燥处。

桑叶

【来源】本品为桑科植物桑的干燥叶。初霜后采收，除去杂质，晒干。

【炮制方法】净选：除去杂质。

【成品性状】本品为不规则的破碎叶片。叶片边缘可见锯齿或钝锯齿，有的有不规则分裂。上表面黄绿色或浅黄棕色，有的有小疣状突起；下表面颜色稍浅，叶脉突出，小脉网状，脉上被疏毛，脉基具簇毛。质脆。气微，味淡、微苦涩。

【质量标准】炮制品：净选后，杂质率不得超过2%。

【性味与归经】甘、苦，寒。归肺、肝经。

【功能与主治】疏散风热，清肺润燥，清肝明目。用于风热感冒、肺热燥咳、头晕头痛、目赤昏花。

【贮藏】置干燥处。

蜜桑叶

【来源】本品为桑叶的炮制加工品。

【设备】CY 型炒药机。

【炮制方法】1.净选：除去杂质。

2.炒制：先将炼蜜用适量沸水稀释后，加入净桑叶中拌匀，闷润至蜜被吸尽。用 CY 型炒药机控制温度 270℃、频率 20Hz，照蜜炙法炒 10~20 分钟，至不粘手时取出，放凉。

每 100 kg 桑叶，用炼蜜 30 kg。

【成品性状】本品为不规则的碎片状。表面暗黄色，微有光泽，叶上表面有小疣状凸起，下表面叶脉凸起，小脉交织成网状。质松软，略带黏性。气微，味甜、微苦、涩。

【质量标准】炮制品：1.净选后，杂质率不得超过2%。

2.炒制后，无干叶、不粘手，无焦煳叶片。

【性味与归经】甘、苦，寒。归肺、肝经。

【功能主治】疏散风热，清肺润燥，清肝明目。用于风热感冒，肺热燥咳，头晕头痛，目赤昏花。蜜桑叶有增强润肺止咳的作用。

【贮藏】密闭，置阴凉干燥处。

石楠叶

【来源】本品为蔷薇科植物石楠的干燥叶。夏、秋二季采收，晒干。

【炮制方法】净选：除去杂质。

【成品性状】本品呈丝片状。上表面浅绿棕色至紫掠色，较光滑，边缘有细密尖锐的银齿，革质而脆。气微，味苦、涩。

【质量标准】炮制品：净选后，杂质率不得超过 2%。

【性味与归经】辛、苦，平；有小毒。归肝、肾经。

【功能与主治】祛风，通经，益肾。用于风湿痹痛、腰背酸痛、足膝无力、偏头痛。

【贮藏】置通风干燥处。

石韦

【来源】本品为水龙骨科植物庐山石韦、石韦或有柄石韦的干燥叶。全年均可采收，除去根茎和根，晒干或阴干。

【炮制方法】净选：除去杂质。

【成品性状】本品呈丝条状。上表面黄绿色或灰褐色，下表面密生红棕色星状毛。孢子囊群着生侧脉间或下表面布满孢子囊群。叶全缘。叶片革质。气微，味微涩苦。

【质量标准】炮制品：净选后，杂质率不得超过 2%。

【性味与归经】甘、苦，微寒。归肺、膀胱经。

【功能与主治】利尿通淋，清肺止咳，凉血止血。用于热淋、血淋、石淋、小便不通、淋沥涩痛、肺热喘咳、吐血、衄血、尿血、崩漏。

【贮藏】置通风干燥处。

甜叶菊叶

【来源】本品为菊科植物甜叶菊的干燥叶。夏、秋二季采收，摘取叶片，干燥。

【炮制方法】净选：除去杂质。

【成品性状】本品多呈皱缩或破碎的叶片。灰绿色至深绿色。完整叶片展平后呈狭长椭圆形，长 4 cm～12 cm，宽 1.5 cm～4 cm。先端钝，基部常呈楔形，上部叶缘有锯齿，下部全缘。三出脉，中央主脉明显，两面均有柔毛。质脆易碎，气清香，味极甜。

【质量标准】炮制品：净选后，杂质率不得超过 2%。

【性味与归经】甘，寒。归肺、胃经。

【功能与主治】清热，利湿。用于肥胖病、高血压、糖尿病的辅助治疗。

【贮藏】置干燥处，防蛀。

淫羊藿

【来源】本品为小檗科植物淫羊藿、箭叶淫羊藿、柔毛淫羊藿或朝鲜淫羊藿的干燥叶。夏、秋季茎叶茂盛时采收，晒干或阴干。

【设备】QJY-300 型直切式切药机、CT-G 型热风循环烘箱。

【炮制方法】1. 净选：除去杂质。

2. 润制：将净选后的淫羊藿，喷淋清水，稍润。

3. 切制：将润洗后的药材用直切式切药机切成 5 mm～10 mm 的丝。

4. 烘干：用 CT-G 型热风循环烘箱 60±5℃温度干燥，烘干过程及时倒炕。

【成品性状】本品呈丝片状。上表面绿色、黄绿色或浅黄色，下表面灰绿色，网脉明显，中脉及细脉凸出，边缘具黄色刺毛状细锯齿。近革质。气微，味微苦。

【质量标准】炮制品：1. 净选后，杂质率不得超过 3%。

2. 切制后，宽度应在 5 mm～10 mm，超出此范围的不得超过 20%。

3. 烘干后，应干湿均匀，水分不得超过 12%。

【性味与归经】辛、甘，温。归肝、肾经。

【功能与主治】补肾阳，强筋骨，祛风湿。用于肾阳虚衰、阳痿遗精、筋骨痿软、风湿痹痛、麻木拘挛。

【贮藏】置通风干燥处。

银杏叶

【来源】本品为银杏科植物银杏的干燥叶。秋季叶尚绿时采收，及时干燥。

【炮制方法】净选：除去杂质。

【成品性状】本品多皱折或破碎，完整者呈扇形，长 3 cm～12 cm，宽 5 cm～15 cm。黄绿色或浅棕黄色，上缘呈不规则的波状弯曲，有的中间凹入，深者可达叶长的 4/5。具二叉状平行叶脉，细而密，光滑无毛，易纵向撕裂。叶基楔形，叶柄长 2 cm～8 cm。体轻。气微，味微苦。

【质量标准】炮制品：净选后，杂质率不得超过 2%。

【性味与归经】甘、苦、涩，平。归心、肺经。

【功能与主治】活血化瘀，通络止痛，敛肺平喘，化浊降脂。用于瘀血阻络、胸痹心痛、中风偏瘫、肺虚咳喘、高脂血症。

【贮藏】置通风干燥处。

紫苏叶

【来源】本品为唇形科植物紫苏的干燥叶（或带嫩枝）。夏季枝叶茂盛时采收，除去杂质，晒干。

【设备】QJY-300 型直切式切药机、CT-G 型热风循环烘箱。

【炮制方法】1. 净选：除去杂质和老梗。

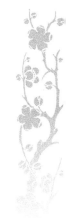

2.润制：将净紫苏叶喷淋清水，稍润。

3.切制：将润后的紫苏叶用直切式切药机切 10 mm～15 mm 段。

4.烘干：用 CT-G 型热风循环烘箱 60±5℃温度干燥，烘干过程及时倒炕。

【成品性状】本品呈不规则的段或未切叶。叶多皱缩卷曲、破碎，完整者展平后呈卵圆形。边缘具圆锯齿。两面紫色或上表面绿色，下表面紫色，疏生灰白色毛。叶柄紫色或紫绿色。带嫩枝者，枝的直径 2 mm～5 mm，紫绿色，切面中部有髓。气清香，味微辛。

【质量标准】炮制品：1.净选后，杂质率不得超过 2%。

2.切制后，长度应在 10 mm～15 mm，超出此范围的不得超过 20%。

3.烘干后，应干湿均匀，水分不得超过 12%。

【性味与归经】辛，温。归肺、脾经。

【功能与主治】解表散寒，行气和胃。用于风寒感冒、咳嗽呕恶、妊娠呕吐、鱼蟹中毒。

【贮藏】置阴凉干燥处。

紫珠叶

【来源】本品为马鞭草科植物杜虹花的干燥叶。夏、秋二季枝叶茂盛时采摘，干燥。

【设备】QJY-300 型直切式切药机、CT-G 型热风循环烘箱。

【炮制方法】1.净选：除去杂质。

2.切制：将净选后的药材用直切式切药机切 10 mm～15 mm 段。

3.烘干：用 CT-G 型热风循环烘箱 80±5℃温度干燥，烘干过程及时倒炕。

【成品性状】本品多皱缩、卷曲，有的破碎。完整叶片展平后呈卵状椭圆形或椭圆形，长 4 cm～19 cm，宽 2.5 cm～9 cm。先端渐尖或钝圆，基部宽楔形或钝圆，边缘有细锯齿，近基部全缘。上表面灰绿色或棕绿色，被星状毛和短粗毛；下表面淡绿色或淡棕绿色，密被黄褐色星状毛和金黄色腺点，主脉和侧脉突出，小脉伸入齿端。叶柄长 0.5 cm～1.5 cm。气微，味微苦涩。

【质量标准】炮制品：1.净选后，杂质率不得超过 2%。

2.切制后，长度应在 10 mm～15 mm，超出此范围的不得超过 20%。

3.烘干后，应干湿均匀，水分不得超过 15%。

【性味与归经】苦、涩，凉。归肝、肺、胃经。

【功能与主治】凉血收敛止血，散瘀解毒消肿。用于衄血、咯血、吐血、便血、崩漏、外伤出血、热毒疮疡、水火烫伤。

【贮藏】置通风干燥处。

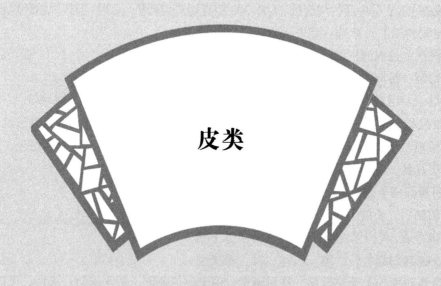

皮类

白鲜皮

【来源】本品为芸香科植物白鲜的干燥根皮。春、秋二季采挖根部，除去泥沙和粗皮，剥取根皮，干燥。

【设备】XY 型中药材淘药机、QJY-300 型直切式切药机、CT-G 型热风循环烘箱。

【炮制方法】1. 净选：除去杂质。

2. 淘洗：过淘药机将药材淘洗干净。

3. 切制：将淘洗过后的药材用直切式切药机切成 4 mm ~ 6 mm 厚片。

4. 烘干：用 CT-G 型热风循环烘箱 80 ± 2℃温度干燥，烘干过程及时倒炕。

【成品性状】本品呈不规则的厚片。外表皮灰白色或淡灰黄色，具细纵皱纹及细根痕，常有突起的颗粒状小点；内表面类白色，有细纵纹。切面类白色，略呈层片状。有羊膻气，味微苦。

【质量标准】炮制品：1. 净选后，杂质率不得超过 2%。

2. 切制后，长度应在 4 mm ~ 6 mm，超出此范围的不得超过 20%。

3. 烘干后，应干湿均匀，水分不得超过 14%。

【性味与归经】苦，寒。归脾、胃、膀胱经。

【功能与主治】清热燥湿，祛风解毒。用于湿热疮毒、黄水淋漓、湿疹、风疹、疥癣疮癫、风湿热痹、黄疸尿赤。

【贮藏】置通风干燥处。

椿皮

【来源】本品为苦木科植物臭椿的干燥根皮或干皮。全年均可剥取，晒干，或刮去粗皮晒干。

【设备】XY 型中药材淘药机、QJY-300 型直切式切药机、CT-G 型热风循环烘箱。

【炮制方法】1. 净选：除去杂质。

2. 淘洗：过淘药机将药材淘洗干净。

3. 切制：将淘洗过后的药材用直切式切药机切 10 mm ~ 15 mm 宽丝。

4. 烘干：用 CT-G 型热风循环烘箱 60 ± 5℃温度干燥，烘干过程及时倒炕。

【成品性状】本品呈不规则的丝条状或段状。外表面灰黄色或黄褐色，粗糙，有多数纵向皮孔样突起和不规则纵、横裂纹，除去粗皮者显黄白色。内表面淡黄色，较平坦，密布梭形小孔或小点。气微，味苦。

【质量标准】炮制品：1. 净选后，杂质率不得超过 2%。

2. 切制后，宽度应在 10 mm ~ 15 mm，超出此范围的不得超过 20%。

3.烘干后，应干湿均匀，水分不得超过14%。

【性味与归经】性寒，味苦、涩。归大肠、胃、肝经。

【功能与主治】清热燥湿，收敛止带，止泻，止血。常用于赤白带下、湿热泻痢、久泻久痢、便血、崩漏。

【贮藏】置干燥处。

麸炒椿皮

【来源】本品为椿皮的炮制加工品。

【设备】XY型中药材淘药机、QJY-300型直切式切药机、CY型炒药机。

【炮制方法】1.净选：除去杂质。

2.淘洗：过淘药机将药材淘洗干净。

3.切制：将淘洗过后的药材用直切式切药机切10 mm~15 mm丝。

4.炒制：取切制后椿皮35 kg左右，控制CY型炒药机温度270℃、频率20Hz，照麸炒法炒10~20分钟，至表面微黄色。

【成品性状】本品形如椿皮丝，表面黄色或褐色，微有香气。

【质量标准】炮制品：1.净选后，杂质率不得超过2%。

2.切制后，宽度应在10 mm~15 mm，超出此范围的不得超过20%。

3.炒制后，表面颜色加深，不得焦煳。

【性味与归经】苦、涩，寒。归大肠、胃、肝经。

【功能与主治】清热燥湿，收涩止带，止泻，止血。用于赤白带下、湿热泻痢、久泻久痢、便血、崩漏。

【贮藏】置通风干燥处，防蛀。

地枫皮

【来源】本品为木兰科植物地枫皮的干燥树皮。

【设备】JD型切粒机。

【炮制方法】1.净选：除去杂质。

2.破碎：用切粒机将药材片破碎。

【成品性状】本品为不规则的段或碎块状。外表面灰棕色至深棕色，偶见灰白色地衣斑，粗皮易剥离或脱落，脱落处棕红色；内表面棕色或棕红色，具明显的纵沟纹。质松脆，切断面颗粒性。气微香，味微涩。

【质量标准】炮制品：1.净选后，杂质率不得超过2%。

2.破碎后，大小应均一。

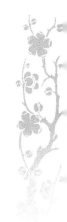

【性味与归经】微辛、涩，温；有小毒。归膀胱、肾经。

【功能与主治】祛风除湿，行气止痛。用于风湿痹痛、腰肌劳损。

【贮藏】置通风干燥处。

地骨皮

【来源】本品为茄科植物枸杞或宁夏枸杞的干燥根皮。

【炮制方法】净选：除去杂质。

【成品性状】本品呈筒状或槽状，长短不一。外表面灰黄色至棕黄色，粗糙，有不规则纵裂纹，易成鳞片状剥落。内表面黄白色至灰黄色，较平坦，有细纵纹。体轻，质脆，易折断，断面不平坦，外层黄棕色，内层灰白色。气微，味微甘而后苦。

【质量标准】炮制品：净选后，杂质率不得超过 2%。

【性味与归经】甘，寒。归肺、肝、肾经。

【功能与主治】凉血除蒸，清肺降火。用于阴虚潮热、骨蒸盗汗、肺热咳嗽、咯血、衄血、内热消渴。

【贮藏】置干燥处。

杜仲

【来源】本品为杜仲科植物杜仲的干燥树皮。4~6 月剥取，刮去粗皮，堆置"发汗"至内皮呈紫褐色，晒干。

【设备】QXG360 型滚刀式切药机、CT-G 型热风循环烘箱。

【炮制方法】1.净选：除去杂质。

2. 冲洗：将药材冲洗干净。

3. 切制：将冲洗过后的药材用滚刀式切药机切 10 mm~15 mm 丝。

4. 烘干：用 CT-G 型热风循环烘箱 80±2℃温度干燥，烘干过程及时倒炕。

【成品性状】本品呈丝状。外表面淡棕色或灰褐色，有明显的皱纹。内表面暗紫色，光滑。断面有细密、银白色、富弹性的橡胶丝相连。气微，味稍苦。

【质量标准】杜仲炮制品：1.净选后，杂质率不得超过 2%。

2. 切制后，宽度在 10 mm~15 mm，超出此范围的不得超过 20%。

3. 烘干后，应干湿均匀，水分不得超过 13%。

【性味与归经】甘，温。归肝、肾经。

【功能与主治】补肝肾，强筋骨，安胎。用于肝肾不足、腰膝酸痛、筋骨无力、头晕目眩、妊娠漏血、胎动不安。

中药材炮制生产技术教程

【贮藏】置通风干燥处。

<h1 style="text-align:center">盐杜仲</h1>

【来源】本品为杜仲的炮制加工品。

【设备】QXG360 型滚刀式切药机、CT-G 型热风循环烘箱、CY 型炒药机。

【炮制方法】1. 净选：除去杂质。

2. 冲洗：将药材冲洗干净。

3. 切制：将冲洗过后的药材用滚刀式切药机切 10 mm~15 mm 丝。

4. 烘干：用 CT-G 型热风循环烘箱 80±2℃温度干燥，烘干过程及时倒炕。

5. 炒制：将杜仲丝 30 kg 左右用规定量盐水拌匀，闷润至盐水被吸尽，控制 CY 型炒药机温度 270℃、频率 20Hz，照盐炙法炒 20~30 分钟，至丝断。
每 100 kg 药材，用食盐 2 kg。

皮
类

【成品性状】本品形如杜仲块或丝，表面黑褐色，内表面褐色，折断时胶丝弹性较差。味微咸。

【质量标准】炮制品：1. 净选后，杂质率不得超过 2%。

2. 切制后，宽度应在 10 mm~15 mm，超出此范围的不得超过 20%。

3. 烘干后，应干湿均匀，水分不得超过 13%。

4. 盐炙后，应表面焦黑，断面焦褐色，断丝为度，不应太过，防止灰化。

【性味与归经】甘，温。归肝、肾经。

【功能与主治】补肝肾，强筋骨，安胎。用于肝肾不足、腰膝酸痛、筋骨无力、头晕目眩、妊娠漏血、胎动不安。

【贮藏】置通风干燥处。

<h1 style="text-align:center">关黄柏</h1>

【来源】本品为芸香科植物黄檗的干燥树皮。剥取树皮，除去粗皮，晒干。

【设备】QJY-300 型直切式切药机、CT-G 型热风循环烘箱。

【炮制方法】1. 净选：除去杂质。

2. 冲洗：将药材冲洗干净。

3. 切制：将淘洗过后的药材用直切式切药机切 10 mm~15 mm 丝。

4. 烘干：用 CT-G 型热风循环烘箱 80±2℃温度干燥，烘干过程及时倒炕。

【成品性状】本品呈丝状。外表面黄绿色或淡棕黄色，较平坦。内表面黄色或黄棕色。切面鲜黄色或黄绿色，有的呈片状分层。气微，味极苦。

【质量标准】炮制品：1. 净选后，杂质率不得超过 2%。

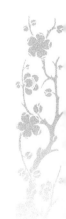

2. 切制后，应为 10 mm～15 mm 丝，超出此范围的不得超过 20%。

3. 烘干后，应干湿均匀，水分不得超过 12%。

【性味与归经】苦，寒。归肾、膀胱经。

【功能与主治】清热燥湿，泻火除蒸，解毒疗疮。用于湿热泻痢、黄疸尿赤、带下阴痒、热淋涩痛、脚气痿躄、骨蒸劳热、盗汗、遗精、疮疡肿毒、湿疹湿疮。

【贮藏】置通风干燥处，防潮。

关黄柏炭

【来源】本品为关黄柏的炮制加工品。

【设备】QJY-300 型直切式切药机、CT-G 型热风循环烘箱、CY 型炒药机。

【炮制方法】1. 净选：除去杂质。

2. 冲洗：将药材冲洗干净。

3. 切制：将淘洗过后的药材用直切式切药机切 10 mm～15 mm 丝。

4. 烘干：用 CT-G 型热风循环烘箱 80±2℃温度干燥，烘干过程及时倒炕。

5. 炒制：将黄柏丝用 CY 型炒药机控制温度 270℃、频率 10Hz，照炒炭法炒 25～35 分钟，炒至表面焦黑色。

【成品性状】本品形如关黄柏丝，表面焦黑色。断面焦褐色。质轻而脆。味微苦、涩。

【质量标准】炮制品：1. 净选后，杂质率不得超过 2%。

2. 切制后，宽度应在 10 mm～15 mm，超出此范围的不得超过 20%。

3. 烘干后，应干湿均匀，水分不得超过 12%。

4. 炒制后，表面焦黑色，内部深褐色或棕黑色。体轻，质脆，易折断。

【性味与归经】苦，寒。归肾、膀胱经。

【功能与主治】清热燥湿，泻火除蒸，解毒疗疮。用于湿热泻痢、黄疸尿赤、带下阴痒、热淋涩痛、脚气痿躄、骨蒸劳热、盗汗、遗精、疮疡肿毒、湿疹湿疮。

【贮藏】置通风干燥处，防潮。

盐关黄柏

【来源】本品为关黄柏的炮制加工品。

【设备】QJY-300 型直切式切药机、CT-G 型热风循环烘箱、CY 型炒药机。

【炮制方法】1. 净选：除去杂质。

2. 冲洗：将药材冲洗干净。

3. 切制：将淘洗过后的药材用直切式切药机切 10 mm~15 mm 丝。

4. 烘干：用 CT-G 型热风循环烘箱 80±2℃温度干燥，烘干过程及时倒炕。

5. 炒制：将关黄柏丝用盐水拌匀，闷透，用 CY 型炒药机照盐炙法炒 15~25 分，炒干。

每 100 kg 药材用食盐 2 kg。

【成品性状】本品形如关黄柏丝，深黄色，偶有焦斑。略具咸味。

【质量标准】炮制品：1. 净选后，杂质率不得超过 2%。

2. 切制后，宽度应在 10 mm~15 mm，超出此范围的不得超过 20%。

3. 烘干后，应干湿均匀，水分不得超过 12%。

4. 炒制后，偶有焦斑，略有微咸。

【性味与归经】苦，寒。归肾、膀胱经。

【功能与主治】清热燥湿，泻火除蒸，解毒疗疮。用于湿热泻痢、黄疸尿赤、带下阴痒、热淋涩痛、脚气痿躄、骨蒸劳热、盗汗、遗精、疮疡肿毒、湿疹湿疮。盐关黄柏滋阴降火。用于阴虚火旺、盗汗骨蒸。

【贮藏】置通风干燥处，防潮。

合欢皮

【来源】本品为豆科植物合欢的干燥树皮。夏、秋二季剥取，晒干。

【设备】QJY-300 型直切式切药机、CT-G 型热风循环烘箱。

【炮制方法】1. 净选：除去杂质。

2. 冲洗：将药材冲洗干净。

3. 切制：将淘洗过后的药材用直切式切药机切 10 mm~15 mm 丝。

4. 烘干：用 CT-G 型热风循环烘箱 80±2℃温度干燥，烘干过程及时倒炕。

【成品性状】本品呈弯曲的丝或块片状。外表面灰棕色至灰褐色，稍有纵皱纹，密生明显的椭圆形横向皮孔，棕色或棕红色。内表面淡黄棕色或黄白色，平滑，具细密纵纹。切面呈纤维性片状，淡黄棕色或黄白色。气微香，味淡、微涩、稍刺舌，而后喉头有不适感。

【质量标准】炮制品：1. 净选后，杂质率不得超过 2%。

2. 切制后，宽度应在 10 mm~15 mm，超出此范围的不得超过 20%。

3. 烘干后，应干湿均匀，水分不得超过 10%。

【性味与归经】甘，平。归心、肝、肺经。

【功能与主治】解郁安神，活血消肿。用于心神不安、忧郁失眠、肺痈、疮肿、跌扑伤痛。

【贮藏】置通风干燥处。

厚朴

【来源】本品为木兰科植物厚朴或凹叶厚朴的干燥干皮、根皮及枝皮。4~6月剥取，根皮和枝皮直接阴干；干皮置沸水中微煮后，堆置阴湿处，"发汗"至内表面变紫褐色或棕褐色时，蒸软，取出，卷成筒状，干燥。

【设备】QJY-300 型直切式切药机、CT-G 型热风循环烘箱。

【炮制方法】1. 净选：除去杂质。

2. 冲洗：将药材冲洗干净。

3. 切制：将淘洗过后的药材用直切式切药机切 10 mm~15 mm 丝。

4. 烘干：用 CT-G 型热风循环烘箱 60±5℃ 温度干燥，烘干过程及时倒炕。

【成品性状】本品呈弯曲的丝条状或单、双卷筒状。外表面灰褐色，有时可见椭圆形皮孔或纵皱纹。内表面紫棕色或深紫褐色，较平滑，具细密纵纹，划之显油痕。切面颗粒性，有油性，有的可见小亮星。气香，味辛辣、微苦。

【质量标准】炮制品：1. 净选后，杂质率不得超过 2%。

2. 切制后，应为 10 mm~15 mm 的丝，超出此范围的不得超过 20%。

3. 烘干后，应干湿均匀，水分不得超过 10%。

【性味与归经】苦、辛，温。归脾、胃、肺、大肠经。

【功能与主治】燥湿消痰，下气除满。用于湿滞伤中、脘痞吐泻、食积气滞、腹胀便秘、痰饮喘咳。

【贮藏】置通风干燥处。

姜厚朴

【来源】本品为厚朴的炮制加工品。

【设备】QJY-300 型直切式切药机、CT-G 型热风循环烘箱、CY-CY 型炒药机。

【炮制方法】1. 净选：除去杂质。

2. 冲洗：将药材淘洗干净。

3. 切制：将淘洗过后的药材用直切式切药机切 10 mm~15 mm 丝。

4. 烘干：用 CT-G 型热风循环烘箱 60±5℃ 温度干燥，烘干过程及时倒炕。

5. 炒制：将厚朴丝用姜汁拌匀，闷润 1 小时，控制 CY 型炒药机温度 270℃，频率 20Hz，照姜汁炙法炒 10~25 分钟，炒干。

每 100 kg 药材用生姜 10 kg。姜汁与生姜比例 1:1。

【成品性状】本品形如厚朴丝，表面灰褐色，偶见焦斑。略有姜辣气。

【质量标准】炮制品：1.净选后，杂质率不得超过 2%。

2.切制后，长度应在 10 mm~15 mm，超出此范围的不得超过 20%。

3.烘干后，应干湿均匀，水分不得超过 14%。

4.炒制后，应表面灰褐色，偶见焦斑。略有姜辣气。

【性味与归经】苦、辛，温。归脾、胃、肺、大肠经。

【功能与主治】燥湿消痰，下气除满。用于湿滞伤中、脘痞吐泻、食积气滞、腹胀便秘、痰饮喘咳。

【贮藏】置通风干燥处。

黄柏

【来源】本品为芸香科植物黄皮树的干燥树皮。习称"川黄柏"。剥取树皮后，除去粗皮，晒干。

【设备】QJY-300 型直切式切药机、CT-G 型热风循环烘箱。

【炮制方法】1.净选：除去杂质。

2.冲洗：将药材冲洗干净。

3.切制：将淘洗过后的药材用直切式切药机切 10 mm~15 mm 丝。

4.烘干：用 CT-G 型热风循环烘箱 80±2℃温度干燥，烘干过程及时倒炕。

【成品性状】本品呈丝条状。外表面黄褐色或黄棕色。内表面暗黄色或淡棕色，具纵棱纹。切面纤维性，呈裂片状分层，深黄色。味极苦。

【质量标准】炮制品：1.净选后，杂质率不得超过 2%。

2.切制后，应为 10 mm~15 mm 丝，超出此范围的不得超过 20%。

3.烘干后，应干湿均匀，水分不得超过 12%。

【性味与归经】苦，寒。归肾、膀胱经。

【功能与主治】清热燥湿，泻火除蒸，解毒疗疮。用于湿热泻痢、黄疸尿赤、带下阴痒、热淋涩痛、脚气痿躄、骨蒸劳热、盗汗、遗精、疮疡肿毒、湿疹湿疮。盐黄柏滋阴降火。用于阴虚火旺、盗汗骨蒸。

【贮藏】置通风干燥处，防潮。

黄柏炭

【来源】本品为黄柏的炮制加工品。

【设备】QJY-300 型直切式切药机、CT-G 型热风循环烘箱、CY 型炒药机。

【炮制方法】1.净选：除去杂质。

2.冲洗：将药材冲洗干净。

3. 切制：将淘洗过后的药材用直切式切药机切 10 mm~15 mm 丝。

4. 烘干：用 CT-G 型热风循环烘箱 80±2℃温度干燥，烘干过程及时倒炕。

5. 炒制：将黄柏丝用 CY 型炒药机控制温度 270℃、频率 10Hz，照炒炭法炒 25~35 分钟，炒至表面焦黑色。

【成品性状】本品形如黄柏丝，表面焦黑色，内部深褐色或棕黑色。体轻，质脆，易折断。味苦涩。

【质量标准】炮制品：1.净选后，杂质率不得超过 2%。

2. 切制后，长度应在 10 mm~15 mm，超出此范围的不得超过 20%。

3. 烘干后，应干湿均匀，水分不得超过 12%。

4. 炒制后，表面焦黑色，内部深褐色或棕黑色。体轻，质脆，易折断。

【性味与归经】苦，寒。归肾、膀胱经。

【功能与主治】清热燥湿，泻火除蒸，解毒疗疮。用于湿热泻痢、黄疸尿赤、带下阴痒、热淋涩痛、脚气痿躄、骨蒸劳热、盗汗、遗精、疮疡肿毒、湿疹湿疮。盐黄柏滋阴降火。用于阴虚火旺、盗汗骨蒸。

【贮藏】置通风干燥处，防潮。

盐黄柏

【来源】本品为黄柏的炮制加工品。

【设备】QJY-300 型直切式切药机、CT-G 型热风循环烘箱、CY 型炒药机。

【炮制方法】1.净选：除去杂质。

2. 冲洗：将药材冲洗干净。

3. 切制：将淘洗过后的药材用直切式切药机切 10 mm~15 mm 丝。

4. 烘干：用 CT-G 型热风循环烘箱 80±2℃温度干燥，烘干过程及时倒炕。

5. 炒制：将黄柏丝用盐水拌匀，闷透，用 CY 型炒药机照盐炙法炒 15~25 分钟，炒干。

每 100 kg 药材用食盐 2 kg。

【成品性状】本品形如黄柏丝，表面深黄色，偶有焦斑。味极苦，微咸。

【质量标准】炮制品：1.净选后，杂质率不得超过 2%。

2. 切制后，宽度应在 10 mm~15 mm，超出此范围的不得超过 20%。

3. 烘干后，应干湿均匀，水分不得超过 12%。

4. 炒制后，形如黄柏丝，表面深黄色，偶有焦斑。略有微咸。

【性味与归经】苦，寒。归肾、膀胱经。

【功能与主治】清热燥湿，泻火除蒸，解毒疗疮。用于湿热泻痢、黄疸尿赤、带下阴痒、热淋涩痛、脚气痿躄、骨蒸劳热、盗汗、遗精、疮疡肿毒、湿疹湿疮。盐黄柏滋阴降火。用于阴虚火旺、盗汗骨蒸。

【贮藏】置通风干燥处，防潮。

姜皮

【来源】本品为姜科植物姜的干燥根茎外皮。秋、冬二季采挖，洗净泥土，削取外皮，晒干。

【炮制方法】净选：除去杂质。

【成品性状】本品为不规则的卷缩状碎片，大小不一。外表面黄白色至灰黄色，有细皱纹，有的可见环节痕迹。内表面不平滑，可见黄色油点。体轻，质软。有生姜的特异香气，味微辛辣。

【质量标准】炮制品：净选后，杂质率不得超过 2%。

【性味与归经】辛，凉。归肺、脾经。

【功能与主治】行水，消肿。用于水肿胀满。

【贮藏】置阴凉干燥处。

苦楝皮

【来源】本品为楝科植物川楝或楝的干燥树皮和根皮。春、秋二季剥取，晒干，或除去粗皮，晒干。

【设备】XY 型中药材淘药机、QJY-300 型直切式切药机、CT-G 型热风循环烘箱。

【炮制方法】1. 净选：除去杂质。

2. 淘洗：过淘药机将药材淘洗干净。

3. 切制：将淘洗过后的药材用直切式切药机切 10 mm～15 mm 丝。

4. 烘干：用 CT-G 型热风循环烘箱 80±5℃温度干燥，烘干过程及时倒炕。

【成品性状】本品呈不规则的丝状。外表面灰棕色或灰褐色，除去粗皮者呈淡黄色。内表面类白色或淡黄色。切面纤维性，略呈层片状，易剥离。气微，味苦。

【质量标准】炮制品：1. 净选后，杂质率不得超过 2%。

2. 切制后，宽度应在 10 mm～15 mm，超出此范围的不得超过 20%。

3. 烘干后，应干湿均匀，水分不得超过 12%。

【性味与归经】苦，寒；有毒。归肝、脾、胃经。

【功能与主治】杀虫，疗癣。用于蛔虫病、蛲虫病、虫积腹痛，外治疥癣瘙痒。

【注意】孕妇及肝肾功能不全者慎用。

【贮藏】置通风干燥处，防潮。

牡丹皮

【来源】本品为毛茛科植物牡丹的干燥根皮。秋季采挖根部,除去细根和泥沙,剥取根皮,晒干或刮去粗皮,除去木心,晒干。前者习称连丹皮,后者习称刮丹皮。

【设备】XY型中药材淘药机、QJY-300型直切式切药机、CT-G型热风循环烘箱。

【炮制方法】1.净选:除去杂质。

2.淘洗:过淘药机将药材淘洗干净。

3.切制:将淘洗过后的药材用直切式切药机切成4 mm~6 mm厚片。

4.烘干:用CT-G型热风循环烘箱60±5℃温度干燥,烘干过程及时倒炕。

【成品性状】本品呈圆形或卷曲形的厚片。丹皮外表面灰褐色或黄褐色,切面淡粉红色,粉性。气芳香,味微苦而涩。

【质量标准】炮制品:1.净选后,杂质率不得超过2%。

2.切制后,厚度应在4 mm~6 mm,超出此范围的不得超过20%。

3.烘干后,应干湿均匀,水分不得超过13%。

【性味与归经】苦、辛,微寒。归心、肝、肾经。

【功能与主治】清热凉血,活血化瘀。用于热入营血、温毒发斑、吐血衄血、夜热早凉、无汗骨蒸、经闭痛经、跌扑伤痛、痈肿疮毒。

【贮藏】置阴凉干燥处。

牡丹皮炭

【来源】本品为牡丹皮的炮制加工品。

【设备】XY型中药材淘药机、QJY-300型直切式切药机、CY型炒药机。

【炮制方法】1.净选:除去杂质。

2.淘洗:过淘药机将药材淘洗干净。

3.切制:将淘洗过后的药材用直切式切药机切成4 mm~6 mm厚片。

4.炒制:设置CY型炒药机温度270℃、频率10Hz,锅体加热后,每次放入牡丹皮饮片30 kg,用中火炒至表面黑褐色、内部焦褐色时,喷淋清水少许,灭尽火星,取出,晾干。

【成品性状】本品为圆形或卷曲形的厚片。表面黑褐色,内部焦褐色。体轻,质脆。有焦香气,味微苦而涩。

【质量标准】炮制品:1.净选后,杂质率不得超过2%。

2.切制后,厚度应在4 mm~6 mm,超出此范围的不得超过20%。

3.炒制后,应干湿均匀,不得灰化。

【性味与归经】苦、辛，微寒。归心、肝、肾经。

【功能与主治】清热凉血，活血化瘀。用于热入营血、温毒发斑、吐血衄血、夜热早凉、无汗骨蒸、经闭痛经、跌扑伤痛、痈肿疮毒。牡丹皮炭止血。

【注意】孕妇慎用。

【贮藏】置阴凉干燥处。

木槿皮

【来源】本品为锦葵科植物木槿的干燥树皮。

【设备】XY 型中药材淘药机、QJY-300 型直切式切药机、CT-G 型热风循环烘箱。

【炮制方法】1. 净选：除去杂质。

2. 淘洗：过淘药机将药材淘洗干净。

3. 切制：将淘洗过后的药材用直切式切药机切成 5 mm~10 mm 宽丝。

4. 烘干：用 CT-G 型热风循环烘箱 50±5℃温度干燥，烘干过程及时倒炕。

【成品性状】本品为不规则的丝状。外表面青灰色至棕红色，有纵向的皱纹及横向小突起（皮孔）；内表面黄白色，平滑，有纤维状纹理。质韧，切断面显白色。气微，味淡。

【质量标准】炮制品：1. 净选后，杂质率不得超过 2%。

2. 切制后，丝宽度应在 5 mm~10 mm，超出此范围的不得超过 20%。

3. 烘干后，应干湿均匀，水分不得超过 13%。

【性味与归经】甘、苦，凉。归大肠、肝、脾经。

【功能与主治】清热、利湿，解毒，止痒。用于肠风下血、痢疾、脱肛、白带、疥癣、痔疮。

【贮藏】置通风干燥处。

秦皮

【来源】本品为木樨科植物尖叶白蜡树的干燥枝皮或干皮。春、秋二季剥取，晒干。

【设备】QJY-300 型直切式切药机、CT-G 型热风循环烘箱。

【炮制方法】1. 净选：除去杂质。

2. 冲洗：将药材冲洗干净。

3. 切制：将淘洗过后的药材用直切式切药机切 10 mm~15 mm 丝。

4. 烘干：用 CT-G 型热风循环烘箱 80±2℃温度干燥，烘干过程及时倒炕。

【成品性状】本品为长短不一的丝条状。外表面灰白色、灰棕色或黑棕色。内

表面黄白色或棕色，平滑。切面纤维性。质硬。气微，味苦。

【质量标准】炮制品：1.净选后，杂质率不得超过 2%。

2.切制后，应为 10 mm～15 mm 丝，超出此范围的不得超过 20%。

3.烘干后，应干湿均匀，水分不得超过 7%。

【性味与归经】苦、涩，寒。归肝、胆、大肠经。

【功能与主治】清热燥湿，收涩止痢，止带，明目。用于湿热泻痢、赤白带下、目赤肿痛、目生翳膜。

【贮藏】置通风干燥处。

肉桂

【来源】本品为樟科植物肉桂的干燥树皮。多于秋季剥取，阴干。

【设备】JD 型切粒机。

【炮制方法】1.净选：除去杂质及粗皮。

2.破碎：将药材过切粒机进行破碎。

【成品性状】本品呈不规则碎块状，质硬而脆，易折断，断面不平坦，外层棕色而较粗糙，内层红棕色而油润，两层间有一条黄棕色的线纹。香气浓烈，味甜、辣。

【质量标准】炮制品：1.净选后，杂质率不得超过 2%。

2.破碎后，应大小均一。

【性味与归经】辛、甘，大热。归肾、脾、心、肝经。

【功能与主治】补火助阳，引火归元，散寒止痛，温通经脉。用于阳痿宫冷、腰膝冷痛、肾虚作喘、虚阳上浮、眩晕目赤、心腹冷痛、虚寒吐泻、寒疝腹痛、痛经经闭。

【注意】有出血倾向者及孕妇慎用，不宜与赤石脂同用。

【贮藏】置阴凉干燥处。

桑白皮

【来源】本品为桑科植物桑的干燥根皮。秋末叶落时至次春发芽前采挖根部，刮去黄棕色粗皮，纵向剖开，剥取根皮，晒干。

【设备】XY 型中药材淘药机、QJY-300 型直切式切药机、CT-G 型热风循环烘箱。

【炮制方法】1.净选：除去杂质。

2.淘洗：过淘药机将药材淘洗干净。

3.切制：将淘洗过后的药材用直切式切药机切成 5 mm～10 mm 丝。

4.烘干：用 CT-G 型热风循环烘箱 80±2℃温度干燥，烘干过程及时倒炕。

【成品性状】本品呈丝条状，体轻，质韧，纤维性强，难折断，易纵向撕裂。气微，味微甘。

【质量标准】炮制品：1. 净选后，杂质率不得超过 2%。

2. 切制后，丝的规格应在 5 mm～10 mm，超出此范围的不得超过 20%。

3. 烘干后，应干湿均匀，水分不得超过 13%。

【性味与归经】甘，寒。归肺经。

【功能与主治】泻肺平喘，利水消肿。用于肺热喘咳、水肿胀满尿少、面目肌肤浮肿。

【贮藏】置通风干燥处，防潮，防蛀。

蜜桑白皮

【来源】本品为桑白皮的炮制加工品。

【设备】XY 型中药材淘药机、QJY-300 型直切式切药机、CT-G 型热风循环烘箱、CY 型炒药机。

【炮制方法】1. 净选：除去杂质。

2. 淘洗：过淘药机将药材淘洗干净。

3. 切制：将淘洗过后的药材用直切式切药机切成 5 mm～10 mm 丝。

4. 烘干：用 CT-G 型热风循环烘箱 80±2℃温度干燥，烘干过程及时倒炕。

5. 蜜炙：取烘干后的净桑白皮饮片 45 kg 左右，控制 CY 型炒药机温度 270℃、频率 20Hz，照蜜炙法炒 10～13 分钟，至不粘手，表面深黄色或棕黄色。

每 100 kg 桑白皮，用炼蜜 25 kg。

【成品性状】本品呈不规则的丝条状。表面深黄色或棕黄色，略具光泽，滋润，纤维性强，易纵向撕裂。气微，味甜。

【质量标准】炮制品：1. 净选后，杂质率不得超过 2%。

2. 切制后，丝的宽度应在 5 mm～10 mm，超出此范围的不得超过 20%。

3. 烘干后，应干湿均匀，水分不得超过 13%。

4. 蜜炙后，炒焦者不得过 2%，应无焦煳残片。

【性味与归经】甘，寒。归肺经。

【功能与主治】泻肺平喘，利水消肿。用于肺热喘咳、水肿胀满尿少、面目肌肤浮肿。

【贮藏】置通风干燥处，防潮，防蛀。

五加皮

【来源】为五加科植物细柱五加的干燥根皮。夏、秋二季采挖根部，洗净，剥取根皮，晒干。

【设备】XY 型中药材淘药机、QJY-300 型直切式切药机、CT-G 型热风循环烘箱。

【炮制方法】1. 净选：除去杂质。

2. 淘洗：过淘药机将药材淘洗干净。

3. 切制：将淘洗过后的药材用直切式切药机切成 4 mm~6 mm 厚片。

4. 烘干：用 CT-G 型热风循环烘箱 60±5℃温度干燥，烘干过程及时倒炕。

【成品性状】本品呈不规则卷筒状，长 5 cm~15 cm，直径 0.4 cm~1.4 cm，厚约 0.2 cm。外表面灰褐色，有稍扭曲的纵皱纹和横长皮孔样斑痕；内表面淡黄色或灰黄色，有细纵纹。体轻，质脆，易折断，断面不整齐，灰白色。气微香，味微辣而苦。

【质量标准】炮制品：1. 净选后，杂质率不得超过 2%。

2. 切制后，厚度应在 4 mm~6 mm，超出此范围的不得超过 20%。

3. 烘干后，应干湿均匀，水分不得超过 11%。

【性味与归经】味辛、苦，性温。归肝、肾经。

【功能与主治】祛风除湿、补益肝肾，强筋壮骨，利水消肿。用于风湿痹病、筋骨痿软、小儿行迟、体虚乏力、水肿、脚气。

【贮藏】置干燥处，防霉，防蛀。

香加皮

【来源】本品为萝藦科植物杠柳的干燥根皮。春、秋二季采挖，剥取根皮，晒干。

【设备】XY 型中药材淘药机、QJY-300 型直切式切药机、CT-G 型热风循环烘箱。

【炮制方法】1. 净选：除去杂质。

2. 淘洗：过淘药机将药材淘洗干净。

3. 切制：将淘洗过后的药材用直切式切药机切成 4 mm~6 mm 厚片。

4. 烘干：用 CT-G 型热风循环烘箱 60±5℃温度干燥，烘干过程及时倒炕。

【成品性状】本品呈不规则的厚片。外表面灰棕色或黄棕色，栓皮常呈鳞片状。内表面淡黄色或淡黄棕色，有细纵纹。切面黄白色。有特异香气，味苦。

【质量标准】炮制品：1. 净选后，杂质率不得超过 2%。

2. 切制后，厚度应在 4 mm~6 mm，超出此范围的不得超过 20%。

3. 烘干后，应干湿均匀，水分不得超过 13%。

【性味与归经】辛、苦，温；有毒。归肝、肾、心经。

【功能与主治】利水消肿，祛风湿，强筋骨。用于下肢浮肿、心悸气短、风寒湿痹、腰膝酸软。

【注意】不宜过量服用。

【贮藏】置阴凉干燥处。

紫荆皮

【来源】本品为豆科植物紫荆的干燥树皮。7~8月采收树皮，刷去泥沙，晒干。

【设备】XY型中药材淘药机、QJY-300型直切式切药机、CT-G型热风循环烘箱。

【炮制方法】1.净选：除去杂质。

2.淘洗：过淘药机将药材淘洗干净。

3.切制：将淘洗过后的药材用直切式切药机切成5 mm~10 mm丝。

4.烘干：用CT-G型热风循环烘箱80±5℃温度干燥，烘干过程及时倒炕。

【成品性状】本品呈弯曲的丝状或卷筒片状。外表面灰棕色至棕黑色，有皱纹。内表面淡黄棕色或黄白色，较光滑，有细纵纹理。切面淡黄棕色或黄白色。质坚实。气微，味微苦涩。

【质量标准】炮制品：1.净选后，杂质率不得超过2%。

2.切制后，宽度应在5 mm~10 mm，超出此范围的不得超过20%。

3.烘干后，应干湿均匀，水分不得超过13%。

【性味与归经】苦，平。归肝、脾经。

【功能与主治】活血通经，消肿解毒。用于风寒湿痹、妇女闭经、血气疼痛、喉痹、淋疾、痈肿、疥癣、跌打损伤、蛇虫咬伤。

【贮藏】置通风干燥处。

皮类

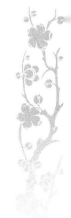

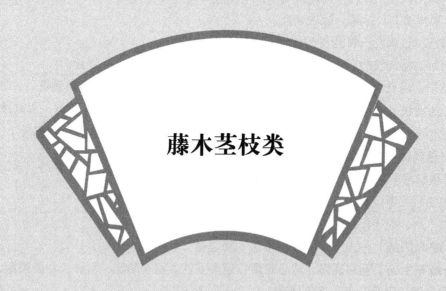

藤木茎枝类

川木通

【来源】本品为毛茛科植物小木通或绣球藤的干燥藤茎。春、秋二季采收，除去粗皮，晒干，或趁鲜切薄片，晒干。

【设备】XY型中药材淘药机、QJY-300型直切式切药机、CT-G型热风循环烘箱。

【炮制方法】1.净选：除去杂质。

2.淘洗：过淘药机将药材淘洗干净。

3.切制：将淘洗过后的药材用直切式切药机切成4 mm~6 mm厚片。

4.烘干：用CT-G型热风循环烘箱80±2℃温度干燥，烘干过程及时倒炕。

【成品性状】本品呈类圆形厚片。切面边缘不整齐，残存皮部黄棕色，木部浅黄棕色或浅黄色，有黄白色放射状纹理及裂隙，其间密布细孔状导管，髓部较小，类白色或黄棕色，偶有空腔。气微，味淡。

【质量标准】炮制品：1.净选后，杂质率不得超过2%。

2.切制后，厚度应在4 mm~6 mm，超出此范围的不得超过20%。

3.烘干后，应干湿均匀，水分不得超过12%。

【性味与归经】苦，寒。归心、小肠、膀胱经。

【功能与主治】利尿通淋，清心除烦，通经下乳。用于淋证、水肿、心烦尿赤、口舌生疮、闭经乳少、湿热痹痛。

【贮藏】置通风干燥处，防潮。

大血藤

【来源】本品为木通科植物大血藤的干燥藤茎。秋、冬二季采收，除去侧枝，截段，干燥。

【设备】XY型中药材淘药机、不锈钢润药机、QJY-300型直切式切药机、CT-G型热风循环烘箱。

【炮制方法】1.净选：除去杂质。

2.淘洗：过淘药机将药材淘洗干净。

3.润制：将淘洗过的大血藤加入不锈钢润药机中，闷润至透心。

4.切制：将润透后的药材用直切式切药机切成5 mm~10 mm厚片。

5.烘干：用CT-G型热风循环烘箱80±2℃温度干燥，烘干过程及时倒炕。

【成品性状】本品为类椭圆形的厚片。外表皮灰棕色，粗糙。切面皮部红棕色，有数处向内嵌入木部，木部黄白色，有多数导管孔，射线呈放射状排列。气微，味微涩。

【质量标准】炮制品：1.净选后，杂质率不得超过 2%。

2.切制后，厚度应在 5 mm～10 mm，超出此范围的不得超过 20%。

3.烘干后，应干湿均匀，水分不得超过 12%。

【性味与归经】苦，平。归大肠、肝经。

【功能与主治】清热解毒，活血，祛风止痛。用于肠痈腹痛、热毒疮疡、经闭、痛经、跌扑肿痛、风湿痹痛。

【贮藏】置通风干燥处。

钩藤

【来源】本品为茜草科植物钩藤、大叶钩藤的干燥带钩茎枝。秋、冬二季采收，去叶，切段，晒干。

【设备】XY 型中药材淘药机、JD 型切粒机。

【炮制方法】1.净选：除去杂质。

2.切制：将淘洗过后的药材用切粒机进行破碎。

【成品性状】本品为不规则碎块状。表面红棕色至紫红色者具细纵纹，光滑无毛；有的可见白色点状皮孔，被黄褐色柔毛。钩略扁或稍圆，先端细尖，基部较阔；钩基部的枝上可见叶柄脱落后的窝点状痕迹和环状的托叶痕。质坚韧，断面黄棕色，皮部纤维性，髓部黄白色或中空。气微，味淡。

【质量标准】炮制品：1.净选后，杂质率不得超过 2%。

2.破碎后，应破碎均匀。

【性味与归经】甘，凉。归肝、心包经。

【功能与主治】息风定惊，清热平肝。用于肝风内动、惊痫抽搐、高热惊厥、感冒夹惊、小儿惊啼、妊娠子痫、头痛眩晕。

【贮藏】置干燥处。

桂枝

【来源】本品为樟科植物肉桂的干燥嫩枝。春、夏二季采收，除去叶，切片晒干。

【炮制方法】净选：除去杂质。

【成品性状】本品呈类圆形或椭圆形的厚片。表面红棕色至棕色，有时可见点状皮孔或纵棱线。切面皮部红棕色，木部黄白色或浅黄棕色，髓部类圆形或略呈方形，有特异香气，味甜、微辛。

【质量标准】炮制品：净选后，杂质率不得超过 2%。

【性味与归经】辛、甘，温。归心、肺、膀胱经。

【功能与主治】发汗解肌、温通经脉，助阳化气，平冲降气。用于风寒感冒、脘腹冷痛、血寒经闭、关节痹痛、痰饮、水肿、心悸、奔豚。

【贮藏】置阴凉干燥处。

海风藤

【来源】本品为胡椒科植物风藤的干燥藤茎。夏、秋二季采割，除去根、叶，晒干。

【设备】XY 型中药材淘药机、QJY-300 型直切式切药机、CT-G 型热风循环烘箱。

【炮制方法】1. 净选：除去杂质。

2. 淘洗：过淘药机将药材淘洗干净。

3. 切制：将淘洗过后的药材用直切式切药机切成 4 mm～6 mm 厚片。

4. 烘干：用 CT-G 型热风循环烘箱 60±5℃温度干燥，烘干过程及时倒炕。

【成品性状】本品呈不规则的扁圆柱形厚片，直径 0.3 cm～2.0 cm。表面灰褐色或褐色，有纵向棱状纹理。切面皮部窄，木部宽广呈灰黄色，导管孔多束，有灰黄色与灰白色相间排列的放射状纹理，皮部与木部交界处有裂隙，中心有灰褐色髓体轻，质脆。气香，味微苦、辛。

【质量标准】炮制品：1. 净选后，杂质率不得超过 2%。

2. 切制后，厚度应在 4 mm～6 mm，超出此范围的不得超过 20%。

3. 烘干后，应干湿均匀，水分不得超过 12%。

【性味与归经】辛、苦，微温。归肝经。

【功能与主治】祛风湿，通经络，止痹痛。用于风寒湿痹、肢节疼痛、筋脉拘挛、屈伸不利。

【贮藏】置通风干燥处。

槲寄生

【来源】本品为桑寄生科植物槲寄生的干燥带叶茎枝。冬季至次春采割，除去粗茎，切段，干燥，或蒸后干燥。

【设备】JD 型切粒机。

【炮制方法】1. 净选：除去杂质。

2. 切制：将净选后的槲寄生，用切粒机破碎成粗颗粒。

【成品性状】本品呈不规则的粗颗粒。茎外皮黄绿色、黄棕色或棕褐色。切面皮部黄色，木部浅黄色，有放射状纹理，髓部常偏向一边。叶片黄绿色或黄棕色，全缘，有细皱纹；革质。气微，味微苦，嚼之有黏性。

【质量标准】炮制品：1. 净选后，杂质率不得超过 2%。

2. 切制后，粗颗粒应大小均匀，未破碎者不得超过 5%。

【性味与归经】苦，平。归肝、肾经。

【功能与主治】祛风湿，补肝肾，强筋骨，安胎元。用于风湿痹痛、腰膝酸软、筋骨无力、崩漏经多、妊娠漏血、胎动不安、头晕目眩。

【贮藏】置干燥处，防蛀。

鸡血藤

【来源】本品为豆科植物密花豆的干燥藤茎。秋、冬二季采收，除去枝叶，切片，晒干。

【设备】XY 型中药材淘药机、JD 型切粒机、CT-G 型热风循环烘箱。

【炮制方法】1. 净选：除去杂质。

2. 淘洗：过淘药机将药材淘洗干净。

3. 切制：将淘洗过后的药材用切粒机进行破碎。

4. 烘干：用 CT-G 型热风循环烘箱 80±2℃温度干燥，烘干过程及时倒炕。

【成品性状】本品为不规则粗颗粒。栓皮灰棕色，有的可见灰白色斑，栓皮脱落处显红棕色。质坚硬。切面木部红棕色或棕色，导管孔多数；韧皮部有树脂状分泌物呈红棕色至黑棕色，与木部相间排列呈数个同心性椭圆形环或偏心性半圆形环；髓部偏向一侧。气微，味涩。

【质量标准】炮制品：1. 净选后，杂质率不得超过 2%。

2. 破碎后，应破碎均匀。

3. 烘干后，应干湿均匀，水分不得超过 13%。

【性味与归经】苦、甘，温。归肝、肾经。

【功能与主治】活血补血，调经止痛，舒筋活络。用于月经不调、痛经、经闭、风湿痹痛、麻木瘫痪、血虚萎黄。

【贮藏】置通风干燥处，防霉，防蛀。

降香

【来源】本品为豆科植物降香檀树干和根的干燥心材。全年均可采收,除去边材,阴干。

【设备】JD 型切粒机。

【炮制方法】1. 净选：除去杂质。

2. 破碎：用切粒机将药材进行破碎。

【成品性状】本品呈不规则的粗颗粒。表面紫红色或红褐色，切面有致密的纹理。质硬，有油性。气微香，味微苦。

【质量标准】炮制品：1.净选后，杂质率不得超过2%。

2.破碎后，应大小均匀。

【性味与归经】辛，温。归肝、脾经。

【功能与主治】 化瘀止血，理气止痛。用于吐血、衄血、外伤出血、肝郁胁痛、胸痹刺痛、跌扑伤痛、呕吐腹痛。

【贮藏】置阴凉干燥处。

络石藤

【来源】本品为夹竹桃科植物络石的干燥带叶藤茎。冬季至次春采割，除去杂质，晒干。

【设备】XY型中药材淘药机、QJY-300型直切式切药机、CT-G型热风循环烘箱。

【炮制方法】1.净选：除去杂质。

2.淘洗：过淘药机将药材淘洗干净。

3.切制：将淘洗过后的药材用直切式切药机切10 mm~15 mm段。

4.烘干：用CT-G型热风循环烘箱80±5℃温度干燥，烘干过程及时倒炕。

【成品性状】本品呈不规则的段。茎圆柱形，表面红褐色，可见点状皮孔。切面黄白色，中空。叶全缘，略反卷；革质。气微，味微苦。

【质量标准】炮制品：1.净选后，杂质率不得超过2%。

2.切制后，长度应在10 mm~15 mm，超出此范围的不得超过20%。

3.烘干后，应干湿均匀，水分不得超过8%。

【性味与归经】苦，微寒。归心、肝、肾经。

【功能与主治】祛风通络，凉血消肿。用于风湿热痹、筋脉拘挛、腰膝酸痛、喉痹、痈肿、跌扑损伤。

【贮藏】置干燥处。

麻黄

【来源】本品为麻黄科植物草麻黄的干燥草质茎。秋季采割绿色的草质茎，晒干。

【设备】XY型中药材淘药机、QJY-300型直切式切药机、CT-G型热风循环烘箱。

【炮制方法】1.净选：除去杂质。

2.淘洗：过淘药机将药材淘洗干净。

3.切制：将淘洗过后的药材用直切式切药机切10 mm~15 mm段。

4.烘干：用CT-G型热风循环烘箱80±2℃温度干燥，烘干过程及时倒炕。

【成品性状】本品呈圆柱形的段。表面淡黄绿色至黄绿色，粗糙，有细纵脊线，节上有细小鳞叶。切面中心显红黄色。气微香，味涩、微苦。

【质量标准】炮制品：1.净选后，杂质率不得超过 2%。

2. 切制后，长度应在 10 mm ~ 15 mm，超出此范围的不得超过 20%。

3. 烘干后，应干湿均匀，水分不得超过 9%。

【性味与归经】辛、微苦，温。归肺、膀胱经。

【功能与主治】发汗散寒，宣肺平喘，利水消肿。用于风寒感冒、胸闷喘咳、风水浮肿。蜜麻黄润肺止咳，多用于表证已解、气喘咳嗽。

【贮藏】置通风干燥处，防潮。

蜜麻黄

【来源】本品为麻黄的炮制加工品。

【设备】XY 型中药材淘药机、QJY-300 型直切式切药机、CT-G 型热风循环烘箱、CY-CY 型炒药机。

【炮制方法】1.净选：除去杂质。

2. 淘洗：过淘药机将药材淘洗干净。

3. 切制：将淘洗过后的药材用直切式切药机切 10 mm ~ 15 mm 段。

4. 烘干：用 CT-G 型热风循环烘箱 80 ± 2℃温度干燥，烘干过程及时倒炕。

5. 炒制：将麻黄段 30 kg 左右与炼蜜拌匀，闷透，控制 CY 型炒药机温度 270℃、频率 20Hz，照蜜炙法炒 10 ~ 20 分钟，炒至表面深黄色，微有光泽，略具黏性。有蜜香气，味甜。

每 100 kg 麻黄，用炼蜜 20 kg。

【成品性状】本品形如麻黄段。表面深黄色，微有光泽，略具黏性。有蜜香气，味甜。

【质量标准】炮制品：1.净选后，杂质率不得超过 2%。

2. 切制后，长度应在 10 mm ~ 15 mm，超出此范围的不得超过 20%。

3. 烘干后，应干湿均匀，水分不得超过 9%。

4. 炒制后，表面深黄色，微有光泽，略具黏性，应无焦煳残片，有蜜香气，味甜。

【性味与归经】辛、微苦，温。归肺、膀胱经。

【功能与主治】发汗散寒，宣肺平喘，利水消肿。用于风寒感冒、胸闷喘咳、风水浮肿。蜜麻黄润肺止咳。多用于表证已解、气喘咳嗽。

【贮藏】置通风干燥处。防潮。

木通

【来源】本品为木通科植物木通的干燥藤茎。秋季采收，截取茎部，除去细枝，阴干。

【设备】XY 型中药材淘药机、QJY-300 型直切式切药机、CT-G 型热风循环烘箱。

【炮制方法】1. 净选：除去杂质。

2. 润制：将药材放在麻袋中润制一夜。

3. 淘洗：过淘药机将药材淘洗干净。

4. 切制：将淘洗过后的药材用直切式切药机切成 4 mm~6 mm 厚片。

5. 烘干：用 CT-G 型热风循环烘箱 80±5℃温度干燥，烘干过程及时倒炕。

【成品性状】本品呈圆形、椭圆形或不规则形片。外表皮灰棕色或灰褐色。切面射线呈放射状排列，髓小或有时中空。气微，味微苦而涩。

【质量标准】炮制品：1. 净选后，杂质率不得超过 2%。

2. 切制后，长度应在 4 mm~6 mm，超出此范围的不得超过 20%。

3. 烘干后，应干湿均匀，水分不得超过 14%。

【性味与归经】苦，寒。归心、小肠、膀胱经。

【功能与主治】利尿通淋，清心除烦，通经下乳。用于淋证、水肿、心烦尿赤、口舌生疮、经闭乳少、湿热痹痛。

【贮藏】置通风干燥处。

忍冬藤

【来源】本品为忍冬科植物忍冬的干燥茎枝。秋、冬二季采割，晒干。

【设备】XY 型中药材淘药机、QJY-300 型直切式切药机、CT-G 型热风循环烘箱。

【炮制方法】1. 净选：除去杂质。

2. 淘洗：过淘药机将药材淘洗干净。

3. 切制：将淘洗过后的药材用直切式切药机切 10 mm~15 mm 段。

4. 烘干：用 CT-G 型热风循环烘箱 60±5℃温度干燥，烘干过程及时倒炕。

【成品性状】本品呈不规则的段。表面棕红色（嫩枝）有的灰绿色，光滑或被茸毛；外皮易脱落。切面黄白色，中空；偶有残叶，暗绿色，略有茸毛。气微，老枝味微苦，嫩枝味淡。

【质量标准】炮制品：1. 净选后，杂质率不得超过 2%。

2. 切制后，长度应在 10 mm~15 mm，超出此范围的不得超过 20%。

3. 烘干后，应干湿均匀，水分不得超过 12%。

【性味与归经】甘，寒。归肺、胃经。

【功能与主治】清热解毒，疏风通络。用于温病发热、热毒血痢、痈肿疮疡、风湿热痹、关节红肿热痛。

【贮藏】置干燥处。

肉苁蓉

【来源】本品为列当科植物肉苁蓉或管花肉苁蓉的干燥带鳞叶的肉质茎。春季苗刚出土时或秋季冻土之前采挖，除去茎尖。切段，晒干。

【设备】XY 型中药材淘药机、QJY-300 型直切式切药机、CT-G 型热风循环烘箱。

【炮制方法】1.净选：除去杂质。

2.淘洗：过淘药机将药材淘洗干净。

3.切制：将淘洗过后的药材用直切式切药机切成 4 mm～6 mm 厚片。

4.烘干：用 CT-G 型热风循环烘箱 80±2℃温度干燥，烘干过程及时倒炕。

【成品性状】本品呈不规则形的厚片。表面棕褐色或灰棕色。有的可见肉质鳞叶。切面有淡棕色或棕黄色点状维管束，排列成波状环纹。气微，味甜、微苦。

【质量标准】炮制品：1.净选后，杂质率不得超过 2%。

2.切制后，厚度应在 4 mm～6 mm，超出此范围的不得超过 20%。

3.烘干后，应干湿均匀，水分不得超过 14%。

【性味与归经】甘、咸，温。归肾、大肠经。

【功能与主治】补肾阳，益精血，润肠通便。用于肾阳不足、精血亏虚、阳痿不孕、腰膝酸软、筋骨无力、肠燥便秘。

【贮藏】置通风干燥处，防蛀。

酒苁蓉

【来源】本品为肉苁蓉的炮制加工品。

【设备】XY 型中药材淘药机、QJY-300 型直切式切药机、多功能提取罐、CT-G 型热风循环烘箱。

【炮制方法】1.净选：除去杂质。

2.淘洗：过淘药机将药材淘洗干净。

3.闷润：取净肉苁蓉加 20% 黄酒，闷润 4 小时至药透水尽。

每 100 kg 药材用黄酒 20 kg。

4.蒸制：将闷润后的肉苁蓉装入多功能提取罐中蒸至酒吸尽，取出，放凉。

5.切制：将蒸后的肉苁蓉用直切式切药机切成 5 mm～10 mm 厚片。

6. 烘干：用 CT-G 型热风循环烘箱 80±2℃温度干燥，烘干过程及时倒炕。

【成品性状】酒苁蓉形如肉苁蓉片。表面黑棕色，切面点状维管束，排列成波状环纹。质柔润。略有酒香气，味甜，微苦。酒管花苁蓉切面散生点状维管束。

【质量标准】炮制品：1. 净选后，杂质率不得超过 2%。

2. 切制后，厚度应在 5 mm～10 mm，超出此范围的不得超过 20%。

3. 蒸制后，应蒸透，表面棕褐色、断面浅褐色，有光泽，未蒸透者不得超过 2%。

4. 烘干后，应干湿均匀，水分不得超过 10%。

【性味与归经】甘、咸，温。归肾、大肠经。

【功能与主治】补肾阳，益精血，润肠通便。用于肾阳不足、精血亏虚、阳痿不孕、腰膝酸软、筋骨无力、肠燥便秘。

【贮藏】置通风干燥处，防蛀。

桑寄生

【来源】本品为桑寄生科植物桑寄生的干燥带叶茎枝。冬季至次春采割，除去粗茎，切段，干燥，或蒸后干燥。

【炮制方法】净选：除去杂质。

【成品性状】本品为厚片或不规则短段。外表皮红褐色或灰褐色，具细纵纹，并有多数细小突起的棕色皮孔，嫩枝有的可见棕褐色茸毛。切面皮部红棕色，木部色较浅。叶多卷曲或破碎，完整者展平后呈卵形或椭圆形，表面黄褐色，幼叶被细茸毛，先端钝圆，基部圆形或宽楔形，全缘，革质。气微，味涩。

【质量标准】炮制品：净选后，杂质率不得超过 2%。

【性味与归经】苦、甘，平。归肝、肾经。

【功能与主治】祛风湿，补肝肾，强筋骨，安胎元。用于风湿痹痛、腰膝酸软、筋骨无力、崩漏经多、妊娠漏血、胎动不安、头晕目眩。

【贮藏】置干燥处，防蛀。

桑枝

【来源】本品为桑科植物桑的干燥嫩枝。春末夏初采收，去叶，趁鲜切片，晒干。

【设备】JD 型切粒机。

【炮制方法】1. 净选：除去杂质。

2. 破碎：用切粒机将药材破碎，过 16 mm 筛。

【成品性状】本品呈不规则的粗颗粒。外表皮灰黄色或黄褐色，有点状皮孔。切面皮部较薄，木部黄白色，射线放射状，髓部白色或黄白色。气微，味淡。

【质量标准】炮制品：1.净选后，杂质率不得超过 2%。

2.切制后，粗颗粒应大小均匀。

【性味与归经】微苦，平。归肝经。

【功能与主治】祛风湿，利关节。用于风湿痹病、肩臂、关节酸痛麻木。

【贮藏】置干燥处。

石斛

【来源】本品为兰科植物金钗石斛的新鲜或干燥茎。全年均可采收，鲜用者除去根和泥沙；干用者采收后，除去杂质，用开水略烫或烘软，再边搓边烘晒，至叶鞘搓净，干燥。

【设备】XY 型中药材淘药机、QJY-300 型直切式切药机、CT-G 型热风循环烘箱。

【炮制方法】1.净选：除去杂质。

2.淘洗：过淘药机将药材淘洗干净。

3.切制：将淘洗过后的药材用直切式切药机切 10 mm~15 mm 段。

4.烘干：用 CT-G 型热风循环烘箱 80±2℃温度干燥，烘干过程及时倒炕。

【成品性状】本品呈扁圆柱形或圆柱形的段。表面金黄色、绿黄色或棕黄色，有光泽，有深纵沟或纵棱，有的可见棕褐色的节。切面黄白色至黄褐色，有多数散在的筋脉点。气微，味淡或微苦，嚼之有黏性。

【质量标准】炮制品：1.净选后，杂质率不得超过 2%。

2.切制后，长度应在 10 mm~15 mm，超出此范围的不得超过 20%。

3.烘干后，应干湿均匀，水分不得超过 12%。

【性味与归经】甘，微寒。归胃、肾经。

【功能与主治】益胃生津，滋阴清热。用于热病津伤、口干烦渴、胃阴不足、食少干呕、病后虚热不退、阴虚火旺、骨蒸劳热、目暗不明、筋骨痿软。

【贮藏】干品置通风干燥处，防潮；鲜品置阴凉潮湿处，防冻。

首乌藤

【来源】本品为蓼科植物何首乌的干燥藤茎。秋、冬二季采割，除去残叶，趁鲜切段，干燥。

【炮制方法】净选：除去杂质。

【成品性状】本品呈圆柱形的段。外表面紫红色或紫褐色。切面皮部紫红色，木部黄白色或淡棕色，导管孔明显，髓部疏松，类白色。气微，味微苦涩。

【质量标准】炮制品：净选后，杂质率不得超过 2%。

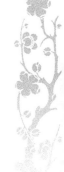

【性味与归经】甘，平。归心、肝经。

【功能与主治】养血安神，祛风通络。用于失眠多梦、血虚身痛、风湿痹痛、皮肤瘙痒。

【贮藏】置干燥处。

苏木

【来源】本品为豆科植物苏木的干燥心材。多于秋季采伐，除去白色边材，干燥。

【设备】JD 型切粒机。

【炮制方法】1.净选：除去杂质。

2.切制：用切粒机将药材进行破碎。

【成品性状】本品呈不规则的颗粒状。表面黄红色至棕红色。质坚硬。断面略具光泽。气微，味微涩。

【质量标准】炮制品：1.净选后，杂质率不得超过 2%。

2.破碎后，大小应相对均匀。

【性味与归经】甘、咸，平。归心、肝、脾经。

【功能与主治】活血祛瘀，消肿止痛。用于跌打损伤、骨折筋伤、瘀滞肿痛、经闭痛经、产后瘀阻、胸腹刺痛、痈疽肿痛。

【贮藏】置干燥处。

锁阳

【来源】本品为锁阳科植物锁阳的干燥肉质茎。春季采挖，除去花序，切段，晒干。

【设备】XY 型中药材淘药机、不锈钢润药机、QJY-300 型直切式切药机、CT-G 型热风循环烘箱。

【炮制方法】1.净选：除去杂质。

2.淘洗：过淘药机将药材淘洗干净。

3.润制：将淘净的锁阳放入不锈钢润药机内闷润过夜至透心。

4.切制：将淘洗过后的药材用直切式切药机切成 5 mm～8 mm 厚片。

5.烘干：用 CT-G 型热风循环烘箱 80±2℃温度干燥，烘干过程及时倒炕。

【成品性状】本品为不规则形或类圆形的片。外表皮棕色或棕褐色，粗糙，具明显纵沟及不规则凹陷。切面浅棕色或棕褐色，散在黄色三角状维管束。气微，味甘而涩。

【质量标准】炮制品：1.净选后，杂质率不得超过 2%。

2.切制后，厚度应在 5 mm～8 mm，超出此范围的不得超过 20%。

3.烘干后，应干湿均匀，水分不得超过 12%。

【**性味与归经**】甘，温。归肝、肾、大肠经。

【**功能与主治**】补肾阳,益精血,润肠通便。用于肾阳不足、精血亏虚、腰膝痿软、阳痿滑精、肠燥便秘。

【**贮藏**】置通风干燥处。

通草

【**来源**】本品为五加科植物通脱木的干燥茎髓。秋季割取茎，截成段，趁鲜取出髓部，理直，晒干。

【**设备**】JD 型切粒机。

【**炮制方法**】1.净选：除去杂质。

2.破碎：用切粒机过 4 号筛切成粗颗粒。

【**成品性状**】本品呈不规则的颗粒。表面白色，有浅纵沟纹。体轻，质松软，稍有弹性，易折断，断面平坦，显银白色光泽，中部空心或半透明的薄膜，纵剖面呈梯状排列。气微，味淡。

【**质量标准**】炮制品：1.净选后，杂质率不得超过 2%。

2.破碎后，大小应均匀。

【**性味与归经**】甘、淡，微寒。归肺、胃经。

【**功能与主治**】清热利尿，通气下乳。用于湿热淋证、水肿尿少、乳汁不下。

【**贮藏**】置干燥处。

小通草

【**来源**】本品为旌节花科植物喜马山旌节花、中国旌节花或山茱萸科植物青荚叶的干燥茎髓。秋季割取茎，截成段，趁鲜取出髓部，理直，晒干。

【**设备**】JD 型切粒机。

【**炮制方法**】1.净选：除去杂质。

2.切制：用切粒机将药材进行破碎，过 8 号筛。

【**成品性状**】本品呈不规则的颗粒。表面白色或淡黄色，无纹理。体轻，质松软，捏之能变形，有弹性，易折断，断面平坦，无空心，显银白色光泽。水浸后有黏滑感。气微，味淡。

【**质量标准**】炮制品：1.净选后，杂质率不得超过 2%。

2.切制后，应大小均匀。

【**性味与归经**】甘、淡，寒。归肺、胃经。

【功能与主治】清热，利尿，下乳。用于小便不利、淋证、乳汁不下。

【贮藏】置干燥处。

皂角刺

【来源】本品为豆科植物皂荚的干燥棘刺。全年均可采收，干燥，或趁鲜切片，干燥。

【设备】JD 型切粒机。

【炮制方法】1. 净选：除去杂质。

2. 切制：用切粒机进行破碎。

【成品性状】本品呈不规则的颗粒状。破碎后可见木部黄白色，髓部疏松，淡红棕色。表面紫棕色或棕褐色。气微，味淡。

【质量标准】炮制品：1. 净选后，杂质率不得超过 2%。

2. 切制后，大小应均匀。

【性味与归经】辛，温。归肝、胃经。

【功能与主治】消肿托毒，排脓，杀虫。用于痈疽初起或脓成不溃，外治疥癣麻风。

【贮藏】置干燥处。

竹茹

【来源】本品为禾本科植物青秆竹或淡竹的茎秆的干燥中间层。全年均可采制，取新鲜茎，除去外皮，将稍带绿色的中间层削成薄片，捆扎成束，阴干。

【炮制方法】净选：除去杂质。

【成品性状】本品呈长条形薄片状。宽窄厚薄不等，浅绿色、黄绿色或黄白色。纤维性，体轻松，质柔韧，有弹性。气微，味淡。

【质量标准】炮制品：净选后，杂质率不得超过 2%。

【性味与归经】甘，微寒。归肺、胃、心、胆经。

【功能与主治】清热化痰，除烦，止呕。用于痰热咳嗽、胆火挟痰、惊悸不宁、心烦失眠、中风痰迷、舌强不语、胃热呕吐、妊娠恶阻、胎动不安。

【贮藏】置干燥处，防霉，防蛀。

紫苏梗

【来源】本品为唇形科植物紫苏的干燥茎。秋季果实成熟后采割，除去杂质，晒干，或趁鲜切片，晒干。

【炮制方法】净选：除去杂质。

【成品性状】本品呈类方形的厚片。表面紫棕色或暗紫色，有的可见对生的枝痕和叶痕。切面木部黄白色，有细密的放射状纹理，髓部白色，疏松或脱落。气微香，味淡。

【质量标准】炮制品：净选后，杂质率不得超过 2%。

【性味与归经】辛，温。归肺、脾经。

【功能与主治】理气宽中，止痛，安胎。用于胸膈痞闷、胃脘疼痛、嗳气呕吐、胎动不安。

【贮藏】置干燥处。

藤木茎枝类

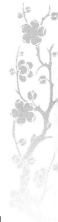

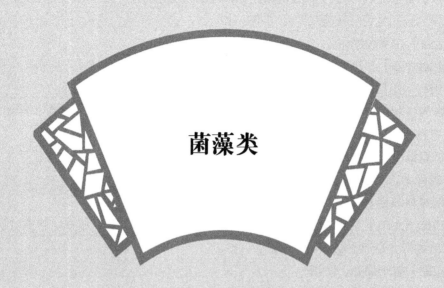

菌藻类

茯苓

【来源】本品为多孔菌科真菌茯苓的干燥菌核。多于 7~9 月采挖，挖出后除去泥沙，堆置"发汗"后，润后稍蒸，按不同部位及时削去外皮，切制成块或厚片，干燥，分别称为"茯苓块"和"茯苓片"。

【设备】JD 型切粒机。

【炮制方法】1.净选：除去杂质。

2.破碎：用切粒机切成粗颗粒。

【成品性状】本品呈不规则的粗颗粒。白色、淡红色或淡棕色。气微，味淡，嚼之粘牙。

【质量标准】炮制品：1.净选后，杂质率不得超过 2%。

2.破碎后，大小应均匀。

【性味与归经】甘、淡，平。归心、肺、脾、肾经。

【功能与主治】利水渗湿，健脾，宁心。用于水肿尿少、痰饮眩悸、脾虚食少、便溏泄泻、心神不安、惊悸失眠。

【贮藏】置干燥处，防潮。

茯神

【来源】本品为多孔菌科真菌茯苓中间带有松根木心的菌核。立秋后采挖，趁鲜时削去皮，选取中间带有松根木心的部分，切成方块状厚片，晒干。

【设备】切粒机。

【炮制方法】1.净选：除去杂质。

2.切制：用切粒机切粗颗粒，过 16 mm 筛。

【成品性状】本品呈不规则颗粒状团块，白色、淡红色或淡棕色。质坚实，断面粉性。无臭，味淡，嚼之粘牙。

【质量标准】炮制品：1.净选后，杂质率不得超过 2%。

2.切制后，破碎均匀，超出此范围的不得超过 20%。

【性味与归经】甘、淡，平。归心、肺、脾、肾经。

【功能与主治】宁心，安神，利水。用于心虚惊悸、健忘、失眠、惊痫、小便不利。

【贮藏】置干燥处，防潮。

中药材炮制生产技术教程

海藻

【来源】本品为马尾藻科植物羊栖菜的干燥藻体，习称"小叶海藻"。夏、秋二季采捞，除去杂质，洗净，晒干。

【设备】XY 型中药材淘药机、QJY-300 型直切式切药机、CT-G 型热风循环烘箱。

【炮制方法】1. 净选：除去杂质。

2. 淘洗：过淘药机将药材淘洗干净。

3. 切制：将淘洗过后的药材用直切式切药机切 10 mm～15 mm 段。

4. 烘干：用 CT-G 型热风循环烘箱 80±5℃温度干燥，烘干过程及时倒炕。

【成品性状】本品呈不规则段状，皱缩卷曲，黑褐色，质脆，潮润时柔软；水浸后膨胀，肉质，黏滑。气腥，味微咸。

【质量标准】炮制品：1. 净选后，杂质率不得超过 2%。

2. 切制后，长度应在 10 mm～15 mm，超出此范围的不得超过 20%。

3. 烘干后，应干湿均匀，水分不得超过 19%。

【性味与归经】苦、咸，寒。归肝、胃、肾经。

【功能与主治】消痰软坚散结，利水消肿。用于瘿瘤、瘰疬、睾丸肿痛、痰饮水肿。

【注意】不宜与甘草同用。

【贮藏】置干燥处。

昆布

【来源】本品为翅藻科植物昆布的干燥叶状体。夏、秋二季采捞，晒干。

【设备】XY 型中药材淘药机、QJY-300 型直切式切药机、CT-G 型热风循环烘箱。

【炮制方法】1. 净选：除去杂质。

2. 淘洗：过淘药机将药材淘洗干净。

3. 切制：将淘洗过后的药材用直切式切药机切成 5 mm～10 mm 丝。

4. 烘干：用 CT-G 型热风循环烘箱 80±5℃温度干燥，烘干过程及时倒炕。

【成品性状】本品呈不规则丝状，卷曲皱缩，黑色，较薄，质柔滑；水浸后软则膨胀，黏滑。

【质量标准】炮制品：1. 净选后，杂质率不得超过 2%。

2. 切制后，长度应在 5 mm～10 mm，超出此范围的不得超过 20%。

3. 烘干后，应干湿均匀，水分不得超过 16%。

【性味与归经】咸，寒。归肝、胃、肾经。

【功能与主治】消痰软坚散结，利水消肿。用于瘿瘤、瘰疬、睾丸肿痛、痰饮水肿。

菌藻类

【贮藏】置干燥处。

灵芝

【来源】本品为多孔菌科真菌赤芝或紫芝，的干燥子实体。全年采收，除去杂质，剪除附有朽木、泥沙或培养基质的下端菌柄，阴干或在 40~50℃烘干。

【设备】JD 型切粒机。

【炮制方法】1. 净选：除去杂质。

2. 破碎：将灵芝用粗粉机破碎成块。

【成品性状】本品呈不规则块状，可见皮壳表面黄褐色至红褐色，有光泽，具环状棱纹和辐射状皱纹。菌肉白色至淡棕色。菌柄圆柱形，红褐色至紫褐色，光亮。气微香，味苦涩。

【质量标准】炮制品：1. 净选后，杂质率不得超过 2%。

2. 切制后，应大小均匀，未破碎者不得超过 20%。

【性味与归经】甘，平。归心、肺、肝、肾经。

【功能与主治】补气安神，止咳平喘。用于心神不宁、失眠心悸、肺虚咳喘、虚劳短气、不思饮食。

【贮藏】置干燥处，防霉，防蛀。

马勃

【来源】本品为灰包科真菌脱皮马勃、大马勃或紫色马勃的干燥子实体。夏、秋二季子实体成熟时及时采收，除去泥沙，干燥。

【设备】XY 型中药材淘药机、QJY-300 型直切式切药机、CT-G 型热风循环烘箱。

【炮制方法】1. 净选：除去杂质。

2. 破碎：人工剪碎，并将包被与孢子粉分离。

【成品性状】包被灰棕色至黄褐色，纸质，常破碎呈块片状，或已全部脱落，孢体灰褐色或浅褐色，紧密，有弹性，用手撕之，内有灰褐色棉絮状的丝状物。触之则孢子呈尘土样飞扬，手捻有细腻感。臭似尘土，无味。

【质量标准】炮制品：净选后，杂质率不得超过 2%。

【性味与归经】辛，平。归肺经。

【功能与主治】清肺利咽，止血。风热郁肺咽痛、音哑、咳嗽。外治鼻衄、创伤出血。

【贮藏】置通风干燥处。

猪苓

【来源】本品为多孔菌科真菌猪苓的干燥菌核。春、秋二季采挖,除去泥沙,干燥。

【设备】XY 型中药材淘药机、JD 型切粒机、CT-G 型热风循环烘箱。

【炮制方法】1. 净选:除去杂质。

2. 淘洗:过淘药机将药材淘洗干净。

3. 切制:将淘洗过后的药材用切粒机进行破碎。

4. 烘干:用 CT-G 型热风循环烘箱 80±2℃温度干燥,烘干过程及时倒炕。

【成品性状】本品呈粗颗粒状,表面外皮黑色、灰黑色或棕黑色。切面类白色。体轻质韧,气味淡。

【质量标准】炮制品:1. 净选后,杂质率不得超过 2%。

2. 切制后,应破碎均匀,超出此范围的不得超过 5%。

3. 烘干后,应干湿均匀,水分不得超过 13%。

【性味与归经】甘、淡,平。归肾、膀胱经。

【功能与主治】利水渗湿。用于小便不利、水肿、泄泻、淋浊、带下。

【贮藏】置通风干燥处。

菌藻类

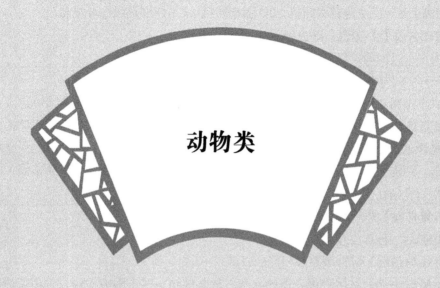

动物类

鳖甲

【来源】本品为鳖科动物鳖的背甲。全年均可捕捉，以秋、冬二季为多，捕捉后杀死，置沸水中烫至背甲上的硬皮能剥落时，取出，剥取背甲，除去残肉，晒干。

【设备】XY 型中药材淘药机、JD 型切粒机、CT-G 型热风循环烘箱。

【炮制方法】1.净选：除去杂质。

2.淘洗：过淘药机将药材淘洗干净。

3.破碎：过切粒机将药材进行破碎。

4.烘干：用 CT-G 型热风循环烘箱 80±2℃温度干燥，烘干过程及时倒炕。

【成品性状】本品呈不规则的碎块，大小不一，两端微向内曲。外表面黑褐色或墨绿色，略有光泽，具细网状皱纹。内表面类白色，光滑，中间有一条脊状隆起。两侧呈细齿状，一端不整齐突起，另端有一枚钝齿状突出。质坚硬，断面中间有细孔。气微腥，味淡。

【质量标准】炮制品：1.净选后，杂质率不得超过 2%。

2.切制后，破碎应相对均匀。

【性味与归经】咸，微寒。归肝、肾经。

【功能与主治】滋阴潜阳，退热除蒸，软坚散结。用于阴虚发热、骨蒸劳热、阴虚阳亢、头晕目眩、虚风内动、手足瘛疭、经闭、癥瘕、久疟疟母。

【贮藏】置干燥处，防蛀。

醋鳖甲

【来源】本品为鳖甲的炮制加工品。

【设备】CY 型炒药机、JD 型切粒机、CT-G 型热风循环烘箱。

【炮制方法】1.净选：除去杂质。

2.砂烫醋淬：取洁净河砂置炒制容器内，用武火加热至滑利状态时，投入净鳖甲，不断翻动，用砂烫至表面淡黄色至淡黄棕色时，取出，筛去河砂，趁热投入醋液中淬酥，放凉。

每 100 kg 鳖甲，用醋 20 kg。

3.干燥：用 CT-G 型热风循环烘箱 80±2℃温度干燥，烘干过程及时倒炕。

4.破碎：过切粒机将药材进行破碎。

【成品性状】本品呈不规则的碎块，形如龟甲碎块，表面淡黄色至淡黄棕色，略有醋香气。质酥脆。

【**质量标准**】炮制品：1.净选后，杂质率不得超过 2%。

2.砂烫醋淬后，表面颜色加深，质地酥脆，略有醋香气。

3.烘干后，应干湿均匀，控制水分 12%。

4.破碎后，碎块大小应相对均匀。

【**性味与归经**】咸，微寒。归肝、肾经。

【**功能与主治**】滋阴潜阳，退热除蒸，软坚散结。用于阴虚发热、骨蒸劳热、阴虚阳亢、头晕目眩、虚风内动、手足瘛疭、经闭、癥瘕、久疟疟母。

【**贮藏**】置干燥处，防蛀。

蚕沙

【**来源**】本品为蚕蛾科昆虫家蚕二至三眠后幼虫的干燥粪便。夏、秋二季采收，除去杂质，晒干。

【**炮制方法**】净选：除去杂质。

【**成品性状**】本品为短圆柱形的小颗粒，长 2~5 mm，直径 1.5~3 mm。表面灰黑色至绿黑色，粗糙，有 6 条纵棱及横向环纹，两端钝，呈六棱形。质坚而脆。具青草气，味淡。

【**质量标准**】炮制品：净选后，杂质率不得超过 2%。

【**性味与归经**】辛、甘，温。归肝、脾经。

【**功能与主治**】祛风除湿，活血定痛。用于风湿痹痛、关节不遂、皮肤不仁、腰腿冷痛、风疹瘙痒、头风头痛、烂弦风眼。

【**贮藏**】置干燥处。

蝉蜕

【**来源**】本品为蝉科昆虫黑蚱的若虫羽化时脱落的皮壳。夏、秋二季收集，除去泥沙，晒干。

【**设备**】CT-G 型热风循环烘箱。

【**炮制方法**】1.净选：除去杂质。

2.淘洗：将净选后的蝉蜕放入不锈钢泡药池中，浸泡 2 小时，其间经常翻动，泡软泥沙后，用笊篱捞出。反复 3~5 次，直到淘洗净泥沙。

3.干燥：用 CT-G 型热风循环烘箱 80±2℃温度干燥，烘干过程及时倒炕。

【**成品性状**】本品略呈椭圆形而弯曲，长约 3.5 cm，宽约 2 cm。表面黄棕色，半透明，有光泽。头部有丝状触角 1 对，多已断落，复眼突出。额部先端突出，口吻发达，上唇宽短，下唇伸长成管状。胸部背面呈十字形裂开，裂口向内卷曲，

脊背两旁具小翅2对；腹面有足3对，被黄棕色细毛。腹部钝圆，共9节。体轻，中空，易碎。气微，味淡。

【质量标准】炮制品：1.净选后，杂质率不得超过2%。

2.烘干后，应干湿均匀，水分不得超过13%。

【性味与归经】甘，寒。归肺、肝经。

【功能与主治】疏散风热，利咽，透疹，明目退翳，解痉。用于风热感冒、咽痛音哑、麻疹不透、风疹瘙痒、目赤翳障、惊风抽搐、破伤风。

【贮藏】置干燥处，防压。

地龙

【来源】本品为钜蚓科动物参环毛蚓的干燥体，习称"广地龙"。春季至秋季捕捉，及时剖开腹部，除去内脏和泥沙，洗净，晒干或低温干燥。

【设备】XY型中药材淘药机、QJY-300型直切式切药机、CT-G型热风循环烘箱。

【炮制方法】1.净选：除去杂质。

2.淘洗：过淘药机将药材淘洗干净。

3.切制：将淘洗过后的药材用直切式切药机切10 mm～15 mm段。

4.烘干：用CT-G型热风循环烘箱80±2℃温度干燥，烘干过程及时倒炕。

【成品性状】本品呈不规则段状薄片，弯曲，边缘略卷。可见环节，背部棕褐色至紫灰色，腹部浅黄棕色，体轻，略呈革质，不易折断，气腥，味微咸。

【质量标准】炮制品：1.净选后，杂质率不得超过2%。

2.切制后，长度应在10 mm～15 mm，超出此范围的不得超过20%。

3.烘干后，应干湿均匀，水分不得超过12%。

【性味与归经】咸，寒。归肝、脾、膀胱经。

【功能与主治】清热定惊，通络，平喘，利尿。用于高热神昏、惊痫抽搐、关节痹痛、肢体麻木、半身不遂、肺热喘咳、水肿尿少。

【贮藏】置通风干燥处，防霉，防蛀。

酒地龙

【来源】本品为地龙的炮制加工品。

【设备】XY型中药材淘药机、QJY-300型直切式切药机、CY型炒药机。

【炮制方法】1.净选：除去杂质。

2.淘洗：过淘药机将药材淘洗干净。

3.切制：将淘洗过后的药材用直切式切药机切10 mm～15 mm段。

4.炒制：取净地龙段，加黄酒拌匀，闷润至黄酒被吸尽，置炒制容器内用文火炒至微干，取出，放凉，筛去碎屑。

每 100 kg 地龙段，用黄酒 18 kg。

【成品性状】 本品呈不规则薄片状的小段，边缘略卷。可见环节，背部棕褐色至紫灰色，腹部浅黄棕色，偶见焦斑。体轻，略呈革质，不易折断，气腥，略具酒气，味微咸。

【质量标准】 炮制品：1.净选后，杂质率不得超过 2%。

2. 切制后，长度应在 10 mm ~ 15 mm，超出此范围的不得超过 20%。

3.炒制后，应干湿均匀，控制水分，不得超过 12%。偶见焦斑，不得有焦糊片段。略有酒香气。

【性味与归经】 咸，寒。归肝、脾、膀胱经。

【功能与主治】 清热定惊，通络，平喘，利尿。用于高热神昏、惊痫抽搐、关节痹痛、肢体麻木、半身不遂、肺热喘咳、水肿尿少。

【贮藏】 置通风干燥处，防霉，防蛀。

蜂房

【来源】 本品为胡蜂科昆虫果马蜂、日本长脚胡蜂或异腹胡蜂的巢。秋、冬二季采收，晒干，或略蒸，除去死蜂死蛹，晒干。

【设备】 JD 型切粒机。

【炮制方法】 1.净选：除去杂质。

2. 切制：将净选后的蜂房用切粒机切碎。

【成品性状】 本品呈不规则的扁块状，大小不一。表面灰白色或灰褐色；腹面有多数整齐的六角形房孔，孔径 3 mm ~ 4 mm 或 6 mm ~ 8 mm；背面有 1 个或数个黑色短柄。体轻，质韧，略有弹性。气微，味辛淡。

【质量标准】 炮制品：1.净选后，杂质率不得超过 2%。

2. 切制后，颗粒大小应相对均匀。

【性味与归经】 甘，平。归胃经。

【功能与主治】 攻毒杀虫，祛风止痛。用于疮疡肿毒、乳痈、瘰疬、皮肤顽癣、鹅掌风、牙痛、风湿痹痛。

【贮藏】 置通风干燥处，防压，防蛀。

浮海石

【来源】 本品为胞孔科动物棘突苔虫等干燥骨骼的炮制加工品。夏、秋二季自海中捞出，用清水漂洗，除去盐质、泥沙、干燥。

【设备】DY-45 型煅药机、JD 型切粒机。

【炮制方法】1. 净选：除去杂质。

2. 煅制：将煅药机升温至 700℃，将大约 60 kg 药材放入煅药机内，煅制 0.5 小时，取出放凉。

3. 切制：将煅制过后的药材用切粒机破碎。

【成品性状】本品为不规则的珊瑚样块状，大小不一，浅灰色至淡灰黄色，部分可见叉状分枝和孔道，表面有众多小孔。体轻，能浮于水面。质坚脆，易被折断，断面小孔更细密。气微，味微咸。

【质量标准】炮制品：1. 净选后，杂质率不得超过 2%。

2. 切制后，未破碎的不得超过 20%。

【性味与归经】咸，寒。归肺、肾经。

【功能与主治】清肺化痰，软坚散结。用于痰热咳嗽、瘿瘤、疮肿。

【贮藏】置干燥处。

蛤蚧

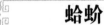

【来源】本品为壁虎科动物蛤蚧的干燥体。全年均可捕捉，除去内脏，拭净，用竹片撑开，使全体扁平顺直，低温干燥。

【设备】QJY-300 型直切式切药机。

【炮制方法】1. 净选：除去竹片、鳞片及头足等。

2. 切制：将净制后的药材用直切式切药机切成小块。

【成品性状】本品呈不规则的片状小块。表面灰黑色或银灰色，有棕黄色的斑点及鳞甲脱落的痕迹。切面黄白色或灰黄色。脊椎骨和肋骨突起。气腥，味微咸。

【质量标准】炮制品：1. 净选后，杂质率不得超过 2%。

2. 切制后，应大小均一。

【性味与归经】咸，平。归肺、肾经。

【功能与主治】补肺益肾，纳气定喘，助阳益精。用于肺肾不足、虚喘气促、劳嗽咳血、阳痿、遗精。

【贮藏】用木箱严密封装，常用花椒拌存，置阴凉干燥处，防蛀。

龟甲

【来源】本品为龟科动物乌龟的背甲及腹甲。全年均可捕捉，以秋、冬二季为多，捕捉后杀死，或用沸水烫死，剥取背甲和腹甲，除去残肉，晒干。

【设备】XY型中药材淘药机、多功能提取罐、JD型切粒机、CT-G型热风循环烘箱。

【炮制方法】1.净选：除去杂质后置多功能提取罐中，蒸45分钟，取出，投入热水中，用硬铜丝刷刷去残存皮肉。

2.淘洗：过淘药机将药材淘洗干净。

3.烘干：用CT-G型热风循环烘箱80±2℃温度干燥，烘干过程及时倒炕。

4.破碎：过切粒机将药材进行破碎。

【成品性状】本品呈多角形及不规则的碎块。表面类白色，平坦或不平坦，有的外表面显裂痕。在板片的边缘具嵌接的齿牙状，少数光滑。质坚硬，难折断，断面黄白色，密布空隙。气微腥，味微咸。

【质量标准】炮制品：1.净选后，皮肉残留率不得超过2%。

2.切制后，破碎应相对均匀。

【性味与归经】咸、甘，微寒。归肝、肾、心经。

【功能与主治】滋阴潜阳，益肾强骨，养血补心，固经止崩。用于阴虚潮热、骨蒸盗汗、头晕目眩、虚风内动、筋骨痿软、心虚健忘、崩漏经多。

【贮藏】置干燥处，防蛀。

醋龟甲

【来源】本品为龟甲的炮制加工品。

【设备】XY型中药材淘药机、多功能提取罐、JD型切粒机、CT-G型热风循环烘箱。

【炮制方法】1.净选：除去杂质后置多功能提取罐中，蒸45分钟，取出，投入热水中，用硬铜丝刷刷去残存皮肉。

2.淘洗：过淘药机将药材淘洗干净。

3.烘干：用CT-G型热风循环烘箱80±2℃温度干燥，烘干过程及时倒炕。

4.砂烫醋淬：取洁净河砂置炒制容器内，用武火加热至滑利状态时，投入净龟甲，不断翻动，用砂烫至表面淡黄色时，取出，筛去河砂，趁热投入醋液中淬酥，放凉。每100 kg鳖甲，用醋20 kg。

5.干燥：用CT-G型热风循环烘箱80±2℃温度干燥，烘干过程及时倒炕。

6.破碎：过切粒机将药材进行破碎。

【成品性状】本品呈不规则的块状。背甲盾片略呈拱状隆起，腹甲盾片呈平板状，大小不一。表面黄色或棕褐色，有的可见深棕褐色斑点，有不规则纹理。内表面棕黄色或棕褐色，边缘有的呈锯齿状。断面不平整，有的有蜂窝状小孔。

质松脆。气微腥，味微咸，微有醋香气。

【质量标准】炮制品：1.净选后，杂质率不得超过2%。

2.砂烫醋淬后，表面颜色加深，质地酥脆，略有醋香气。

3.破碎后，碎块大小应相对均匀。

【性味与归经】咸、甘，微寒。归肝、肾、心经。

【功能与主治】滋阴潜阳，益肾强骨，养血补心，固经止崩。用于阴虚潮热、骨蒸盗汗、头晕目眩、虚风内动、筋骨痿软、心虚健忘、崩漏经多。

【贮藏】置干燥处，防蛀。

海螵蛸

【来源】本品为乌贼科动物无针乌贼或金乌贼的干燥内壳。收集乌贼鱼的骨状内壳，洗净，干燥。

【设备】XY型中药材淘药机、JD型切粒机、CT-G型热风循环烘箱。

【炮制方法】1.净选：除去杂质。

2.淘洗：过淘药机将药材淘洗干净。

3.切制：将淘洗过后的药材用切粒机切粗颗粒。

4.烘干：用CT-G型热风循环烘箱80±2℃温度干燥，烘干过程及时倒炕。

【成品性状】本品为不规则小块状，类白色或微黄色，气微腥，味微咸。

【质量标准】炮制品：1.净选后，杂质率不得超过2%。

2.破碎后，应均匀，未破碎者不得超过5%。

3.烘干：用CT-G型热风循环烘箱80±2℃温度干燥，烘干过程及时倒炕。

【性味与归经】咸、涩，温。归脾、肾经。

【功能与主治】收敛止血，涩精止带，制酸止痛，收湿敛疮。用于吐血、衄血、崩漏便血、遗精滑精、赤白带下、胃痛吞酸，外治损伤出血、湿疹湿疮、溃疡不敛。

【贮藏】置干燥处。

炒鸡内金

【来源】本品为鸡内金的炮制加工品。

【设备】CY型炒药机。

【炮制方法】1.净选：除去杂质。

2.炒制：取净鸡内金饮片约24 kg，置加热的炒药锅内控制4挡，照清炒法炒20~30分钟至鼓起时取出。

【成品性状】本品表面暗黄褐色或焦黄色，用放大镜观察，显颗粒状或微细泡状。轻折即断，断面有光泽。

【质量标准】炮制品：1.净选后，杂质率不得超过 2%。

2.炒制后，表面暗黄褐色或焦黄色、轻折即断，断面有光泽。

【性味与归经】甘，平。归脾、胃、小肠、膀胱经。

【功能与主治】健胃消食，涩精止遗，通淋化石。用于食积不消、呕吐泻痢、小儿疳积、遗尿、遗精、石淋涩痛、胆胀胁痛。

【贮藏】置干燥处，防蛀。

僵蚕

【来源】本品为蚕蛾科昆虫家蚕 4~5 龄的幼虫感染（或人工接种）白僵菌而致死的干燥体。多于春、秋季生产，将感染白僵菌病死的蚕干燥。

【炮制方法】净选：除去杂质。

【成品性状】本品略呈圆柱形，多弯曲皱缩。长 2 cm~5 cm，直径 0.5 cm~0.7 cm。表面灰黄色，被有白色粉霜状的气生菌丝和分生孢子。头部较圆，足 8 对，体节明显，尾部略呈二分歧状。质硬而脆，易折断，断面平坦，外层白色，中间有亮棕色或亮黑色的丝腺环 4 个。气微腥，味微咸。

【质量标准】炮制品：净选后，杂质率不得超过 2%。

【性味与归经】咸、辛，平。归肝、肺、胃经。

【功能与主治】息风止痉，祛风止痛，化痰散结。用于肝风夹痰、惊痫抽搐、小儿急惊、破伤风、中风口㖞、风热头痛、目赤咽痛、风疹瘙痒、发颐痄腮。

【贮藏】置干燥处，防蛀。

炒僵蚕

【来源】本品为僵蚕的炮制加工品。

【设备】CY 型炒药机。

【炮制方法】1.净选：除去杂质。

2.炒制：将麦麸置炒药锅内加热至烟起，立即投入僵蚕饮片约 45 kg，设置四挡照麸炒法炒 20~30 分钟至表面黄色时取出，筛去麸皮。

每 100 kg 僵蚕用麦麸 10 kg。

【成品性状】本品形如僵蚕，表面黄色，偶有焦黄斑，质硬而脆，断面平坦。气微腥，味微咸。

【质量标准】炮制品：1.净选后，杂质率不得超过 2%。

2. 炒制后，表面黄色，偶有焦黄斑，有焦麸气。

【**性味与归经**】咸、辛，平。归肝、肺、胃经。

【**功能与主治**】息风止痉，祛风止痛，化痰散结。用于肝风夹痰、惊痫抽搐、小儿急惊、破伤风噎、风热头痛、目赤咽痛、风疹瘙痒、发颐疔腮。

【**贮藏**】置干燥处，防蛀。

牡蛎

【**来源**】本品为牡蛎科动物长牡蛎、大连湾牡蛎或近江牡蛎的贝壳。全年均可捕捞，去肉，洗净，晒干。

【**设备**】XY 型中药材淘药机、JD 型切粒机、CT-G 型热风循环烘箱。

【**炮制方法**】1. 净选：除去杂质。

2. 淘洗：过淘药机将药材淘洗干净。

3. 烘干：用 CT-G 型热风循环烘箱 80±2℃温度干燥，烘干过程及时倒炕。

4. 破碎：过切粒机将药材进行破碎。

【**成品性状**】本品为不规则的碎块。白色。质硬，断面层状。气微，味微咸。

【**质量标准**】炮制品：1. 净选后，杂质率不得超过 2%。

2. 烘干后，应干湿均匀，水分不得超过 13%。

3. 切制后，应破碎均匀，未破碎的不得超过 3%。

【**性味与归经**】咸，微寒。归肝、胆、肾经。

【**功能与主治**】重镇安神，潜阳补阴，软坚散结。用于惊悸失眠、眩晕耳鸣、瘰疬痰核、癥瘕痞块。

【**贮藏**】置干燥处。

煅牡蛎

【**来源**】本品为牡蛎的炮制加工品。

【**设备**】DY-45 型煅药机、JD 型切粒机、CT-G 型热风循环烘箱。

【**炮制方法**】1. 净选：除去杂质。

2. 煅制：设定煅药炉温度为 700℃，待温度升到 600℃以上时放入净牡蛎约 65 kg，照明煅法煅 50 分钟左右至酥脆，取出，放凉。

3. 破碎：过切粒机将药材进行破碎。

【**成品性状**】本品为不规则的碎块或粗粉。灰白色。质酥脆，断面层状。气微，味微咸。

【**质量标准**】炮制品：1. 净选后，杂质率不得超过 2%。

2. 煅制后，表面灰白色，质地酥脆。

3. 切制后，应破碎均匀。

【性味与归经】咸，微寒。归肝、胆、肾经。

【功能与主治】重镇安神，潜阳补阴，软坚散结，用于惊悸失眠、眩晕耳鸣、瘰疬痰核、癥瘕痞块。煅牡蛎收敛固涩，制酸止痛，用于自汗盗汗、遗精滑精、崩漏带下、胃痛吞酸。

【贮藏】置干燥处。

全蝎

【来源】本品为钳蝎科动物东亚钳蝎的干燥体。春末至秋初捕捉，除去泥沙，置沸水中，煮至全身僵硬，捞出，置通风处，阴干。

【炮制方法】净选：除去杂质。

【成品性状】本品头胸部与前腹部呈扁平长椭圆形，后腹部呈尾状，皱缩弯曲，完整者体长约6 cm。头胸部呈绿褐色，前面有1对短小的螯肢和1对较长大的钳状脚须，形似蟹螯，背面覆有梯形背甲，腹面有足4对，均为7节，末端各具2爪钩；前腹部由7节组成，第7节色深，背甲上有5条隆脊线。背面绿褐色，后腹部棕黄色，6节，节上均有纵沟，末节有锐钩状毒刺，毒刺下方无距。气微腥，味咸。

【质量标准】炮制品：净选后，杂质率不得超过2%。

【性味与归经】辛，平；有毒。归肝经。

【功能与主治】息风镇痉，通络止痛，攻毒散结。用于肝风内动、痉挛抽搐、小儿惊风、中风口㖞、半身不遂、破伤风、风湿顽痹、偏正头痛、疮疡、瘰疬。

【注意】 孕妇禁用。

【贮藏】 置干燥处，防蛀。

桑螵蛸

【来源】本品为螳螂科昆虫大刀螂的干燥卵鞘，习称"团螵蛸"。深秋至次春收集，除去杂质，蒸至虫卵死后，干燥。

【设备】JD型切粒机。

【炮制方法】1.净选：除去杂质。

2.切制：将净选后的桑螵蛸用切粒机切碎。

【成品性状】本品为破碎的不规则颗粒。表面浅黄褐色至灰褐色。体轻，质松而韧，横断面可见外层为海绵状，内层为许多放射状排列的小室。气微腥，味

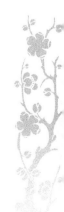

淡或微咸。

【质量标准】炮制品：1.净选后，杂质率不得超过2%。

2.切制后，颗粒大小应相对均匀。

【性味与归经】甘、咸，平。归肝、肾经。

【功能与主治】固精缩尿，补肾助阳。用于遗精滑精、遗尿尿频、小便白浊。

【贮藏】置通风干燥处，防蛀。

石决明

【来源】本品为鲍科动物耳鲍的贝壳。夏、秋二季捕捞，去肉，洗净，干燥。

【设备】XY型中药材淘药机、JD型切粒机、CT-G型热风循环烘箱。

【炮制方法】1.净选：除去杂质。

2.淘洗：过淘药机将药材淘洗干净。

3.烘干：用CT-G型热风循环烘箱80±2℃温度干燥，烘干过程及时倒炕。

4.切制：用切粒机进行破碎。

【成品性状】本品为不规则的碎块。灰白色，有珍珠样彩色光泽。质坚硬。气微，味微咸。

【质量标准】炮制品：1.净选后，杂质率不得超过2%。

2.切制后，破碎均匀，未破碎的不得超过3%。

【性味与归经】咸，寒。归肝经。

【功能与主治】平肝潜阳，清肝明目。用于头痛眩晕、目赤翳障、视物昏花、青盲雀目。

【贮藏】置干燥处。

煅石决明

【来源】本品为石决明的炮制加工品。

【设备】XY型中药材淘药机、DY-45型煅药机、JD型切粒机、CT-G型热风循环烘箱。

【炮制方法】1.净选：除去杂质。

2.淘洗：过淘药机将药材淘洗干净，控去水分。

3.煅制：设定煅药炉温度为700℃，待温度升到600℃以上时，将淘洗净的石决明约65 kg，照明煅法煅50分钟左右至酥脆，取出，放凉。

4.破碎：过切粒机将煅制后的石决明进行破碎

【成品性状】本品为不规则的碎块或粗粉。灰白色无光泽，质酥脆，断面呈层状。

【质量标准】炮制品：1.净选后，杂质率不得超过 2%。

2.煅制后，表面灰白色无光泽，质地酥脆。

3.切制后，应破碎均匀。

【性味与归经】咸，寒。归肝经。

【功能与主治】平肝潜阳，清肝明目。用于头痛眩晕、目赤翳障、视物昏花、青盲雀目。

【贮藏】置干燥处。

烫水蛭

【来源】本品为水蛭的炮制加工品。

【设备】CY 型炒药机，QJY-300 型直切式切药机。

【炮制方法】1.净选：除去杂质。

2.滑石粉烫：启动 CY 型炒药机加入滑石粉炒制滑利状态，加入水蛭 9 kg，照滑石粉炒法炒 8 分钟左右烫至微鼓起。取出筛去滑石粉，放凉。

每 100 kg 水蛭，用滑石粉 40 kg。

3.切制：将炮制后的药材用直切机切 10 mm ~ 15 mm 段。

【成品性状】本品呈不规则段状、扁块状或扁圆柱状，略鼓起，腹面棕黄色至棕褐色，附有少量白色滑石粉。断面松泡，灰白色至焦黄色。气微腥。

【质量标准】炮制品：1.净选后，杂质率不得超过 2%。

2.切制后，长度应在 10 mm ~ 15 mm，超出此范围的不得超过 20%。

【性味与归经】咸、苦，平；有小毒。归肝经。

【功能与主治】破血通经，逐瘀消癥。用于血瘀经闭、癥瘕痞块、中风偏瘫、跌扑损伤。

【贮藏】置干燥处，防蛀。

土鳖虫

【来源】本品为鳖蠊科昆虫地鳖或冀地鳖的雌虫干燥体。捕捉后,置沸水中烫死,晒干或烘干。

【炮制方法】净选：除去杂质。

【成品性状】本品呈扁平卵形。前端较窄，后端较宽，背部紫褐色（或黑棕色,通常在边缘带有淡黄褐色斑块及黑色小点），具光泽，无翅。腹面红棕色，头部较小。腹部有横环节。质松脆，易碎。气腥臭，味微咸。

【质量标准】炮制品：净选后，杂质率不得超过 2%。

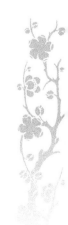

【性味与归经】咸，寒；有小毒。归肝经。

【功能与主治】破血逐瘀，续筋接骨。用于跌打损伤、筋伤骨折、血瘀经闭、产后瘀阻腹痛、癥瘕痞块。

【注意】孕妇禁用。

【贮藏】置通风干燥处，防蛀。

瓦楞子

【来源】本品为蚶科动物毛蚶、泥蚶或魁蚶的贝壳。秋、冬至次年春捕捞，洗净，置沸水中略煮，去肉，干燥。

【设备】XY 型中药材淘药机、JD 型切粒机、CT-G 型热风循环烘箱。

【炮制方法】1. 净选：除去杂质。

2. 淘洗：过淘药机将药材淘洗干净。

3. 烘干：用 CT-G 型热风循环烘箱 80±2℃温度干燥，烘干过程及时倒炕。

4. 切制：将淘洗过后的药材用切粒机切粗颗粒。

【成品性状】本品为不规则碎块或粉末。类白色、灰白色至灰黄色。较大碎块外表可见放射状肋线，有的可见棕褐色茸毛。气微，味淡。

【质量标准】炮制品：1. 净选后，杂质率不得超过 2%。

2. 烘干后，应干湿均匀，水分不得超过 13%。

3. 切制后，破碎均匀，未破碎的不得超过 3%。

【性味与归经】咸，平。归肺、胃、肝经。

【功能与主治】消痰化瘀，软坚散结，制酸止痛。用于顽痰胶结、黏稠难咯、瘿瘤、瘰疬、癥瘕痞块、胃痛泛酸。

【贮藏】置干燥处。

煅瓦楞子

【来源】本品为瓦楞子的炮制加工品。

【设备】DY-45 型煅药机、JD 型切粒机。

【炮制方法】1. 净选：除去杂质。

2. 煅制：设定煅药炉温度为 700℃，待温度升到 600℃以上时放入净瓦楞子约 65 kg，照明煅法煅 50 分钟左右至酥脆，取出，放凉。

3. 切制：将煅瓦楞子用切粒机进行破碎。

【成品性状】本品形如瓦楞子，碎块表面呈浅灰色至青灰色，粉末呈浅灰色。质酥脆，气微，味淡。

【质量标准】炮制品：1.净选后，杂质率不得超过2%。

2.煅制后，表面浅灰色至青灰色，质地酥脆。

3.切制后，破碎均匀，未破碎的不得超过3%。

【性味与归经】咸，平。归肺、胃、肝经。

【功能与主治】消痰化瘀，软坚散结，制酸止痛。用于顽痰胶结、黏稠难咯、瘿瘤、瘰疬、癥瘕痞块、胃痛泛酸。

【贮藏】置干燥处。

五灵脂

【来源】本品为鼯鼠科动物复齿鼯鼠的干燥粪便。全年可采收，除去杂质，晒干。粒状者习称"灵脂米"。

【炮制方法】净选：除去杂质。

【成品性状】本品呈长椭圆形颗粒，长5~15 mm，直径3~6 mm。表面黑棕色、红棕色或灰棕色，较平滑或较粗糙，常可见淡黄色的纤维，有的略具光泽。体轻，质松，易折断，断面黄绿色或黄褐色，不平坦，纤维性。气腥臭，味苦。

【质量标准】炮制品：净选后，杂质率不得超过2%。

【性味与归经】咸、甘，温。归肝经。

【功能与主治】活血化瘀，止痛止血。用于胸胁、脘腹刺痛、痛经、经闭、产后瘀血疼痛、跌痛、蛇虫咬伤。

【注意】孕妇慎用。不能与人参同用。

【贮藏】置通风干燥处。

醋五灵脂

【来源】本品为五灵脂的炮制加工品。

【设备】CY型炒药机。

【炮制方法】1.净选：除去杂质。

2.醋制：将净选后的五灵脂米，放入炒药机内，控制温度180℃、频率20Hz，照醋炙法不断翻炒，使其受热均匀，随即用醋喷淋炒，炒至微干，取出，放凉。每100 kg灵脂米，用醋15~25 kg。

【成品性状】本品形如灵脂米，表面灰褐色或焦褐色，稍有光泽。内面黄褐色或棕褐色。体轻，质松，略有醋香气。

【质量标准】炮制品：1.净选后，杂质率不得超过2%。

2.醋制后，表面焦褐色，稍有光泽，略有醋香气，不得有焦煳。

【性味与归经】咸、甘，温。归肝经。

【功能与主治】活血化瘀，止痛止血。用于胸胁、脘腹刺痛、痛经、经闭、产后瘀血疼痛、跌痛、蛇虫咬伤。醋炙后、矫味矫臭、引药入肝、增强散瘀止痛、止血作用。

【注意】孕妇慎用。不能与人参同用。

【贮藏】置通风干燥处。

珍珠母

【来源】本品为蚌科动物三角帆蚌、褶纹冠蚌或珍珠贝科动物马氏珍珠贝的贝壳。去肉，洗净，干燥。

【设备】XY 型中药材淘药机、JD 型切粒机、CT-G 型热风循环烘箱。

【炮制方法】1.净选：除去杂质。

2.淘洗：过淘药机将药材淘洗干净。

3.烘干：用 CT-G 型热风循环烘箱 80±2℃温度干燥，烘干过程及时倒炕。

4.切制：用切粒机进行破碎。

【成品性状】本品为不规则的鳞片状碎块。表面多不平整，呈明显的颗粒性，常显光彩。质坚硬。气微腥，味淡。

【质量标准】炮制品：1.净选后，杂质率不得超过 2%。

2.切制后，破碎均匀，未破碎的不得超过 3%。

【性味与归经】咸，寒。归肝、心经。

【功能与主治】平肝潜阳，安神定惊，明目退翳。用于头痛眩晕、惊悸失眠、目赤翳障、视物昏花。

【贮藏】置干燥处，防尘。

中药材炮制生产技术教程

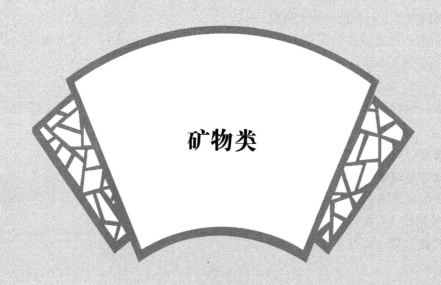

矿物类

煅磁石

【来源】本品为磁石的炮制加工品。

【设备】DY-45 型煅药机。

【炮制方法】1. 净选：除去杂质。

2. 煅制：设置煅药炉温度 700℃，待温度升到 600℃以上时，放入磁石约 100 kg，煅制 2 小时后，取出，醋淬，反复 3 次至醋用尽。

每 100 kg 磁石，用醋 30 kg。

【成品性状】本品为不规则的碎块或颗粒。表面黑色。质硬而酥。无磁性。有醋香气。

【质量标准】炮制品：净选后，杂质率不得超过 2%。

【性味与归经】咸，寒。归肝、心、肾经。

【功能与主治】镇惊安神，平肝潜阳，聪耳明目，纳气平喘。用于惊悸失眠、头晕目眩、视物昏花、耳鸣耳聋、肾虚气喘。

【贮藏】置干燥处。

煅浮石

【来源】本品为浮石（火山喷出的岩浆凝固形成的多孔状石块，主含二氧化硅。多附着在海岸边，用镐刨下，清水泡去盐质及泥沙，干燥）的炮制加工品。

【设备】DY-45 型煅药机、JD 型切粒机。

【炮制方法】1. 净选：除去杂质。

2. 煅制：将煅药机升温至 700℃，将大约 60 kg 药材放入煅药机内，煅制 0.5 小时至红透时，取出放凉。

3. 切制：将煅制过后的药材用切粒机破碎。

【成品性状】为不规则的块状或粉末，大小不一，灰白色或灰黄色。质酥脆而易碎。气微，味淡。

【质量标准】炮制品：1. 净选后，杂质率不得超过 2%。

2. 煅制后，质地酥脆。

3 破碎后，大小应均一。

【性味与归经】咸，寒。归肺、肾经。

【功能与主治】清肺化痰，利水通淋，软坚散结。用于痰热壅肺、咳喘痰稠难咯、小便淋漓涩痛、瘿瘤瘰疬。

【贮藏】置干燥处。

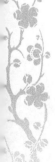

滑石

【来源】本品为硅酸盐类矿物滑石族滑石，主含含水硅酸镁。采挖后，除去泥沙和杂石。

【设备】JD 型切粒机。

【炮制方法】1.净选：除去杂质。

2.破碎：将净滑石用切粒机进行破碎。

【成品性状】本品呈不规则碎块。白色、黄白色或淡蓝灰色，有蜡样光泽。质软，细腻，手摸有滑润感，无吸湿性，置水中不崩散。气微，味淡。

【质量标准】炮制品：1.净选后，杂质率不得超过 2%。

2.破碎后，应大小均匀。

【性味与归经】甘、淡，寒。归膀胱、肺、胃经。

【功能与主治】利尿通淋，清热解暑。外用祛湿敛疮。用于热淋、石淋、尿热涩痛、暑湿烦渴、湿热水泻。外治湿疹、湿疮、痱子。

【贮藏】置干燥处。

煅龙骨

【来源】本品为龙骨的炮制加工品。

【设备】DY-45 型煅药机、JD 型切粒机。

【炮制方法】1.净选：除去杂质。

2.煅制：设置煅药炉温度 700℃，待其升温到 600℃以上时，放入龙骨约 80 kg，煅制 2 小时后，取出，放凉。

3.破碎：将煅好的龙骨用切粒机进行破碎。

【成品性状】本品为不规则碎块或者粗粉，呈灰白色或者灰褐色。质轻，酥脆易碎，表面显粉性，吸湿性强。

【质量标准】炮制品：1.净选后，杂质率不得超过 2%。

2.破碎后，应大小均匀。

【性味与归经】甘、涩，平。归心、肝、肾、大肠经。

【功能与主治】安神，固涩。外用生肌敛疮。用于心悸易惊、失眠多梦、自汗、盗汗、遗精、白带、崩漏。外治溃疡久不收口、阴部湿痒。煅龙骨有增强收敛固涩的作用。

【贮藏】置干燥处，防潮。

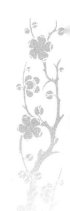

317

芒硝

【来源】本品为硫酸盐类矿物芒硝族芒硝，经加工精制而成的结晶体。主含含水硫酸钠。

【炮制方法】净选：除去杂质。

【成品性状】本品为棱柱状、长方形或不规则块状及粒状。无色透明或类白色半透明。质脆，易碎，断面呈玻璃样光泽。气微，味咸。

【质量标准】炮制品：净选后，杂质率不得超过 2%。

【性味与归经】咸、苦，寒。归胃、大肠经。

【功能与主治】泻下通便，润燥软坚，清火消肿。用于实热积滞、腹满胀痛、大便燥结、肠痈肿痛。外治乳痈、痔疮肿痛。

【贮藏】密闭，在 30℃以下保存，防风化。

青礞石

【来源】本品为变质岩类黑云母片岩或绿泥石化云母碳酸盐片岩。采挖后，除去杂石和泥沙。

【设备】JD 型切粒机。

【炮制方法】1. 净选：除去杂质。

2. 破碎：将药材用切粒机进行破碎。

【成品性状】本品呈不规则扁块状或长斜块状碎块。褐黑色或绿黑色，具玻璃样光泽。质软，易碎，断面呈较明显的层片状。气微，味淡。

【质量标准】炮制品：1. 净选后，杂质率不得超过 2%。

2. 破碎后，应大小均匀。

【性味与归经】甘、咸，平。归肺、心、肝经。

【功能与主治】坠痰下气，平肝镇惊。用于顽痰胶结、咳逆喘急、癫痫发狂、烦躁胸闷、惊风抽搐。

【贮藏】置干燥处。

石膏

【来源】本品为硫酸盐类矿物硬石膏族石膏，主含含水硫酸钙，采挖后，除去杂石及泥沙。

【设备】JD 型切粒机。

【炮制方法】1.净选：除去杂质。

2.破碎：将净石膏用切粒机进行破碎。

【成品性状】本品为破碎的不规则纤维状的碎块。白色、灰白色或淡黄色，有的半透明。体重，质软，纵断面具绢丝样光泽。气微，味淡。

【质量标准】炮制品：1.净选后，杂质率不得超过 2%。

2.破碎后，应大小均匀。

【性味与归经】甘、辛，大寒。归肺、胃经。

【功能与主治】清热泻火，除烦止渴。用于外感热病、高热烦渴、肺热喘咳、胃火亢盛、头痛、牙痛。

【贮藏】置干燥处。

阳起石

【来源】本品为硅酸盐类矿物角闪石族透闪石，主含含水硅酸钙。采挖后，除去泥沙及杂石。

【设备】JD 型切粒机。

【炮制方法】1.净选：除去杂质。

2.破碎：将药材用切粒机进行破碎。

【成品性状】本品呈不规则碎块状，大小不一。表面类白色至浅绿白色，有的有浅黄棕色条纹或花纹，具绢丝样光泽。体重，质硬脆，有的略疏松。断曲不整齐，纵向破开呈纤维状或细柱状。气微，味淡。

【质量标准】炮制品：1.净选后，杂质率不得超过 2%。

2.破碎后，未破碎的不得超过 20%。

【性味与归经】咸，微温。归肾经。

【功能与主治】温肾壮阳。用于阳痿、子宫久冷、腰膝酸软。

【贮藏】置干燥处。

赭石

【来源】本品为氧化物类矿物刚玉族赤铁矿，主含三氧化二铁。采挖后，除去杂石。

【设备】JD 型切粒机。

【炮制方法】1.净选：除去杂质。

2.破碎：将净赭石用切粒机进行破碎。

【成品性状】本品呈不规则碎块状或粉末，暗棕红色或灰黑色，有的有金属光泽。体重，质坚硬，断面显层叠状，气微，味淡。

【质量标准】炮制品：1.净选后，杂质率不得超过2%。

2.破碎后，应大小均匀。

【性味与归经】苦，寒。归肝、心、肺、胃经。

【功能与主治】平肝潜阳，重镇降逆，凉血止血。用于眩晕耳鸣、呕吐、噫气、呃逆、喘息、吐血、衄血、崩漏下血。

【注意】孕妇慎用。

煅赭石

【来源】本品为赭石的炮制加工品。

【设备】DY-45型煅药机、JD型切粒机。

【炮制方法】1.净选：除去杂质。

2.煅制：取净赭石约37 kg，设置煅药炉温度700℃，待温度上升至600℃以上时，投入药材，照煅淬法煅60分钟至红透，醋淬，反复2次至醋用尽。

每100 kg赭石，用醋30 kg。

3.破碎：用切粒机进行破碎成粗粉末。

【成品性状】本品为不规则的暗褐色或暗棕红色颗粒或粉末，质疏松，略有醋气。

【质量标准】炮制品：1.净选后，杂质率不得超过2%。

2.煅后，颜色加深，质地疏松，略有醋气。

3.破碎后，应大小均匀。

【性味与归经】苦，寒。归肝、心、肺、胃经。

【功能与主治】平肝潜阳，重镇降逆，凉血止血。用于眩晕耳鸣、呕吐、噫气、呃逆、喘息、吐血、衄血、崩漏下血。

【注意】孕妇慎用。

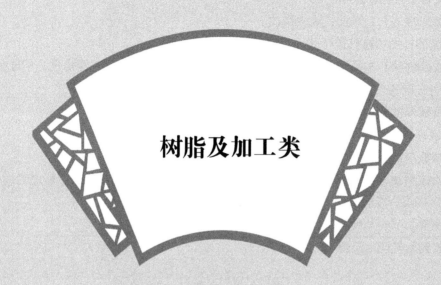

树脂及加工类

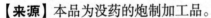

没药

【来源】本品为橄榄科植物哈地丁树的干燥树脂，习称"胶质没药"。

【设备】JD 型切粒机。

【炮制方法】1. 净选：除去杂质。

2. 破碎：用切粒机进行破碎成粗颗粒。

【成品性状】本品呈破碎的不规则块状和颗粒，表面棕黄色至棕褐色，不透明，质坚实或疏松，有特异香气，味苦而有黏性。

【质量标准】炮制品：1. 净选后，杂质率不得超过 2%。

2. 破碎后，应大小均匀。

【性味与归经】辛、苦，平。归心、肝、脾经。

【功能与主治】散瘀定痛，消肿生肌。用于胸痹心痛、胃脘疼痛、痛经经闭、产后瘀阻、癥瘕腹痛、风湿痹痛、跌打损伤、痈肿疮疡。

【注意】孕妇及胃弱者慎用。

【贮藏】置阴凉干燥处。

炒没药

【来源】本品为没药的炮制加工品。

【设备】JD 型切粒机、CY 型炒药机。

【炮制方法】1. 净选：除去杂质。

2. 破碎：用净选后的没药用切粒机破碎成粗颗粒。

3. 炒制：取破碎后的没药，置炒制容器内用文火加热，炒至冒烟，表面显油亮光泽时，取出，放凉。

【成品性状】本品为不规则小块状或类圆形颗粒状。表面黑褐色或棕黑色，有光泽，气微香。

【质量标准】炮制品：1. 净选后，杂质率不得超过 2%。

2. 破碎后，颗粒大小应均匀。

3. 炒制后，表面黑褐色，有光泽。

【性味与归经】辛、苦，平。归心、肝、脾经。

【功能与主治】散瘀定痛，消肿生肌。用于胸痹心痛、胃脘疼痛、痛经经闭、产后瘀阻、癥瘕腹痛、风湿痹痛、跌打损伤、痈肿疮疡。

【注意】孕妇及胃弱者慎用。

【贮藏】置阴凉干燥处。

醋没药

【来源】本品为没药的炮制加工品。

【设备】JD 型切粒机、CY 型炒药机。

【炮制方法】1. 净选：除去杂质。

2. 破碎：用净选后的没药用切粒机破碎成粗颗粒。

3. 醋炙：取破碎后的没药，加入醋搅拌均匀，闷润至醋汁吸尽；控制 CY 型炒药机温度 270℃、频率 20Hz，照醋炙法炒 5~10 分钟，至表面光亮时，取出放凉。每 100 kg 没药，用醋 5 kg。

【成品性状】本品呈不规则小块状或类圆形颗粒状，表面棕褐色或黑褐色，有光泽。具特异香气，略有醋香气，味苦而微辛。

【质量标准】炮制品：1. 净选后，杂质率不得超过 2%。

2. 破碎后，颗粒大小应均匀。

3. 醋制后，表面光亮，有特异香气和醋香气。

【性味与归经】辛、苦，平。归心、肝、脾经。

【功能与主治】散瘀定痛，消肿生肌。用于胸痹心痛、胃脘疼痛、痛经经闭、产后瘀阻、癥瘕腹痛、风湿痹痛、跌打损伤、痈肿疮疡。

【注意】孕妇及胃弱者慎用。

【贮藏】置阴凉干燥处。

乳香

【来源】本品为橄榄科植物乳香树及同属植物树皮渗出的树脂。分为索马里乳香和埃塞俄比亚乳香，每种乳香又分为乳香珠和原乳香。

【设备】JD 型切粒机。

【炮制方法】净选：除去杂质。

【成品性状】本品呈长卵形滴乳状、类圆形颗粒或粘合成大小不等的不规则块状物。大者长达 2 cm（乳香珠）或 5 cm（原乳香）。表面黄白色，半透明，被有黄白色粉末，久存则颜色加深。质脆，遇热软化。破碎面有玻璃样或蜡样光泽。具特异香气，味微苦。

【质量标准】炮制品：净选后，杂质率不得超过 2%。

【性味与归经】辛、苦，温。归心、肝、脾经。

【功能与主治】活血定痛，消肿生肌。用于胸痹心痛、胃脘疼痛、痛经经闭、产后瘀阻、癥瘕腹痛、风湿痹痛、筋脉拘挛、跌打损伤、痈肿疮疡。

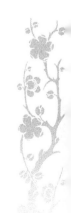

【注意】孕妇及胃弱者慎用。

【贮藏】置阴凉干燥处。

炒乳香

【来源】本品为没药的炮制加工品。

【设备】CY 型炒药机。

【炮制方法】1.净选：除去杂质。

2.炒制：取净选后的乳香，置炒制容器内用文火加热，炒至冒烟，表面黑褐色显油亮光泽时，取出，放凉。

【成品性状】本品为长卵形滴乳状、类圆形颗粒或粘合成大小不等的不规则块状物。表面油黄色，略透明，质坚脆。有特异香气。

【质量标准】炮制品：1.净选后，杂质率不得超过 2%。

2.炒制后，表面油黄色，略透明，质脆，有特异香气。

【性味与归经】辛、苦，平。归心、肝、脾经。

【功能与主治】散瘀定痛，消肿生肌。用于胸痹心痛、胃脘疼痛、痛经经闭、产后瘀阻、癥瘕腹痛、风湿痹痛、跌打损伤、痈肿疮疡。

【注意】孕妇及胃弱者慎用。

淡豆豉

【来源】本品为豆科植物大豆的成熟种子（黑豆）的发酵加工品。

【炮制方法】净选：除去杂质。

【成品性状】本品呈椭圆形，略扁，长 0.6 cm~1 cm，直径 0.5 cm~0.7 cm。表面黑色，皱缩不平，一侧有长椭圆形种脐。质稍柔软或脆，断面棕黑色。气香，味微甘。

【质量标准】炮制品：净选后，杂质率不得超过 2%。

【性味与归经】苦、辛，凉。归肺、胃经。

【功能与主治】解表，除烦，宣发郁热。用于感冒、寒热头痛、烦躁胸闷、虚烦不眠。

【贮藏】置通风干燥处，防蛀。

胆南星

【来源】本品为制天南星的细粉与牛、羊或猪胆汁经加工而成，或为生天南星细粉与牛、羊或猪胆汁经发酵加工而成。

【炮制方法】净选：除去杂质。

【成品性状】本品呈方块状或圆柱状。棕黄色、灰棕色或棕黑色。质硬。气微腥，味苦。

【质量标准】炮制品：净选后，杂质率不得超过 2%。

【性味与归经】苦、微辛，凉。归肺、肝、脾经。

【功能与主治】清热化痰，息风定惊。用于痰热咳嗽、咯痰黄稠、中风痰迷、癫狂惊痫。

【贮藏】置通风干燥处，防蛀。

阿胶

【来源】本品为马科动物驴的干燥皮或鲜皮经煎煮、浓缩制成的固体胶。

【成品性状】本品呈不规则块状，大小不一。棕色至黑褐色，有光泽。质硬而脆，断面光亮，碎片对光照视呈棕色半透明状。气微，味微甘。

【质量标准】炮制品：控制原料质量标准符合药典规定和配方颗粒产品图谱。

【性味与归经】甘，平。归肺、肝、肾经。

【功能与主治】补血滋阴，润燥，止血。用于血虚萎黄、眩晕心悸、肌痿无力、心烦不眠、虚风内动、肺燥咳嗽、劳嗽咯血、吐血尿血、便血崩漏、妊娠胎漏。

【贮藏】密闭。

龟甲胶

【来源】本品为龟甲经水煎煮、浓缩制成的固体胶。

【成品性状】本品呈长方形或方形的扁块或丁状。深褐色。质硬而脆，断面光亮，对光照视时呈半透明状。气微腥，味淡。

【质量标准】炮制品：控制原料质量标准符合药典规定和配方颗粒产品图谱。

【性味与归经】咸、甘，凉。归肝、肾、心经。

【功能与主治】滋阴，养血，止血。用于阴虚潮热、骨蒸盗汗、腰膝酸软、血虚萎黄、崩漏带下。

【贮藏】密闭。

六神曲

【来源】本品为辣蓼、青蒿、苍耳草、苦杏仁、赤小豆等与面粉混合，经发酵而成的加工品。

【炮制方法】净选：除去杂质。

【成品性状】本品为不规则的块或颗粒状，表面粗糙，具灰白色至微黄色的菌斑或菌丝。断面灰黄色至灰棕色，具裂隙或细小孔洞。质坚实而脆。气特异，味淡、微苦、微酸、微辛。

【质量标准】炮制品：符合《河南省中药饮片炮制规范》2022版相关规定。

【性味与归经】甘、辛、温。归脾、胃经。

【功能与主治】健脾和胃，消食和中。用于饮食停滞、胸痞腹胀、呕吐泻痢、小儿腹大坚积。

【贮藏】置干燥处，防潮，防蛀。

炒神曲

【来源】本品为六神曲的炮制加工品。

【设备】CY型炒药机。

【炮制方法】1.净选：除去杂质。

2.炒制：将约30 kg六神曲饮片置于已加热锅内，设置温度200℃、频率20Hz，照清炒法炒15～20分钟至表面黄色或黄棕色时取出，放凉。

【成品性状】本品形如六神曲块，表面黄色或黄棕色，偶有焦斑，断面深灰黄色至灰棕色，有香气。

【质量标准】炮制品：1.净选后，杂质率不得超过2%。

2.炒制后，表面黄色，偶有焦斑，应无焦煳残片。

【性味与归经】甘、辛、温。归脾、胃经。

【功能与主治】健脾和胃，消食和中。用于饮食停滞、胸痞腹胀、呕吐泻痢、小儿腹大坚积。

【贮藏】置干燥处。防潮，防蛀。

焦神曲

【来源】本品为六神曲的炮制加工品。

【设备】CY型炒药机。

【炮制方法】1.净选：除去杂质。

2.炒制：将约30 kg六神曲饮片置于已加热锅内，设置温度270℃、频率15Hz，照清炒法炒20～30分钟至表面焦黄色，有焦香气外逸时取出，放凉。

【成品性状】本品形如六神曲块，表面焦黄色，内为微黄色，有焦香气。

【**质量标准**】炮制品：1.净选后，杂质率不得超过 2%。

2.炒制后，表面焦黄色，内为微黄色，有焦香气，应无焦煳残片。

【**性味与归经**】甘、辛、温。归脾、胃经。

【**功能与主治**】健脾和胃，消食和中。用于饮食停滞、胸痞腹胀、呕吐泻痢、小儿腹大坚积。

【**贮藏**】置干燥处。防潮，防蛀。

鹿角胶

【**来源**】本品为鹿角经水煎煮、浓缩制成的固体胶。

【**成品性状**】本品呈扁方形块或丁状。黄棕色或红棕色，半透明，有的上部有黄白色泡沫层。质脆，易碎，断面光亮。气微，味微甜。

【**质量标准**】炮制品：控制原料质量标准符合药典规定和配方颗粒产品图谱。

【**性味与归经**】甘、咸，温。归肾、肝经。

【**功能与主治**】温补肝肾，益精养血。用于肝肾不足所致的腰膝酸冷、阳痿遗精、虚劳羸瘦、崩漏下血、便血尿血、阴疽肿痛。

【**贮藏**】密闭。

青黛

【**来源**】本品为爵床科植物马蓝、蓼科植物蓼蓝或十字花科植物菘蓝的叶或茎叶经加工制得的干燥粉末或团块。

【**炮制方法**】净选：除去杂质。

【**成品性状**】本品为深蓝色的粉末，体轻，易飞扬，或呈不规则多孔性的团块，用手搓捻即成细末。微有草腥气，味淡。

【**质量标准**】炮制品：净选后，杂质率不得超过 2%。

【**性味与归经**】咸，寒。归肝经。

【**功能与主治**】清热解毒，凉血，定惊。用于温毒发斑、血热吐衄、胸痛咳血、口疮、痄腮、喉痹、小儿惊痫。

【**贮藏**】置干燥处。

海金沙

【**来源**】本品为海金沙科植物海金沙的干燥成熟孢子。秋季孢子未脱落时采割藤叶，晒干，搓揉或打下孢子，除去藤叶。

【炮制方法】净选：除去杂质。

【成品性状】本品呈粉末状，棕黄色或浅棕黄色。体轻，手捻有光滑感，置手中易由指缝滑落。气微，味淡。

【质量标准】炮制品：净选后，杂质率不得超过 2%。

【性味与归经】甘、咸，寒。归膀胱、小肠经。

【功能与主治】清利湿热，通淋止痛。用于热淋、石淋、血淋、膏淋、尿道涩痛。

【贮藏】置干燥处。

五倍子

【来源】本品为漆树科植物盐肤木、青麸杨或红麸杨叶上的虫瘿，主要由五倍子蚜寄生而形成。秋季采摘，置沸水中略煮或蒸至表面呈灰色，杀死蚜虫，取出，干燥。按外形不同，分为"肚倍"和"角倍"。

【设备】YB 型压扁机。

【炮制方法】1. 净选：除去杂质。

2. 破碎：用压扁机将药材破碎。

3. 人工除杂：人工用簸箕将黑褐色死蚜虫及灰色粉状排泄物簸出。

【成品性状】本品呈破碎状。表面灰褐色或灰棕色，微有柔毛。质硬而脆，易破碎，断面角质样，有光泽，壁厚 0.2 cm~0.3 cm，内壁平滑。气特异，味涩。

【质量标准】炮制品：1. 净选后，杂质率不得超过 2%。

2. 破碎后，未破碎的不得超过 20%。

3. 破碎除杂后，含蚜虫及排泄物等不得超过 1%。

【性味与归经】酸、涩，寒。归肺、大肠、肾经。

【功能与主治】敛肺降火，涩肠止泻，敛汗，止血，收湿敛疮。用于肺虚久咳、肺热痰嗽、久泻久痢、自汗盗汗、消渴、便血痔血、外伤出血、痈肿疮毒、皮肤湿烂。

【贮藏】置通风干燥处，防压。